三部六病

伤寒论条文全解析

刘绍武 传授

刘惠生 著

中国中医药出版社

·北 京·

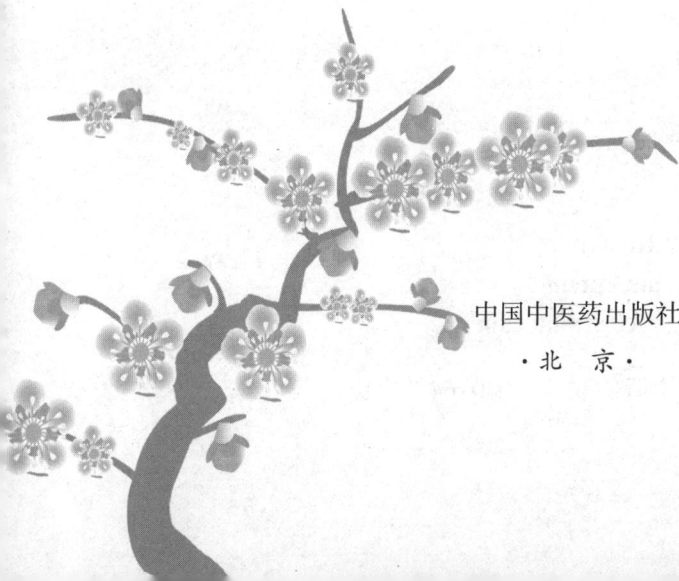

图书在版编目（CIP）数据

三部六病伤寒论条文全解析 / 刘绍武传授；刘惠生著 . —北京：
中国中医药出版社，2020.1
ISBN 978 - 7 - 5132 - 5735 - 0

Ⅰ . ①三…　Ⅱ . ①刘…　②刘…　Ⅲ . ①《伤寒论》—研究
Ⅳ . ① R222.29

中国版本图书馆 CIP 数据核字（2019）第 211982 号

中国中医药出版社出版

北京经济技术开发区科创十三街 31 号院二区 8 号楼
邮政编码　100176
传真　010-64405750
廊坊市祥丰印刷有限公司印刷
各地新华书店经销

开本 710×1000　1/16　印张 19.5　字数 279 千字
2020 年 1 月第 1 版　2020 年 1 月第 1 次印刷
书号　ISBN 978 - 7 - 5132 - 5735 - 0

定价　78.00 元
网址　www.cptcm.com

社 长 热 线　010-64405720
购 书 热 线　010-89535836
维 权 打 假　010-64405753

微信服务号　zgzyycbs
微商城网址　https://kdt.im/LIdUGr
官 方 微 博　http://e.weibo.com/cptcm
天猫旗舰店网址　https://zgzyycbs.tmall.com

如有印装质量问题请与本社出版部联系（010-64405510）

序

2013 年 10 月 22 日，本人参加了在河南南阳举办的"第十一届张仲景医药文化节"学术会议。《伤寒论》仍然是本次会议的主题，张仲景的学术思想仍然是中医的生命线；特别是在临床中，有不少人在应用《伤寒论》的方剂方面取得了很好的经验。但是，在中国近现代，除"三部六病"等极少数新学说外，对《伤寒论》理论方面的创新相对匮乏，甚是感到遗憾。为了参加这次会议，我写了一篇文章，题目是"创新是中医发展的动力"。文中提倡中医要发扬中国传统的文化思想，就是用中国《易经》的基本思想来指导中医的发展。

《易经》提倡创新的哲学思想。"生生之谓易"，是指世界上的事物是生生不息的，革故鼎新是万事万物产生的本源。"生生"两个字是有不同含义的，前边的"生"是指旧事物，或者是母体，是产生新事物的本源；后边的"生"是指新生事物，是从旧事物变化而来的。中医学必须发扬这种不断创新的精神，必须有一个新的理论体系来统领各家学说，才能走出目前的困境，才能开创辉煌的未来。

《伤寒论》是张仲景在《易经》思想指导下的创新之作，

他创立了汤方辨证，成为古今中医遵循的法则。从《伤寒论》始，不仅有了方剂名称，而且以方剂的名称将病证也相对固定下来，成为辨证论治的基石，使实践从感性认识上升为理性，具有了普遍的指导意义。因此，中医在继承方面，必须以《伤寒论》的构架来进行，对各家学说进行重新整理和归类。

《三部六病》是在继承《伤寒论》基础上的创新之作。在病位的概念上，按照西医的解剖学和生理学的内容确定；在病性的分类上，按照疾病的阴阳性质来划分；在治疗原则上，按照八法的原则进行。局部病篇的建立，使西学中的医生在临床中很容易学会应用中医中药方法治病。可以说，"三部六病学说"是中西医结合的桥梁，也是中医走向世界的桥梁。

《系统医学》是我的创新之作，是在继承西医学和中医学的基础上，特别是在"三部六病学说"指导下建立起来的全新的医学体系。其认识人体生理和病理的方法基本上是西医的，处理疾病问题的原则基本上是中医的。但是，其学说思想基础是在《易经》和系统论的指导下建立起来的，与传统的西医学和中医学有着质的区别，打破了原有的医学格局，进行了解构与重建，是按新的分类法进行分类的。其可以容纳各个医学体系和派别，将为建立统一的医学体系提供一种新的范式理论。

今天，我撰写本书，是想为处于迷雾中的中医人士指出一个方向，在学习《伤寒论》时，不要画蛇添足，不要将经络辨证与脏腑辨证引入《伤寒论》中，不要为后来学习的人设置障碍。《伤寒论》分类清晰，纲举目张，论治严谨，风格朴实。只是在经历了沧桑岁月之后，有些地方出现了错误与缺失，所以，我欲以"三部六病"的构架来对《伤寒论》进行重新整理，使学习的人在短时间内掌握《伤寒论》的基本方法，在临床中很快获益。同时，也希望有更多的人在学习应用《伤寒论》方面能有所创新，能"青出于蓝而胜于蓝"。

刘惠生
2013 年 12 月 9 日

出版说明

　　从中医学术流派的角度来看，当代不少经方家具有个性鲜明、独树一帜的学术特色。

　　按辨证方法来分，经方学派可分为综合辨证派与六病六经派。大多数经方家运用综合辨证，六病六经与其他辨证混用或单用。而以临床家刘绍武和胡希恕等为代表，则在临床几乎悉用六病六经辨证，力求辨证精纯，一以贯之。

　　按用方思想来分，经方学派可分为合病合方派与精纯原方派。大多数经方家倡导合病合方，而以经方家涂华新、李宇铭等为代表，则倡导尽可能"力专效宏，单刀直入"，临床以不合方、少合方为特色，力求用方精纯，方向精确。

　　为方便读者学习并掌握当代经方学派的临床精华，我们特推出各学派代表作系列，如本书即是刘绍武三部六病学派的代表作之一。让我们一起来领略其个性鲜明、独树一帜的学术特色吧！

刘观涛

2019 年 9 月 30 日

目　录

第一章

《伤寒论》分析

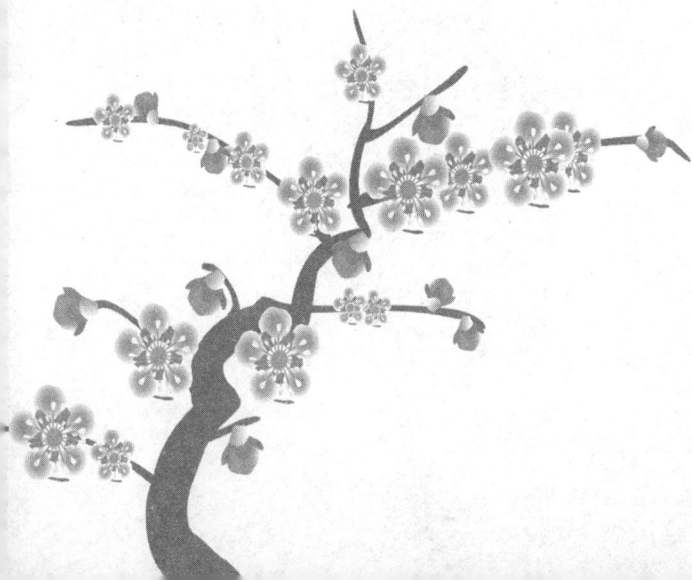

绪 言

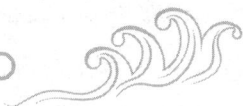

一、《伤寒论》的贡献与不足

1.《伤寒论》的贡献

《伤寒论》以临床纪实、理论联系实践的方式，分别以表、半表半里、里来划分病位，以阴阳来分病性。根据病的病位与病性之不同，又以太阳病、少阳病、阳明病、太阴病、少阴病、厥阴病概括了疾病的临床过程，创立了汤方辨证，成为古今中医遵循的法则，使药物治疗在以后的医学发展中逐渐显现出来。《伤寒论》的功绩如下：

（1）《伤寒论》所保存的方剂虽然不多，但是其中大部分方剂经过了长期的临床实践，证明其有确实的疗效。这不仅是临床应用上的宝贵遗产，而且也是古今中医处方用药的理论基础，也是研究中医学的宝贵资料。

（2）在辨证分类上，纲举目张，既没有藏象辨证的繁琐性，又没有卫气营血辨证的模糊性。《伤寒论》分类清晰，论治严谨，风格朴实，毫无《内经》中存在的那种浮辞与空论，是医籍中的楷模（详见贾得道编的《新医学史》）。

（3）在诊断疾病方面，确立了脉证并重的原则，每篇都冠以"××病脉证并治"，其中没有后人所谓的"六经辨证"与"藏象辨证"。这较《内经》中的脉证分离的辨证方法有了显著的进步。

（4）在治疗学方面，《伤寒论》中的六病之法，包括了后代治则分类的八法（汗、下、吐、温、清、补、消、和）。因此，《伤寒论》中的全面治则规范，直至今天在中医治则中仍无原则性的突破，诚为千古中医之典律。

（5）在用药上,《伤寒论》非常精炼,全书仅用 80 余味药,无后代一些医家大量药味的堆砌。

《伤寒论》从辨证、论治到选药都非常严谨,至今为医家所崇拜。另外,从文献记载看,虽然武威出土的文献记载有汉代应用中药的情况,但没有形成系统,也没有以明确的名称使方剂形成定式。从《伤寒论》始,不仅有了方剂名称,而且以方剂的名称将病也相对固定下来,成为辨证论治的基石。如桂枝汤是方剂的名称,而桂枝证则是代表病证的,是此类病的规律性总结,使实践的感性认识上升为理性,具有了普遍的指导意义。

总之,《伤寒论》是张仲景使《内经》理论与他的临床实践更具体地结合在一起,奠定了汤方辨证的医学理论基础,是至今仍光彩耀目的医学专著。

2.《伤寒论》的不足

《伤寒论》是否有缺点与错误呢？当然有。我们研究历史,只能从遗留给我们的历史文献资料和历史文物中进行分析研究,决不能毫无根据地进行臆想与猜测。

现存《伤寒论》的版本,一般都认为宋代林亿、高保衡的版本为好,但此版本也大致存在下列的不足。

（1）病的定义有的不够完整,即六病的首条所谓的“……之为病”有的不能完全概括本类病的本质。如 326 条“厥阴之为病,消渴,气上撞心,心中疼热,饥而不欲食,食则吐蛔,下之利不止”,就没有厥阴病的典型症——手足逆冷。这条本为一个肠虫证的临床表现,治则也非为回阳救逆,而是一个寒热药同用的乌梅丸,因此不足以为厥阴之纲。其他也有类似之处。

（2）六病归类出现了混乱的情况,如“太阳病篇”成为各种方证均有的混合篇,有瓜蒂散证、白虎汤证、承气汤证等,失去了归类的科学性与严密性。

（3）有些方面的记载欠妥,如 9 条“太阳病,欲解时,从巳至未上”等不符合临床实际的东西。另外,文字记载也有错、漏等情况。

尽管由于历史原因，《伤寒论》有上述不足之处，但它毕竟是中医书籍的经典，就辨证论治大法而言，后人实无能过之者。所以张仲景被人奉为"医圣"，古今医家均称之为良师。

二、《伤寒论》的病证系统观

我想把系统论的思想引入《伤寒论》来分析，初步认为《伤寒论》是一部简明的疾病学系统论。《伤寒论》是一个大系统，各病篇是子系统，各病篇的具体方证又是下一级子系统，有明显的层次性和等级性，有明确的从属关系。病与证，是中医和中西医结合工作者经常提及的问题，至今无有公认的标准。《伤寒论》中的病与证是怎样的呢？现将《伤寒论》中病与证的概念及分类的情况简单分析如下。

1. 太阳病篇病的概念与证的种类

太阳病篇的首条，也是《伤寒论》全书之首条，仲景将太阳病给以明确的定义，使太阳病的概念有了十分清楚的范畴。这就是："太阳之为病，脉浮，头项强痛而恶寒。"此三症代表太阳病类各证的共性。因此，在提及太阳病时，应有此三症出现，否则违背了仲景给太阳病确定的分类标准。在太阳病篇中，属太阳病范畴的证有好多类，如桂枝汤证、麻黄汤证、葛根汤证、大青龙汤证和小青龙汤证等。太阳篇共计方证 74 个。另外，有些证不应属太阳病类，如白虎汤证及小柴胡汤证等。

2. 阳明病篇病的概念和证的种类

《伤寒论》180 条："阳明之为病，胃家实是也。"这条是说明了阳明病的共性是"胃家实"。"胃家"是指整个胃肠系统，"实"是实有其物，即指痰、水、血、食。因此，阳明病治疗原则以下法或吐法为其治疗大法，取"实者泻之"之理。"胃家实"是阳明病本质，其各证的表现尽管不同，但治则相同。如大承气汤证、小承气汤证、调胃承气汤证、麻仁丸证、蜜煎导证、抵当汤证、大陷胸汤证、桃仁承气汤证和十枣汤证等，都属阳明病。阳明病篇共有方证 19 个，其中有些方证不应属阳明病篇，如四逆汤证、桂枝汤证和小柴胡汤证等。

3. 少阳病篇病的概念和证的种类

《伤寒论》中少阳病的条文较少，仅讲了少阳病的概念："少阳之为病，口苦、咽干、目眩也。"此篇中无少阳病的治则和方剂，中医界多以小柴胡汤作为少阳病篇的主要方剂，因此和法成了少阳病的治疗大法。但从"口苦、咽干、目眩"的症状看，少阳病应属于阳性病，不宜用和法。因为和法是调和阴阳，和解表里，用于阴阳共见之证，此处无和解之证，更不用和解之方——小柴胡汤，当以寒凉之剂清之。少阳病篇是《伤寒论》中缺憾最大的一篇，竟无代表性一法一方，更谈不上具体的辨证，给后人研究应用带来了很大的困难，因此也是众说纷纭最多的一篇。

在临床工作中，少阳病是最常见的一类病。太阳病多为阳病之初，阳明病又为阳病之极，那么太阳病和阳明病之间的阳性病当为少阳病。在三阳病的治则中，太阳病为汗法，阳明病为下法和吐法，少阳病当为清法。明清时代温病学家的出现和兴起，清法的大量应用正是填补了这块空白。从《伤寒论》的全文看，少阳病的证与方剂也很多，如白虎汤证、栀子豉汤证、猪苓汤证及黄连阿胶汤证等，都应属少阳病范畴，只是现行《伤寒论》书中的分类出现了错误，致使少阳病篇缺少了具体有代表性的证与方。由此可见，少阳病的治则和方剂是散见于其他篇中的。

4. 太阴病篇病的概念与证的种类

"太阴之为病，腹满而吐，食不下，自利益甚，时腹自痛，若下之，必胸下结硬"，这是《伤寒论》对太阴病共性的描述，同时也指出了应用下法是太阴病之大忌，是错误治则。太阴病是里部阴性病，"胃气弱"是太阴病的普遍特征，因此，应用温补之法才是太阴病的正确治则。本篇列的三个方剂——桂枝汤、桂枝加芍药汤和桂枝加大黄汤均非太阴病的适宜方剂，是桂枝汤证的变证的方剂。而应以理中丸、吴茱萸汤、五苓散等为太阴病的正确方剂，这些方证才是太阴病的真正同类证。

5. 少阴病篇病的概念和证的种类

《伤寒论》对少阴病的概念是："少阴之为病，脉微细，但欲眠也。"

少阴病是因心脏机能不足引起的阴性疾病，多数医家认为少阴病就是心病，持此说者如章太炎等，因此治疗少阴病的原则是补气强心，多以参附作为组方的主药。少阴病是临床常见之证，远非《伤寒论》中简单的"脉微细、但欲眠也"，凡心动悸、脉弱、促、结或体乏易倦之人，均属少阴病。少阴病还是临床比较容易出现死亡的病证之一，因此仲景在少阴病篇中，较详细地讨论了少阴病可能出现"死"的临床表现，对"可治""难治""不治"等证也予以描述。西医学的冠心病、心力衰竭、心律失常等病证，都属少阴病辨证范畴。少阴病篇共有方证19个，如附子汤证、真武汤证是代表性方剂。另外，也有不合其类者，如猪苓汤证、吴茱萸汤证等。

6. 厥阴病篇病的概念与证的种类

厥阴病是阴性病中病情最严重的一种类型，病人常是处在危急之中，然而在《伤寒论》中厥阴病篇是这样描述的："厥阴之为病，消渴，气上撞心，心中疼热，饥而不欲食，食则吐蛔，下之，利不止。"这是一个肠虫证的表现，没有厥阴病的临床表现——手足厥冷和脉微欲绝。因此本条不能作为厥阴病的纲领。而《伤寒论》中的337条："凡厥者，阴阳气不相顺接，便为厥。厥者，手足逆冷是也。"这条既论述了厥阴病的形成机理——"阴阳气不相顺接"，又叙述了厥阴病的典型症——"手足逆冷"，在《伤寒论》中此条才是真正的厥阴病的纲领。凡有"脉微欲绝，或无脉，手足逆冷"证，即当归四逆汤证、四逆汤证、通脉四逆汤证等皆是厥阴病的同类证，属厥阴病的辨证范畴。厥阴病篇中有方证16个，代表性的方剂是当归四逆汤，也有不合其类者，如白虎汤证、瓜蒂散证、白头翁汤证等。

7. 霍乱病篇的病的概念与证种类

霍乱病是"呕吐而利"，实属太阴病辨证范畴，其具体证有四逆人参汤证、理中丸证和通脉四逆加猪胆汁汤证等，共有6个，理中丸证为主方证。"霍乱病"并非一定是今天可确定由霍乱弧菌引起的霍乱病，常将沙门菌感染引起的急性胃肠炎也列入霍乱病类。应将此篇列入太阴病的辨证范畴为宜。

8. 阴阳易差后劳复病的概念和证的种类

"阴阳易"在《伤寒论》中指由于性生活不当而引起的疾病，其临床特点为"其人身重，少气，少腹里急，或引阴中拘挛，热上冲胸，头重不欲举，眼中生花，膝胫拘急者，烧裈散主之"。另外，本人从临床中体会，此类病人以男性为多，平素多体弱，常因外感后行床所致，除上述症外还有两个特点，即脉弦数和皮肤潮湿或自汗。本篇以烧裈散证、枳实栀子豉汤证、牡蛎泽泻散证和竹叶石膏汤证等 6 个方证作为具体辨证标准。此类方均不宜于"阴阳易劳复"之人，应以补气固表之品为好。多用桂枝汤或桂枝加附子汤，或人参桂枝汤治其多汗或自汗。待汗止后再以黄芪建中汤或八味丸合小柴胡汤调之为宜。

综观《伤寒论》全貌，仲景以"病"为疾病分类的纲，以各方证为临床辨证之目，各方证辨证分属于各病。本人认为，仲景所言之"病"，实际还是更大范畴的"证"，与当今中医之"病"的含义相去甚远，与西医之"病"更无相似之处。此处，"病"与"证"都属于中医证的范畴，两者的概念无本质的区别，只是等级层次的差别而已。不过，仲景以病立纲，以方证辨证施治，是一种执简驭繁的方法。

对《伤寒论》病与证的分析，不仅可以看到仲景对疾病分类的框架，同时也可以看到分类中存在的乱类现象。按事物的分类标准，应将同一类性质的事物分在同一类中，即同一病性的方证应归在同一类辨证中，其治疗大法也应是相同的。但《伤寒论》中有的方证不是按这个基本分类原则来归类的，因此，使后来学习的人堕入迷津。如太阳病篇，几乎各类方证均有，而少阳病则无代表性的一法一方。在其他各病的分类中都存在有乱类现象。为了便于后人学习和临床应用，有必要对《伤寒论》进行重新整理和分类，把病位相同、病性相同的方证归在一起，为后人学习《伤寒论》提供更加清晰的思路（可以参考《刘绍武三部六病精义带教录》）。

通过对《伤寒论》的粗浅分析，初步认为《伤寒论》是一部简明的疾病学系统论。《伤寒论》是一个大系统，各病篇是子系统，各病篇的具体方证又是下一级子系统，有明显的层次性和等级性，有明确的从属关系。

另外,《伤寒论》各病证之间有着复杂的传变关系,在一定条件下可以相互传变,说明了各方证不是孤立的、静止的,而是动态的、相联系的,其中的变化是有规律可循的。因此,《伤寒论》是我国最早的一部比较系统化了的疾病论。

三、《伤寒论》的架构

《伤寒论》宋刻版本共有 398 条,分列 10 类论述:①辨太阳病脉证并治上(30 条,1 ~ 30 条);②辨太阳病脉证并治中(97 条,31 ~ 127条);③辨太阳病脉证并治下(51 条,128 ~ 178 条);④辨阳明病脉证并治(84 条,179 ~ 262 条);⑤辨少阳病脉证并治(10 条,263 ~ 272条);⑥辨太阴病脉证并治(8 条,273 ~ 280 条);⑦辨少阴病脉证并治(45 条,281 ~ 325 条);⑧辨厥阴病脉证并治(56 条,326 ~ 381 条);⑨辨霍乱病脉证并治(10 条,382 ~ 391 条);⑩辨阴阳易差后劳复病脉证并治(7 条,392 ~ 398 条)。另外还有 12 类不予讨论。

《伤寒论》的每条都是一个临床病例的简写,是病情的表现与分析。当然,其中也有错误与缺点。

《伤寒论》的架构成为其后中医临床的主要理论依据和实践指南。现具体分析如下。

第一节 辨太阳病脉证并治上

1. 太阳之为病,脉浮,头项强痛而恶寒。

分析:此条是太阳病的纲领,不仅对太阳病下了定义,而且以临床表现的症状、体征作为太阳病的真实内涵,从而确立了太阳病的范畴。

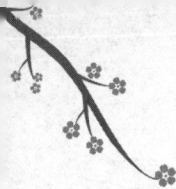

"脉浮"是体征，是医生的客观发现。一般浮脉出现在外感病的初期，也代表着热的含义。在外感病，不发热的人很少出现浮脉。因此，浮脉也为体内温度增高表现在外的一个客观指征。另外，"恶寒"是表部血管收缩而使散热减少，所以会引起体内热度的增加。"头项强痛"是外感病初期，病邪作用于表部头项部的肌肉，引起痉挛而出现的僵直不舒服的主观感觉。此条基本上包括了太阳病的特点，它统摄着整个表部阳证。

2. 太阳病，发热，汗出，恶风，脉缓者，名为中风。

分析：本条是对"中风"这一名称下了确切的定义。实际这一证是桂枝汤证，指出了桂枝汤证的主要特征，在以后的桂枝汤条文中，大多是在此证范畴的。如 12、13、54、95 等条，都是属于本条范围的更具体的证。

3. 太阳病，或已发热，或未发热，必恶寒，体痛，呕逆，脉阴阳俱紧者，名曰伤寒。

分析：此条是对"伤寒"这一名称下的定义，它既非《伤寒论》的"伤寒"，也非后世和现代医家称的由伤寒杆菌引起的"伤寒"。因此，不要对同一名称，不问其"内容"是什么而混为一谈。此处所指的是麻黄汤证的主要表现。如《伤寒论》中 35、46、55 等条，都属"伤寒"的范畴，是"伤寒"的具体辨证。

4. 伤寒一日，太阳受之，脉若静者为不传。颇欲吐，若躁烦，脉数急者，为传也。

5. 伤寒二三日，阳明、少阳证不见者，为不传也。

分析：这两条是对疾病传变的分析，也是对《内经》中关于日传一经的否定，完全是以临床病日的真实病证为判断当属何病的标准。4 条是"伤寒一日，太阳受之"，如果是"脉若静者"，"为不传"；如果为

"颇欲吐，若躁烦，脉数急者"，"为传也"。5条也是同样以病人的具体表现而定病属何病。《内经》一般常谓一日太阳，二日阳明，三日少阳，但此处病虽已"二三日"，"阳明少阳证不见者，为不传也"。这就说明张仲景的医学态度是实事求是的，他不是人云亦云的附和之辈。

6. 太阳病，发热而渴，不恶寒者为温病。若发汗已，身灼热者，名曰风温。风温为病，脉阴阳俱浮，自汗出，身重，多眠睡，鼻息必鼾，语言难出。若被下者，小便不利，直视，失溲。若被火者，微发黄色，剧则如惊痫，时瘈疭。若火熏之，一逆尚引日，再逆促命期。

分析：一个太阳病，可能由于体内热度的增加，津液的耗散而引起了口渴。太阳病的"恶寒"消失，说明病已不在太阳病范畴。因而，对此变化，另给出了一个名称，命名为"温病"。后世的温病学家对热性病起名为"温病"，也可能由此而起。"风温"可能与"温病"属同一类证，在热度上可能更高，而出现了"身灼热"。从本条可以看出，张仲景对同一类病，病情程度不同也以不同的名称予以区别。

热性病，最忌滥用损失津液的方法，汗、下、吐三法，用之得当，去病迅速，用之失当，祸接踵而来。此处描述的是一个白虎汤证，当用重寒清热之剂白虎汤治之，但此时医生却误用了下法，而造成"小便不利，直视失溲"；又用火法，使病情更加恶化，出现了"微发黄色，剧则如惊痫"。若再用错误方法，用火熏之，必然是把病人向死亡推进。故曰："一逆尚引日，再逆促命期。"

7. 病有发热恶寒者，发于阳也；无热恶寒者，发于阴也。发于阳，七日愈，发于阴，六日愈。以阳数七、阴数六故也。

分析："发热恶寒"，是太阳病的表现，也是热病的普遍初期表现。此处的"发于阳"是病由阳而发，即"阳盛则热"所致。"无热恶寒"是阴性病的普遍表现，尤其是少阴病，或体弱之人常见的表现，是"阴盛则寒"引起的。

"阳数七、阴数六故也"是八卦中"阴竭于六，阳浮于七"思想的表现，真正机制并非在此。"愈"之日期也不可靠。

8. 太阳病，头痛至七日以上自愈者，以行其经尽故也。若欲作再经者，针足阳明，使经不传则愈。

分析："头痛至七日以上者，以其经尽故也"是指《内经》中的病日传一经而言，七日以上是说明病顺经络传变，各经都已传遍，故称为"经尽"，下段的"欲作再经者"，是指病无自愈之象，所以要"针足阳明，使经不传则愈"。"使经不传"是言使病不再沿经传变，以针刺阻其传变，故病愈。这说明张仲景不仅是用汤方治病，同时也灵活地运用针刺法治病。

9. 太阳病欲解时，从巳至未上。

分析：本条是讲太阳病欲解的时间，是上午9时始至下午3时止，是全日阳气较盛期，可能机体能借此阳气，使邪从表解。尽管天人有相应之感，西医学也谈生物节律，但此处这种说法是十分不可靠的，常与临床实际脱节。

10. 风家，表解而不了了者，十二日愈。

本条中所说的"风家表解"，"风家"是平素多汗的人，此类人遇风容易出现恶寒，如桂枝汤证的恶风。表病虽然已经解除，但总感觉有点不太舒适的，到十二日后就可以完全好了。

在八卦中，风属于巽卦，巽卦属于阴卦。上述的"风家，表解而不了了者，十二日愈"，可能与"发于阴，六日愈""阴数六"有关。"十二"是六的倍数。在这里就涉及十天干、十二地支的问题。

11. 病人身大热，反欲得近衣者，热在皮肤，寒在骨髓也；身大寒，反不欲近衣者，寒在皮肤，热在骨髓也。

分析： 这条通过病人"欲得衣"与"不欲近衣"两种情况来区分真假寒热。但这种鉴别法很不可靠，在一些热病的初期（太阳病），病人体温很高，常见有大叶性肺炎、急性肾盂肾炎等，病人不仅"欲得衣"，更喜厚被覆盖，但这种情况不是"热在皮肤，寒在骨髓"，治疗更不能用大热之剂，否则将加重病情。又如《伤寒论》317条"身反不恶寒，其人面色赤"，病人不恶寒，当然也"不欲近衣"，但这是一个阴病的通脉四逆汤证，如果仅从"不恶寒"与"面色赤"误用寒凉之剂，药入则毙命。因此，在临床中，要全面地审度病人的临床表现，不能仅凭此一种表现形式而判断寒热的真实属性。

此条为第7条的补充，是寒热真假证的具体辨证，具有一定的指导意义，但临证必须四诊合参，不可拘于此。

12. 太阳中风，阳浮而阴弱。阳浮者，热自发；阴弱者，汗自出。啬啬恶寒，淅淅恶风，翕翕发热，鼻鸣干呕者，桂枝汤主之。

桂枝汤：

桂枝（三两，去皮） 芍药（三两） 甘草（二两，炙） 生姜（三两，切） 大枣（十二枚，擘）

上五味，㕮咀三味。以水七升，微火煮取三升，去滓。适寒温，服一升。服已须臾，啜热稀粥一升余，以助药力。温覆令一时许，遍身絷絷微似有汗者益佳，不可令如水流漓，病必不除。若一服汗出病差，停后服，不必尽剂。若不汗，更服，依前法。又不汗，后服小促其间。半日许，令三服尽。若病重者，一日一夜服，周时观之。服一剂尽，病证犹在者，更作服。若汗不出，乃服至二三剂。禁生冷、黏滑、肉面、五辛、酒酪、臭恶等物。

分析： 这条是用来解释第2条中风证的。本条是进一步说明什么叫

"阳浮"，什么叫"阴弱"。"阳浮者，热自发""阴弱者，汗自出"，就是说"热自发"就叫"阳浮"，"汗自出"就叫"阴弱"。"啬啬恶寒，淅淅恶风，翕翕发热"这三个形容词，是描述病人"发热恶寒"的状态，啬啬是指病人常是拘拘缩缩不舒展的样子，淅淅是指病人突然有时怕冷的样子，翕翕是指一阵是怕冷的样子，而且还有一阵发热。

桂枝汤是由两个小方子组成的，一个是芍药甘草汤，一个是桂枝甘草汤。而芍药甘草汤是酸甘化阴，桂枝甘草汤辛甘化阳。桂枝汤对于恢复汗腺正常功能有非常好的作用，主要适应证是汗出恶风，但是桂枝汤的服法非常重要，违之则无效。

在临床上桂枝汤证常见有三个症——身疼痛，自汗出，脉弱。此三症可以相伴出现，也可以单独出现，都可以应用桂枝汤治疗。

13. 太阳病，头痛发热，汗出恶风者，桂枝汤主之。

分析：这条不是一个完整的桂枝汤证，而且也未提到脉象，因此要和第 2 条合参。

14. 太阳病，项背强几几，反汗出恶风者，桂枝加葛根汤主之。

桂枝加葛根汤：

葛根（四两） 麻黄（三两，去节） 芍药（二两） 生姜（三两，切） 甘草（二两，炙） 大枣（十二枚，擘） 桂枝（二两，去皮）

上七味，以水一斗，先煮麻黄、葛根，减二升，去上沫，内诸药，煮取三升，去滓。温服一升，覆取微似汗，不须啜粥，余如桂枝法将息及禁忌。

分析：太阳病是"项背强几几，无汗、发热恶寒"；今是"汗出恶风"，故知非太阳病，是表虚中风兼证。"项背强几几"是表热证的主证，"汗出恶风"是表虚中风证。葛根辛凉解表，可以治"项背强几几"。

此为桂枝汤证增加了"项背强几几"的葛根证，本质仍为厥阴病的桂枝证，此处方中应无麻黄。

15. 太阳病，下之后，其气上冲者，可与桂枝汤。方用前法。若不上冲者，不得与之。

分析：桂枝汤并不是只治一种病的，它可以治表虚证，也可以治胃肠道的里寒。"其气上冲者"，是由于"太阳病，下之后"，伤及胃气。

桂枝汤是三阴病（太阴、少阴、厥阴）的通用方，在这里涉及一个三阳热、三阴寒的问题。三阳，在热上是相同，但实是不同，而太阳实用麻黄发汗，少阳实用柴胡疏散，阳明用芒硝涤肠；三阴，在寒上相同，虚不同，太阴虚用苍术，少阴虚用人参，厥阴虚用当归。

此条是太阳病治不得法，用下法伤及胃气，出现胃气上逆之奔豚证，治用桂枝汤温阳和中，平冲降逆。可以参考12条"鼻鸣干呕"即胃气上冲的表现，以及117条"烧针令其汗，针处被寒，核起而赤，必发奔豚，气从少腹上冲心者，灸其核上各一壮。与桂枝加桂汤，更加桂二两也"。

16. 太阳病三日，已发汗，若吐，若下，若温针，仍不解者，此为坏病，桂枝不中与之也。观其脉证，知犯何逆，随证治之。桂枝本为解肌，若其人脉浮紧，发热汗不出者，不可与之也。常须识此，勿令误也。

分析："已发汗，若吐，若下，若温针"等治疗方法，是证治相逆，因此病"仍不解"。仲景判断"此为坏病"，警告医生"桂枝不中与之也"。说明以前用了桂枝汤。要医生"观其脉证，知犯何逆，随证治之"。此处也讲了不能与桂枝汤的理由："桂枝本为解肌，若其人脉浮紧，发热汗不出者，不可与之。"即不可将麻黄汤证用桂枝汤治之，否则加重病情。仲景在文末告诫曰："常须识此，勿令误也。"

17. 若酒客病，不可与桂枝汤，得汤则呕，以酒客不喜甘故也。

分析："若酒客病，不可与桂枝汤"是言平素好酒之人，患桂枝汤证后，不可与桂枝汤，其原因是"得之则呕，以酒客不喜甘故也"。

另外，嗜酒之人多内热，内热常致自汗出，此为阳盛之状，因此不可与桂枝汤，而以葛花解醒汤之类解之。

18. 喘家作桂枝汤，加厚朴杏子佳。

桂枝加厚朴杏子汤：

桂枝（三两，去皮）　甘草（二两，炙）　生姜（三两，切）　芍药（三两）　大枣（十二枚，擘）　厚朴（三两，炙，去皮）　杏仁（五十枚，去皮尖）

上七味，以水七升，微火煮取三升，去滓。温服一升，覆取微似汗。

分析：平素有喘病的人，得了桂枝汤证，用桂枝汤加厚朴、杏仁治疗很好。喘的原因：一是从肺讲是气管痉挛，二是从胃肠道讲是胃肠道的气体多了排不了，积在横隔膜下面，气把横隔膜向上抬高，压迫了肺，引起喘。因此不能只治肺，同时要治肚胀。治肺以杏仁，治腹胀以厚朴。

19. 凡服桂枝汤吐者，其后必吐脓血也。

分析：在临床中，"凡服桂枝汤吐者，其后必吐脓血也"，可能此类病人不是桂枝汤证，这里可能是里热盛的病人，是胃肠道有脓肿的病人。热病用热药，等于火上浇油，所以"服桂枝汤"以后"吐脓血"。

胃肠道有脓肿的病人，可以有发热、自汗出，但它的脉是滑脉，常常伴有口舌干燥，小便黄赤，有烦热感，这是里部的湿热证，要用大黄牡丹皮汤类方剂治疗比较好。

此条是临床辨证论治不够认真造成的误诊误治病例。

20. 太阳病，发汗，遂漏不止，其人恶风，小便难，四肢微急，难以屈伸者，桂枝加附子汤主之。

桂枝加附子汤：

桂枝（三两，去皮） 芍药（三两） 甘草（三两，炙） 生姜（三两，切） 大枣（十二枚，擘） 附子（一枚，炮，去皮，破八片）

上六味，以水七升，煮取三升，去滓，温服一升。本云桂枝汤，今加附子。将息如前法。

分析：本证为桂枝汤证的重型，由于汗出太多而引起血容量不足，出现了"小便难、四肢微急、难以屈伸"，故加附子增强其方的温补性。这条原证是桂枝汤证，但是，由于是误发汗，表更虚，所以出汗不止。

桂枝汤证是"时发热，自汗出"，是个自汗证。桂枝汤是敛汗药，"遂漏不止"是汗腺麻痹的表现，这时单用桂枝汤就不能胜任了，要用桂枝加附子汤来恢复汗腺的功能。附子的三大作用：治背恶寒，治漏汗，治身疼痛。

这里为什么"小便难"不用利尿药呢？这个"小便难"，因为并不是蓄水证，无小便不利，是因为发汗过多，引起体内体液丢失，只要喝点水，体液恢复以后，"小便难"自然就会消失。正如59条所说勿治之。

汗出多了，体内水分不足，不能濡润筋骨，形成"四肢微急，难以屈伸"，这是发汗以后出现的变证，要用桂枝加附子汤调和营卫和温筋治疗。

吾曾遇一患者郭某，32岁，夏日外感后行床，出现汗下如雨，围被而坐，见风则呼冷，脉浮涩，授以此方一剂汗止，三剂病愈。

21. 太阳病，下之后，脉促胸满者，桂枝去芍药汤主之。

桂枝去芍药汤：

桂枝（三两，去皮） 甘草（二两，炙） 生姜（三两，切） 大枣（十二枚，擘）

上四味，以水七升，煮取三升，去滓，温服一升。本云桂枝汤，今去芍药。将息如前法。

分析：这条原来也是桂枝汤证，因为在辨证上的失误，错用了下法，影响了心脏功能。促脉与结脉都是脉律不齐的脉象，区别在于快慢，促脉是脉快而不齐，结脉是脉慢而不齐。有脉"时一止复来而缓者谓之结，时一止复来而数，谓之促"的说法。桂枝汤方中芍药能够降低心脏肌肉的收缩力，此处的"脉促"是心脏功能降低的表现，如果用芍药能使促脉更加为害，加重病情。这里是说太阳病，误用泻下法治疗后，如果出现"脉促，胸满者"，用桂枝汤时，应该用桂枝去芍药汤治疗为好。临证有脉促结代、心律不齐、心脏传导阻滞的病人，都应慎用芍药。

22. 若微寒者，桂枝去芍药加附子汤主之。

桂枝去芍药加附子汤：

桂枝（三两，去皮）甘草（二两，炙）生姜（三两，切）大枣（十二枚，擘）附子（一枚，炮，去皮，破八片）

上五味，以水七升，煮取三升，去滓，温服一升。本云桂枝汤，今去芍药加附子。将息如前法。

分析：这条是承上条而言，应该是"太阳病，下之后，脉促，胸满者，桂枝去芍药汤主之；若微寒者，桂枝去芍药加附子汤主之"。

首先要提出这样一个问题，若这时病人没有"脉促胸满"的症状，也就不用去芍药了，这时的病人主要症状应该是"脉促，胸满，微寒"，所以应该用"桂枝去芍药加附子汤"治疗。

23. 太阳病，得之八九日，如疟状，发热恶寒，热多寒少，其人不呕，清便欲自可，一日二三度发。脉微缓者，为欲愈也。脉微而恶寒者，此阴阳俱虚，不可更发汗，更下，更吐也。面色反有热色者，未欲解也，以其不能得小汗出，身必

痒，宜桂枝麻黄各半汤。

桂枝麻黄各半汤：

桂枝（一两十六铢，去皮）芍药 生姜（切）甘草（炙）麻黄（各一两，去节）大枣（四枚，擘）杏仁（二十四枚，汤浸，去皮尖及两仁者）

上七味，以水五升，先煮麻黄一二沸，去上沫，内诸药，煮取一升八合，去滓，温服六合。本云桂枝汤三合，麻黄汤三合，并为六合，顿服。将息如上法。

分析：《伤寒论》23 条为一个夹叙夹议文，中间还采用了插叙的笔法，论述了一个病症的演变过程与现状。现分析如下：

原病："太阳病。"

病程："得之八九日。"

现状："如疟状，一日二三度发，发热恶寒，热多寒少，其人不呕，清便欲自可，脉微，面色反有热色，以其不能得小汗出，身必痒。"

病机分析：从"脉微缓者"预测"为欲愈也"；从"脉微而恶寒者"定为"此阴阳俱虚"，因此，"不可更下，更发汗，更吐也"；由"不可更"可知造成"阴阳俱虚"的原因为"汗、下、吐"。应做何治疗？"宜桂枝麻黄各半汤"。本汤是取二汤各三分之一而组成，桂枝汤与麻黄汤在新方中比例是 1：1，非原方量的一半。

从对这条的分析，便知张仲景不仅医术高超，而且文章也非常精妙。现分析如下：

太阳病得了八九日，就好像打摆子，这八九日是怎么过来的？没有叙述。以前经过什么治疗？也没有直截了当地讲。从"其人不呕"可以说明太阴无病；"清便欲自可"可以说明里部无阳明病；"脉微而缓""脉微缓"说明病人虽然体弱，但是病势已经去，正气尚可，因此推断为"为欲愈也"。

怎样知道病要走表呢？为什么要用小发汗法呢？从"身痒"知道病仍在表部，因为病人原来是"太阳病"，虽然经过了汗、下、吐的治疗，表部症状没有完全消失，所以要用桂枝麻黄各半汤的小发汗方法治疗。

24. 太阳病，初服桂枝汤，反烦不解者，先刺风池、风府，却与桂枝汤则愈。

分析：此处的"太阳病"应该是桂枝汤证，否则不可能用桂枝汤治疗。但是，这时病人的症状可能已经不完全是桂枝汤证，病情在桂枝汤的基础上又有了新的变化，所以要"先刺风池、风府"，再"却与桂枝汤"，病人就"则愈"。风池为足少阳胆经经穴，风府为督脉经穴，两穴均位于颈部，在治疗外感病时头痛、项强常常用之，针刺此二穴，头颈部的症状可以很快缓解或者消失。

此条之中"初服桂枝汤，反烦不解者"是说明病人由于服桂枝汤，内热增加，因热而烦。桂枝汤是一个热性方剂，所以导致加重。刺风池、风府可以泄热，所以"却与桂枝汤则愈"。

本证为一合证，合证必合药。此处虽然没有合药，但是增加了刺风池、风府的方法，也等于在桂枝汤的基础上，又增加了新的治疗方法，与合药是异曲同工之妙。

25. 服桂枝汤，大汗出，脉洪大者，与桂枝汤如前法。若形如疟，一日再发者，汗出必解，宜桂枝二麻黄一汤。

桂枝二麻黄一汤：

桂枝（一两十七铢，去皮） 芍药（一两六铢） 麻黄（十六铢，去节） 生姜（一两六铢，切） 杏仁（十六个，去皮尖） 甘草（一两二铢，炙） 大枣（五枚，擘）

上七味，以水五升，先煮麻黄一二沸，去上沫，内诸药，煮取二升，去滓。温服一升，日再服。本云桂枝汤二分，麻黄汤一分，合为二升，分再服。今合为一方。将息如前法。

分析：此条是桂枝汤证患者由于服用方法不当，出现了"大汗出，脉洪大"，因此，还是用桂枝汤。服用桂枝汤的方法是非常重要的，这就是"服已须臾，啜热稀粥一升余，以助药力。温覆令一时许，遍身漐漐微似有汗者益佳，不可令如水流漓，病必不除"。这里的服用方法是错误的，"大汗出"必然是汗出如"水流漓"，结果是"病必不除"，桂枝汤证仍在。

23 条的麻黄桂枝各半汤证与此条桂枝二麻黄一汤证临床表现基本一样，两者都是"如疟状"或者"形似疟"的病状，前者的"如疟状"是"一日二三度发"，后者的"形似疟"是"一日再发"，前者的病情要重于后者。因此，两方中桂枝汤与麻黄汤的比例也不同。桂枝麻黄各半汤是取二汤各三分之一而组成，桂枝汤与麻黄汤在新方中比例是 1∶1，非原方量的一半；桂枝二麻黄一汤是取桂枝汤之十二分之五，麻黄汤之九分之二，即（15/36）∶（8/36），近似为 2∶1。

另外，这里的"如疟状"或者"形似疟"都不是真正的疟疾病。真正的疟原虫引起的疟疾病，老百姓称为"打摆子"。疟疾是疟原虫寄生于人体所引起的传染病，经疟蚊叮咬或输入带疟原虫者的血液而感染。不同的疟原虫分别引起间日疟、三日疟、恶性疟及卵圆疟。本病主要表现为周期性规律发作、全身发冷、发热、多汗，长期多次发作后，可引起贫血和脾肿大。疟疾病的"发热恶寒"没有"一日再发"或者"一日二三度发"的。再者，疟疾病的发作是周期性和骤发性，病情比较重，也不是以上两方剂可以治疗的。

26. 服桂枝汤，大汗出后，大烦，渴不解，脉洪大者，白虎加人参汤主之。

白虎加人参汤：

知母（六两）　石膏（一斤，碎，绵裹）　甘草（炙，二两）　粳米（六合）　人参（三两）

上五味，以水一斗，煮米熟汤成，去滓。温服一升，日三服。

分析：我们需要区别一下 25 条和 26 条。25 条"服桂枝汤，大汗出，脉洪大者"是因为服用桂枝汤的方法不恰当而造成的，是"大汗出"的同时伴有"脉洪大"。如果"大汗出后"，此时的脉应该是桂枝汤证的脉，即"脉浮缓"，或者脉弱，或者"脉微"，没有内热"口渴"的症状伴随。26条的"脉洪大者"却不相同，是在服用"服桂枝汤，大汗出后"，仍然"脉洪大"，就是服桂枝汤，虽然有"大汗出"，但是这时的病人已经不出汗了。这里的"后"字非常重要，它表述了症状的时间性，"服桂枝汤，大汗出，脉洪大者"与"服桂枝汤，大汗出后，大烦渴不解，脉洪大者"是两个本质完全不同的病证，因此治疗方法也迥异。25条仍然是"与桂枝汤，如前法"，26条就是"白虎加人参汤主之"。白虎加人参汤证是少阳病。《伤寒论》中白虎加人参汤证共4条：26、168、169、170皆有大汗、大渴、大烦（热），脉洪大，而白虎汤证共3条：176、219、350皆无四大证。后世所谓白虎四大证实为白虎加人参汤证的四大证之误。

27. 太阳病，发热恶寒，热多寒少，脉微弱者，此无阳也，不可发汗。宜桂枝二越婢一汤。

桂枝二越婢一汤：

桂枝（去皮）　芍药　麻黄　甘草（各十八铢，炙）　大枣（四枚，擘）　生姜（一两二铢，切）　石膏（二十四铢，碎，绵裹）

上七味，以水五升，煮麻黄一二沸，去上沫，内诸药，煮取二升，去滓，温服一升。本云当裁为越婢汤、桂枝汤合之，饮一升，今合为一方，桂枝二分，越婢汤一分。

分析：此条与23条相似，都是由于治疗方法的不恰当造成的，从"不可更发汗"便知道已经用了发汗的方法。现在病人的主要症状是"发热恶寒，热多寒少，脉微弱者"，应用小发汗法。这里"宜桂枝二越婢一汤"。

越婢汤在《伤寒论》中已经缺失，在《金匮要略》一书中载有，摘录如下。

《金匮要略·水气病脉证并治》："风水恶风，一身悉肿，脉浮不渴，续自汗出，无大热。越婢汤主之。越婢汤方：麻黄六两，石膏半斤，生姜三两，大枣十五枚，甘草二两。上五味，以水六升，先煮麻黄，去上沫，内诸药，煮取三升，分温三服。恶风者加附子一枚（炮）。风水加术四两。"

28. 服桂枝汤，或下之，仍头项强痛，翕翕发热，无汗，心下满微痛，小便不利者，桂枝去桂加茯苓白术汤主之。

桂枝去桂加茯苓白术汤：

芍药（三两）　甘草（二两）　桂枝（去皮）　生姜（切）　白术　茯苓（各三两）　大枣（十二枚，擘）

上六味，以水八升，煮取三升，去滓。温服一升，小便利则愈。本云桂枝汤，今去桂枝，加茯苓、白术。

分析：此条的原文分析应该是这样的：从"服桂枝汤，或下之，仍头项强痛，翕翕发热，无汗，心下满，微痛，小便不利者"可以得出这样一个结论，虽然服用了"桂枝汤，或下之"，但是原来的症状没有变化，何以知道？从"仍"字便知。这个病人虽然经过了误治，但是病情没有转化，所以仍然用"桂枝去桂加茯苓白术汤主之"。

此处的"头项强痛"不是葛根汤证的表热证，如果是，应该有"恶寒"；"翕翕发热"也不是12条桂枝汤证的热，如果是，应该有"汗出恶风"，此处去桂枝的原因是因为此时的热不是表热，是里病所致，所以将桂枝去掉。此条给我们的警示：在看到一个病人时，不能以个别症状来下结论，要对全部症状综合分析，才不至于造成误诊误治。

29. 伤寒脉浮，自汗出，小便数，心烦，微恶寒，脚挛急，反与桂枝，欲攻其表，此误也。得之便厥，咽中干，烦躁，吐逆者，作甘草干姜汤与之，以复其阳。若厥愈足温者，更作芍药甘草汤与之，其脚即伸。若胃气不和，谵语者，少与调胃承气汤。若重发汗，复加烧针者，四逆汤主之。

甘草干姜汤：

甘草（四两，炙）　干姜（二两）

上二味，以水三升，煮取一升五合，去滓，分温再服。

芍药甘草汤：

白芍药　甘草（各四两，炙）

上二味，以水三升，煮取一升五合，去滓，分温再服。

调胃承气汤：

大黄（四两，去皮，清酒洗）　甘草（二两，炙）　芒硝（半升）

上三味，以水三升，煮取一升，去滓，内芒硝，更上火微煮令沸，少少温服之。

四逆汤：

甘草（二两，炙）　干姜（一两半）　附子（一枚，生用，去皮，破八片）

上三味，以水三升，煮取一升二合，去滓，分温再服。强人可大附子一枚，干姜三两。

分析："伤寒脉浮，自汗出，小便数，心烦，微恶寒，脚挛急"这一组症状中因为含有"脉浮""自汗出""微恶寒"，因此被误认为是一个桂枝汤证，在治疗上"与桂枝欲攻其表"，结果是一种误治。张仲景以"反"字批评给桂枝汤是不对的，故判断为"此误也"。那么，"此误也"的结果是什么呢？张仲景已经指出："得之便厥，咽中干，烦躁，吐逆者。"病情进一步加重，出现了厥阴病的症状——四肢厥冷，这时应该"作甘草干姜汤与之"。甘草干姜汤在治疗上起到了什么样的作用呢？张仲景在此说"以复其阳"。从"若厥愈足温者"知道厥阴病的症状已经消失，但是这时病人原来症状"脚挛急"并没有消失，所以文中讲"更作芍药甘草汤与之，其脚即伸"。"更"者，再也。从"更"字知道原来是芍药甘草汤证，用此汤的效果是什么呢？"其脚即伸"，"脚挛急"也随之消失了，当然，"脉浮，自汗出，小便数，心烦，微恶寒"也随之消失。为什么呢？这些症状是由于"脚挛急"，即腿脚抽筋的剧烈疼痛而引起"脉浮，自汗出，小便数，心烦，微恶寒"，抽筋解除，自然症状消失。芍药甘草汤不仅对腿脚抽筋效果好，而且对胃肠的平滑肌痉挛引起的疼痛也有很好的效果。由于服桂枝汤，引起里热，可能出现了阳明病的症状"谵语者"，张仲景称之为"胃气不和"，可以"少与调胃承气汤"来治疗。如果"重发汗，复加烧针"可能导致汗出亡阴亡阳，出现厥阴病的表现——四肢厥冷时，应当以"四逆汤主之"。

30. 问曰：证象阳旦，按法治之而增剧，厥逆，咽中干，两胫拘急而谵语。师曰：言夜半手足当温，两脚当伸。后如师言。何以知此？答曰：寸口脉浮而大，浮为风，大为虚，风则生微热，虚则两胫挛。病证象桂枝，因加附子参其间，增桂令汗出，附子温经，亡阳故也。厥逆咽中干，烦躁，阳明内结，谵语，烦乱，更饮甘草干姜汤，夜半阳气还，两足当热，胫尚微拘急，重与芍药甘草汤，尔乃胫伸，以承气汤微溏，则止其谵语，故知病可愈。

分析：从文义上看，本条为 29 条的解释，但不伦不类，自相矛盾，因此，不要在此条上浪费时间。

本篇主要是论述桂枝证及其变证的诊断、鉴别诊断和治疗。本篇共有方剂 15 个，没有一个真正属于太阳病的方剂。太阳病是表部的阳性病，属热属实，应该以辛凉解表的方剂治疗，本篇的多数方剂是温热性的，虽然白虎汤、芍药甘草汤、调胃承气汤是寒凉方剂，但不是治疗太阳病的方剂。按照病的阴阳属性，本篇应该重新归类。

第二节　辨太阳病脉证并治中

31. 太阳病，项背强几几，无汗，恶风，葛根汤主之。

葛根汤：

葛根（四两）　麻黄（三两，去节）　桂枝（二两，去皮）　生姜

（三两，切）甘草（二两，炙）芍药（二两）大枣（十二枚，擘）

上七味，以水一斗，先煮麻黄、葛根，减二升，去白沫，内诸药，煮取三升，去滓。温服一升，覆取微似汗，余如桂枝法将息及禁忌。诸汤皆仿此。

分析：本条非太阳病，而是表部的阴阳合病。《伤寒论》中，虽然对于病位没有明确的划分，但是，"表""里""半表半里"的部位概念已经比较清楚。三部中，某一部寒、热、虚、实症状同时出现时，此时难分阴阳，难辨寒热，难别虚实，只能定病位，而不能简单地归为某部的阳证或者阴证。在《三部六病》中，将这种情况称之为部病。按部辨证用药是十分简便而有效的方法。本条葛根汤由桂枝汤加葛根、麻黄而成，桂枝汤治表虚寒证，葛根辛凉退表热，麻黄辛温发汗治表实。在《伤寒论》中许多条文虽都冠以太阳病，而非纯太阳病范畴，多数是属于合病范畴，太阳病常常只是一些表部病的代称。

32. 太阳与阳明合病者，必自下利，葛根汤主之。

分析：这条的病性实质是太阳与太阴合证，更确切地讲应该是葛根汤证兼太阴的"自下利"证。因阳明病证是大便硬或是不大便，这是"自下利"，应该属于里部太阴证。

既然是太阳与太阴合病，为啥这里只用葛根汤呢？因为桂枝汤不只单纯治厥阴病，而且也治太阴病，小建中汤就是桂枝汤加饴糖而成。

此处的腹泻原因，可能是表证不解，影响胃肠的吸收功能，所以形成"自下利"。用葛根汤发汗的同时，也调理了胃肠功能，所以"自下利"也消失了。

《伤寒论》中合病的条文有7条：32条、33条、36条、172条、219条、268条、256条。

三阳病热证用药可以通用，但是实证用药要分家。表实用麻黄，里实用大黄，半表半里实用柴胡。

三阴病寒证用药可以不分，但是虚证用药要分家。表虚用当归，里虚用苍术，半表半里虚用人参。

三阴之寒，小寒桂枝汤，大寒四逆汤，半表半里之寒用附子汤。

33. 太阳与阳明合病，不下利，但呕者，葛根加半夏汤主之。

葛根加半夏汤：

葛根（四两）　麻黄（三两，去节）　甘草（二两，炙）　芍药（二两）　桂枝（二两，去皮）　生姜（二两，切）　半夏（半升，洗）　大枣（十二枚，擘）

上八味，以水一斗，先煮葛根、麻黄，减二升，去白沫，内诸药，煮取三升，去滓。温服一升，覆取微似汗。

分析：该条应该是一个表部的葛根汤证兼太阴的"呕"症，属于表部兼证范畴。32条"自下利"未加药，是因为"自下利"不会影响服药，此条因为"呕"，影响了服药，如不加半夏，吃药就有可能要吐，所以就要加半夏。半夏的作用是"降逆止呕"的作用。本汤加半夏是标本兼治之法。

34. 太阳病，桂枝证，医反下之，利遂不止，脉促者，表未解也。喘而汗出者，葛根黄芩黄连汤主之。

葛根黄芩黄连汤：

葛根（半斤）　甘草（二两，炙）　黄芩（三两）　黄连（三两）

上四味，以水八升，先煮葛根，减二升，内诸药，煮取二升，去滓，分温再服。

分析：原条文在叙证上令人费解，"太阳病，桂枝证，医反下之，利遂不止，脉促者，表未解也。喘而汗出者，葛根黄芩黄连汤主之"。"太阳病，桂枝证"是表部虚证，由于"医反下之"，造成了"利遂不止，脉促者"，这时可能使病人出现了里虚证，出现表里俱虚，"利遂不止，脉促者"不是"表未解也"的表现。从"喘而汗出者"判断出"表

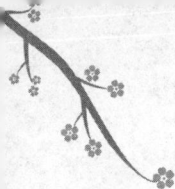

未解"显然是不妥的。既然是"喘而汗出""表未解"应该应用解表的方法，按临床表现应当用麻黄杏仁甘草石膏汤为宜。这时的"利遂不止，脉促者"，是由于"医反下之"引起里部虚寒性太阴下利，应用温里的方法治疗为宜，"葛根黄芩黄连汤"是治疗里热下利的，显然在这里应用是不恰当的。"脉促者"是少阴病的表现，是心功能不足的表现，此时应用163条的"桂枝人参汤主之"可以达到表里双解。

葛根黄芩黄连汤是一个治疗感染性腹泻的常用方剂，特别对发生在夏季的胃肠型感冒，用之效果比较好。

35. 太阳病，头痛发热，身疼腰痛，骨节疼痛，恶风无汗而喘者，麻黄汤主之。

麻黄汤：

麻黄（三两，去节） 桂枝（二两，去皮） 甘草（一两，炙） 杏仁（七十个，去皮尖）

上四味，以水九升，先煮麻黄，减二升，去上沫，内诸药，煮取二升半，去滓。温服八合，覆取微似汗，不须啜粥，余如桂枝法将息。

分析：这条是《伤寒论》第3条"名曰伤寒"证的同类证的治疗，此处比第3条"体痛"的叙述更详细。这条不是纯太阳病，体痛，不发热，是厥阴病的成分。有发热是太阳病的成分，这样形成太阳与厥阴的合证，治疗也是合治。麻黄甘草汤发汗治太阳之实证，桂枝甘草汤温经治厥阴的肢节疼痛证之寒证。"喘逆"或者是"咳逆"，是麻黄汤治疗的常见症状。麻黄汤证可以有八个症状：①或发热；②必恶寒；③喘逆；④脉阴阳浮紧；⑤体痛；⑥头痛；⑦无汗；⑧恶风。

36. 太阳与阳明合病，喘而胸满者，不可下，宜麻黄汤。

分析：此条的所谓"太阳与阳明合病"没有叙出阳明病的表现，"喘而胸满者"是表部太阳病的部分症状，此时的"胸满"是因为"喘"而起，麻黄汤不仅可以发汗和治疗身疼痛，而且止咳定喘效果也比较好，喘止，胸满也随之消失。此时病人没有阳明病的表现，所以曰"不可下"。此条如果改为"喘而胸满，不可下，宜麻黄汤"，可能更能体现此条证的本质。

37. 太阳病，十日以去，脉浮细而嗜卧者，外已解也。设胸满胁痛者，与小柴胡汤。脉但浮者，与麻黄汤。

小柴胡汤：

柴胡（半斤） 黄芩 人参 甘草 生姜（各三两，切） 大枣（十二枚，擘） 半夏（半升，洗）

上七味，以水一斗二升，煮取六升，去滓，再煎取三升。温服一升，日三服。

分析：《伤寒论》中太阳病有三类证：中风证、伤寒证、温病证。此处是患太阳病十天已经过去了，此时的病人表现是"脉浮细而嗜卧"，张仲景视为"外已解也"，就是发热恶寒、恶风、自汗出等症状消失了。假设患者是"胸满胁痛者，与小柴胡汤"以治疗；假设是"脉但浮者，与麻黄汤"以治疗。

小柴胡汤主治"胸满胁痛"，《伤寒论》96 条："伤寒五六日中风，往来寒热，胸胁苦满，嘿嘿不欲饮食，心烦喜呕，或胸中烦而不呕，或渴，或腹中痛，或胁下痞硬，或心下悸，小便不利，或不渴，身有微热，或咳者，小柴胡汤主之。"《伤寒论》101 条："伤寒中风，有柴胡证，但见一证便是，不必悉具。凡柴胡汤病证而下之，若柴胡证不罢者，复与柴胡汤，必蒸蒸而振，却复发热，汗出而解。"这是小柴胡汤证的代表性条文，小柴胡证特点就是"但见一证便是，不必悉具"。

"脉但浮者，与麻黄汤"治疗的提法是不全面的，因为要"与麻黄汤"，必须具备麻黄汤的基本症状，可以参阅麻黄汤的相关条文。

38. 太阳中风，脉浮紧，发热恶寒，身疼痛，不汗出而烦躁者，大青龙汤主之。若脉微弱，汗出恶风者，不可服之。服之则厥逆，筋惕肉瞤，此为逆也。大青龙汤方。

大青龙汤：

麻黄（六两，去节）桂枝（二两，去皮）甘草（二两，炙）杏仁（四十枚，去皮尖）生姜（三两，切）大枣（十枚，擘）石膏（如鸡子大，碎）

上七味，以水九升，先煮麻黄，减二升，去上沫，内诸药，煮取三升，去滓。温服一升，取微似汗。汗出多者，温粉粉之。一服汗者，停后服。若复服，汗多亡阳，遂虚，恶风烦躁，不得眠也。

分析： 青龙，亦作"苍龙"，古代神话中的东方之神，龙也是中华民族的图腾。龙能兴云布雨，也能治水。大青龙汤是大发汗法，主要是"不汗出""烦躁"的病人，小青龙汤主要是治疗水邪所致喘咳的病人。

此条是大青龙汤证，是表部的合证，属于太阳、厥阴合证，是热、实、寒相合。"发热恶寒"属于热，"不汗出"属于实，"身疼痛"和"紧"脉属于寒。此处的"太阳中风"表述不明，若为桂枝汤证，当为"脉微弱，汗出恶风者"的病症，这样与前面的"中风"定义相符；若是"脉浮紧，发热恶寒，身疼痛，不汗出而烦躁者"则不能称为"太阳中风"，否则，与中风的定义相悖。

大青龙汤证有时浮缓脉，有时浮紧脉，浮紧脉是"伤寒"之脉，浮缓是"中风"之脉，但重点是此时无少阴证（心动悸，脉细）。

38条的"脉浮紧，发热恶寒，身疼痛，不汗出而烦躁者"与3条和35条的"名曰伤寒"麻黄汤证是性质相同的证，其区别在于此条有"烦躁"的症状，为内热蕴盛的表现，这是热烦。"不汗出"导致体内热不得散发，所以在治疗时用了石膏，以清其热。

"若脉微弱，汗出恶风者"是桂枝汤证，是一个表虚证的表现，当然大青龙汤"不可服之"。如果一个桂枝汤证服了大青龙汤，那么，后果是相当严重的，"服之则厥逆，筋惕肉瞤"，转化为厥阴病。原来病人已经是"汗出"，再用大青龙汤发汗，必然造成体内体液大量丢失，有效血容量更加不足，"微弱"之脉会更加变弱，同时筋肉失去濡养，所以出现"厥逆"和"筋惕肉瞤"等亡阳亡阴的阴阳俱虚表现。大发汗，亡了津液，亡津液之后用人参治疗；亡津液会引起小便不利，如果津液得到补充，仍然有小便不利，此类病人应该应用四逆加茯苓汤比较好。

39. 伤寒脉浮缓，身不疼，但重，乍有轻时，无少阴证者，大青龙汤发之。

分析： 39 条应与少阴病身疼痛之附子汤证、真武汤证相区别，这里指出"无少阴证者，大青龙汤发之"是防止在临证时出现误判。大青龙汤证为表实、表寒的合证，所谓表寒是汗腺由于病邪（致病因子）的作用处于高度关闭状态和皮肤毛细血管痉挛致表部缺血而恶寒，虽然体内温度不断增加，但仍感恶寒；病邪不能外泄，则身疼痛更加严重。大青龙汤证在斑疹伤寒流行时常可以见到（西药用氯霉素与四环素有特效，一般 24 小时内体温降至正常）。

另外，大青龙汤发汗力强，治寒邪束表身痒的无汗症有奇效。曾遇一人，冬季军训过冰河，引起下肢无汗，奇痒。治三年无效，用大青龙汤三剂汗出而解。

40. 伤寒表不解，心下有水气，干呕发热而咳，或渴，或利，或噎，或小便不利，少腹满，或喘者，小青龙汤主之。

小青龙汤：

麻黄（去节）　芍药　细辛　干姜　甘草（炙）　桂枝（各三两，去皮）　五味子（半升）　半夏（半升，洗）

上八味，以水一斗，先煮麻黄，减二升，去上沫，内诸药，煮取三升，去滓，温服一升。若渴，去半夏，加栝楼根三两；若微利，去麻黄，加芫花，如一鸡子，熬令赤色；若噎者，去麻黄，加附子一枚，炮；若小便不利，少腹满者，去麻黄，加茯苓四两；若喘，去麻黄，加杏仁半升，去皮尖。且芫花不治利，麻黄主喘，今此语反之，疑非仲景意。

分析： 小青龙汤证是一个太阳与太阴合证。小青龙汤之加减可能为后人所加，《伤寒论》中的方剂命名原则是证变方变，方变则重新命名。如桂枝汤的证方变化，桂枝加葛根汤、桂枝去芍药汤就是例证。再者从加药来看，也不符合仲景的用药习惯，违反了其以证定方，以方名证的原则。此文改为"伤寒表不解，心下有水气，干呕，发热而咳，小青龙汤主之"，可能更符合临床的实际情况。

小青龙汤证主要症状是"喘"与"咳吐涎沫"症状，见之就可用小青龙汤。如果有"烦躁"症状，加生石膏30g比较好，这就是"小青龙加石膏汤"（见《金匮要略》），这样在临床中使小青龙汤的应用更加广泛。咯黄痰的病人在应用小青龙汤时要谨慎，应当加清热药。

小青龙汤对治疗急慢性支气管炎、支气管哮喘有特效。特别对于分泌过盛引起咳泡沫样痰的患者，疗效更为突出。日本医生尤其推崇此方，对顽固感染引起的喘鸣有非常好的效果。本方证为太阳与太阴合证，即肺部感染同时合并消化道的分泌过盛，即"心下有水气"。以干姜温中而驱"水气"。一般哮喘患者的白细胞中（C-AMP/C-GMP）的比值低于正常，而用小青龙汤后，能使这一比值上升，说明支气管的 β 受体受刺激，引起支气管扩张而哮喘缓解。

41. 伤寒心下有水气，咳而微喘，发热不渴。服汤已，渴者，此寒去欲解也。小青龙汤主之。

分析：本条文为倒装句，"小青龙汤主之"，应移至"服汤已"前。如果将叙证改为"伤寒，心下有水气，咳而微喘，发热不渴，小青龙汤主之。服汤已，渴者，此寒去欲解也"，可能更好理解。本条也是一个太阳与太阴合证，即里部寒证与表部实证的合证。可以参看《金匮要略·痰饮咳嗽病脉证并治》篇"咳逆倚息不得卧，小青龙汤主之"，《金匮要略·妇人杂病脉证并治》篇"妇人吐涎沫，医反下之，心下即痞，当先治其吐涎沫，小青龙汤主之"。

40条与41条比较，41条可能更接近于临床事实。

42. 太阳病，外证未解，脉浮弱者，当以汗解，宜桂枝汤。

桂枝汤：

桂枝（去皮） 芍药 生姜（各三两，切） 甘草（二两，炙） 大枣（十二枚，擘）

上五味，以水七升，煮取三升，去滓。温服一升，须臾啜热稀粥一升，助药力，取微汗。

分析：脉浮弱和浮缓是同一个意思。这里解释了 12 条的"阳浮阴弱"。13 条缺少了脉，这条短缺少了证，合起来就能解释桂枝汤证的脉证表现。此条可以这样描述："太阳病，头痛，发热，汗出，恶风，表未解也，脉浮弱者，当以汗解，宜桂枝汤。"可能更容易理解。

43. 太阳病，下之微喘者，表未解故也。桂枝加厚朴杏子汤主之。

桂枝加厚朴杏子汤：

桂枝（三两，去皮） 甘草（二两，炙） 生姜（三两，切） 芍药（三两） 大枣（十二枚，擘） 厚朴（三两，炙，去皮） 杏仁（五十枚，去皮尖）

上七味，以水七升，微火煮取三升，去滓。温服一升，覆取微似汗。

分析：此条与 18 条都是因为"喘"而用"桂枝加厚朴杏子汤"。18 条找不出喘的发作原因，所以从 43 条里找出"喘"是由"下之"而来的。此处描述为"太阳病，桂枝汤证，下之微喘者，桂枝加厚朴杏子汤主之"可能更能说明问题。

44. 太阳病，外证未解，不可下也，下之为逆。欲解外者，宜桂枝汤。

分析：这里指的"外证"是桂枝汤证。凡是表证没有解除的，不能

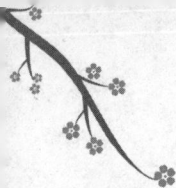

用攻下的方法治疗。如用攻下，就是误治。什么样的证必须要用相对应的方法来治疗，这是临床的基本原则。

45. 太阳病，先发汗不解，而复下之，脉浮者不愈。浮为在外，而反下之，故令不愈。今脉浮，故在外，当须解外则愈，宜桂枝汤。

分析： 从条文分析说明原来的"太阳病"可能就是桂枝证。为啥"先发汗不解"呢？可能是违背了桂枝汤的服用方法，如果造成"汗出如水流漓，病必不除"。"今脉浮"，说明病邪无内陷。浮为病在表，沉为病在里。凡是表证没有解除的，不能用攻下的方法治疗。如用攻下，可能会引邪入里，就是误治。如果此时病人表现仍然是桂枝汤证，想要解除此时的表证，宜用桂枝汤。可以参考上条。

46. 太阳病，脉浮紧，无汗，发热，身疼痛，八九日不解，表证仍在，此当发其汗。服药已微除，其人发烦目瞑，剧者必衄，衄乃解。所以然者，阳气重故也。麻黄汤主之。

分析： 此条是一个标准的麻黄汤证。那为什么吃上麻黄汤还要鼻衄呢？分析原因是"阳气重故也"。一个热病患者"八九日不解，表证仍在"，由于长时间的发热，不仅体内热在积聚，而且体内津液也在耗散，而麻黄汤是一个热性方剂，如果吃了之后会增加体内的热度，呈现迫血妄行，所以出现鼻衄。

体表散热大概要占人体总散热的80%，体表"无汗"，散热机能障碍，造成体热蕴内。"服药已""其人发烦目瞑"是热盛引起的神经症状，可以参考38条。此时麻黄汤已经不能完全解决体内之热，因此机体通过鼻衄来帮助散热。如衄多是会出问题，会造成失血，对人体更加不利，此时用大青龙汤比较合适。38条与此处症状相似，可以参考。

47. 太阳病，脉浮紧，发热，身无汗，自衄者愈。

分析：47条与46条是同一类的病证，47条是因为"八九日不解"出现自衄，此条是不经过治疗，通过自衄而愈。但这种方法也是有危险的，血流得过多，常常止不住，容易造成失血，应该用大青龙汤为好。应当根据临床表现的证进行辨证论治。

48. 二阳并病，太阳初得病时，发其汗，汗先出不彻，因转属阳明，续自微汗出，不恶寒。若太阳病证不罢者，不可下，下之为逆，如此可小发汗。设面色缘缘正赤者，阳气怫郁在表，当解之、熏之。若发汗不彻，不足言，阳气怫郁不得越，当汗不汗，其人躁烦，不知痛处，乍在腹中，乍在四肢，按之不可得，其人短气，但坐以汗出不彻故也，更发汗则愈。何以知汗出不彻？以脉涩故知也。

分析："二阳并病"指由太阳病并入阳明病而言。仲景在《伤寒论》中未对"并病"这一概念做出明确的定义范畴，因此在48、220、142、171、150条中，其含义也不尽相同，可参阅各条。此处的"二阳并病"已成为阳明病，所以仲景言"因转属阳明"，当用承气汤治之。"续自微汗出，不恶寒"是阳明证的表现。这里仲景告诫"若太阳病证不罢者，不可下，下之为逆"，同时指出了治疗的原则与方法，即"如此可小发汗"。小发汗法有桂枝麻黄各半汤、桂枝二麻黄一汤等。要结合具体病证而定。

从"设面色缘缘正赤者"至"更发汗则愈"，此为一个大青龙汤证，在"斑疹伤寒"时，常见此表现，应用大发汗法，即用大青龙汤，故曰"更发汗则愈"。"何以知汗出不彻，以脉涩故知也"此言不妥。"脉涩"是里虚的表现，从214条"脉反微涩者，里虚也，为难治"和212条"涩者死"都说明涩脉是不能用发汗与攻下之法的，当先用温热剂，将"里虚"治愈，再看病情是何表现，择法而治之。

49. 脉浮数者，法当汗出而愈。若下之，身重心悸者，不可发汗，当自汗出乃解。所以然者，尺中脉微，此里虚，须表里实，津液自和，便自汗出愈。

分析："身重心悸"是误用下法，造成体液丢失，致使血容量不足而出现"身重心悸"，所以言"不可发汗"，当体内津液恢复正常后，即"自汗出乃解"。末段文是从"尺中脉微"而判断出为"此里虚"，因此，需要用实"表里"的方法来治疗。实表的方法是桂枝汤，实里的方法是理中丸类。用此方法使体内津液正常后，"便自汗出愈"。这里是由于"下之"成为表虚与里虚合证，也可以应用桂枝加芍药生姜各一两人参三两新加汤治疗。

50. 脉浮紧者，法当身疼痛，宜以汗解之。假令尺中迟者，不可发汗。何以知然？以荣气不足，血少故也。

分析：这条是麻黄汤证，故言"宜以汗解之"，但是从"尺中脉迟"知"荣气不足，血少故也"。汗是从血液而来，血少发汗则会加重血容量的不足，所以"不可发汗"，当先补足血容量后再发汗。

51. 脉浮者，病在表，可发汗，宜麻黄汤。

分析：从《伤寒论》3条"太阳病，或已发热，必恶寒、体痛、呕逆，脉阴阳俱紧者，名为伤寒"和35条"太阳病，头痛发热，身疼腰痛，骨节疼痛，恶风无汗而喘者，麻黄汤主之"，可以清楚地知道麻黄汤证的临床表现。这条应用麻黄汤治疗，所以必是麻黄汤证，应该有麻黄汤证的表现。

52. 脉浮而数者，可发汗，宜麻黄汤。

分析：52条与51条这两条实质上是一条。都是用麻黄汤，都是"可发汗"，"宜麻黄汤"来治疗，这是两条的共性。此两条的区别在于51条是"脉浮"，52条是"脉浮数"。"脉浮"是个单一脉象，"脉浮数"是复合脉（浮脉、数脉）。此两条不管是单一脉象，还是复合脉象，虽在脉上有区别，但本质相同。病在表，都用麻黄汤，所以用汗解。参考上条的分析。

53. 病常自汗出者，此为荣气和。荣气和者，外不谐，以卫气不共荣气谐和故尔。以荣行脉中，卫行脉外，复发其汗，荣卫和则愈。宜桂枝汤。

分析：此条是对桂枝汤证"自汗出"具体证的病理分析。"荣气"与"营气"同一意义，可以理解为血液中的"营养"成分，这些成分有荣养全身的作用，故以"荣气"名之。这些成分运行于脉管之中，故曰"荣行脉中"；"卫气"可以理解为血液中具有防卫机能的成分，主要为白细胞、淋巴细胞等，这些成分在与病邪斗争时，可以游溢于血管之外，故曰"卫行脉外"。桂枝汤证的"自汗出"的分析推测，不一定尽合西医学之理。不过，此处强调了"荣卫和"是病愈的基础，桂枝汤的作用就是调和"荣卫"，通过桂枝汤这一控制手段，达到了"荣卫和则愈"的目的。

54. 病人脏无他病，时发热自汗出而不愈者，此卫气不和也。先其时发汗则愈。宜桂枝汤。

分析：《伤寒论》12 条没有说明发热原因，而这条就是说发热的原因是"此卫气不和也"。12 条告诉我们"阳浮者，热自发"，"阳浮"是阳气浮越于外，是虚象，所以用热药。桂枝汤为热补性方剂，历代医家均认为此方治表虚证。桂枝汤不治大虚大寒之证，但小虚小寒之证是可以的，本方是协调营卫的有效方剂。

55. 伤寒脉浮紧，不发汗，因致衄者，麻黄汤主之。

分析：此条与 46 条是同一类型证。患麻黄汤证 4 个多小时后，容易形成麻杏石甘汤证。此类病人六七日不治，多数病人容易出现衄血，衄为祛邪外出的一条途径，本证已不再是麻黄汤的适应证，转变为太阳

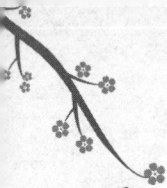

病麻杏石甘汤证。原文宜改为："伤寒，脉浮紧，不发汗，因致衄，不自愈者，麻杏石甘汤主之。"

56. 伤寒不大便六七日，头痛有热者，与承气汤。其小便清者，知不在里，仍在表也，当须发汗。若头痛者必衄，宜桂枝汤。

分析： 此处的"伤寒"是泛义的，是热性病的代称。"头痛有热"是太阳病的常见证，但从"伤寒不大便六七日"断为阳明病，故"与承气汤"；阳明病是内伤津液之证，小便常黄而少，今"其小便清者"，判断为"知不在里，仍在表也"；"当须发汗"是指出了治疗的原则，具体用何方剂，要因证而定，未必"宜桂枝汤"。小便清，有汗，宜桂枝汤；小便清，无汗，宜麻黄汤。"若头痛者必衄"也并非临床的必然趋势，要具体问题具体分析。

57. 伤寒发汗已解，半日许复烦，脉浮数者，可更发汗，宜桂枝汤。

分析： 本证前冠以"伤寒"当知非桂枝汤证，应为麻黄汤证。"伤寒发汗已解"说明应用麻黄汤"伤寒"的症状已经消失。但是"半日许复烦"而且伴有"脉浮数"，这时"可更发汗"来治疗。"更"是再的意思，相对于前面的"发汗已解"而言。"宜桂枝汤"有待商榷，如果此时病人是"自汗出"者，可"宜桂枝汤"，否则，是麻黄汤主之。

58. 凡病若发汗，若吐，若下，若亡血，亡津液，阴阳自和者，必自愈。

分析： "汗""下""吐""亡血"都是体液丢失的主要途径，不管什么病，只要应用汗、下、吐、亡血的方法不恰当，这四种情况都会造成体内"亡津液"。出血除丢失体液外，尚丢失血细胞成分，因此对机体的损害更大。在古代，无补液与输血的方法，所以只能待机体慢慢恢复，当达到"阴阳自和"，即病人体液恢复正常时，自然过渡到"必自愈"。如果一定要治疗，可以根据病情应用桂枝新加汤、小建中汤来恢复体内的阴阳平衡，促进机体的康复。现代可以适当地应用补液的方法来治疗。

59. 大下之后，复发汗，小便不利者，亡津液故也。勿治之，得小便利，必自愈。

分析：此处的"小便不利"是由于"大下之后，复发汗"，造成了体内"亡津液"，即由于大下、又重复发汗造成体液的大量丢失，血容量严重不足，所以出现"小便不利"。仲景告诉人们，此种情况不需要治疗，即不要使用利小便的方法来治疗，"得小便利，必自愈"。在今天的医疗条件下，适当的静脉补液方法可以促进体液的提前恢复。

利小便的方法很多，如茯苓甘草汤、猪苓汤、五苓散等。这些方法的使用要根据病情的需要而应用，与此条情况不同，所以在看到一个"小便不利"症状时要认真分析，找出原因，避免不适当地使用利尿剂，进一步加重体液的丢失。

60. 下之后，复发汗，必振寒，脉微细。所以然者，以内外俱虚故也。

分析：此条"下之后，复发汗"与59条的情况类似，但是病情比59条严重，上条仅是"小便不利"，此条增加了"必振寒，脉微细"，为什么产生这种情况呢？仲景告诉是"以内外俱虚故也"。"振寒"是阵发性怕冷的表现，由于"下之后，复发汗"，是阳随阴脱，是阳虚的表现；"脉微细"是阴虚的表现，所以仲景将这种情况称之为"以内外俱虚故也"。此种情况是少阴病的表现，可以参考62条，使用"桂枝加芍药生姜各一两人参三两新加汤"或用附子汤治疗。

61. 下之后，复发汗，昼日烦躁不得眠，夜而安静，不呕不渴，无表证，脉沉微，身无大热者，干姜附子汤主之。

干姜附子汤：

干姜（一两） 附子（一枚，生用，去皮，切八片）

上二味，以水三升，煮取一升，去滓，顿服。

分析：本条的叙证应为"下之后，复发汗，昼日安静，夜而烦躁不得眠，不呕，不渴，无表证，脉沉微，身无大热者，干姜附子汤主之"。

人的生活是有规律的，白天工作，晚上睡觉，如果一个人夜而安静，可以很好地休息，那么，就无所谓"昼日烦躁不得眠"了。"不呕"说明无太阴证；"不渴"说明无阳明证；"无表证"是说明无太阳病和厥阴病的症状。这里是除外了里部证和表部证，剩余的就是半表半里部证，从"脉沉微"说明是少阴病。此证是以少阴病为主的少阴太阴合证。从"脉沉微"，说明心功能处于衰竭状态，故以附子干姜大热之品温阳强心，阳复"烦躁"即止。此类患者常有在夜间猝死的情况。

62. 发汗后，身疼痛，脉沉迟者，桂枝加芍药生姜各一两人参三两新加汤主之。

桂枝加芍药生姜各一两人参三两新加汤：

桂枝（三两，去皮） 芍药（四两） 甘草（二两，炙） 人参（三两） 大枣（十二枚，擘） 生姜（四两）

上六味，以水一斗二升，煮取三升，去滓，温服一升。本云桂枝汤，今加芍药、生姜、人参。

分析：太阳病通过发汗以后，转化为少阴病。从"身疼痛"这一证来看，是属于厥阴病范围，仍用桂枝汤是合理的。但此处出现了"脉沉迟"，一般情况下，沉脉是里证，浮脉是表证，这样来看脉的浮沉是说明病部的。但在特殊情况下是浮为里，沉为表。三阴病有一个共性——恶寒，身体疼痛。条文上没有标出少阴病，但是方子中加入了人参，说明是有少阴病，应加心动悸一证。为啥要加芍药、生姜呢？因为"脉沉迟"是里寒的表现，白芍能把桂枝汤的作用收到里面，让它在里起作用。太阴与少阴病都是寒证，是热不足，所以加生姜帮助桂枝汤增加热力。

63. 发汗后，不可更行桂枝汤。汗出而喘，无大热者，可与麻黄杏仁甘草石膏汤。

麻黄杏仁甘草石膏汤：

麻黄（四两，去节） 杏仁（五十个，去皮尖） 甘草（二两，炙）石膏（半斤，碎，绵裹）

上四味，以水七升，先煮麻黄，减二升，去上沫，内诸药，煮取二升，去滓，温服一升。本云黄耳杯。

分析："发汗后，不可更行桂枝汤。"说明此前的发汗是用了桂枝汤。何以知此？从"不可更行桂枝汤"说明已经使用了桂枝汤。现在病人的主要症状是什么呢？此条中说"汗出而喘"，但是"无大热"，此时不要因为病人有"汗出"，误以为还是桂枝汤证，再用桂枝汤。此时的"汗出"是因为"喘"而引起的。那怎样治疗呢？"可与麻黄杏仁甘草石膏汤"。

分析此条文字，在未服桂枝汤之前，病人可能就不是桂枝汤证，一是服桂枝汤后病人没有痊愈，如果是桂枝汤证，桂枝汤证应该解除；二是桂枝汤证不会因为服桂枝汤出现"喘"症，"喘"是表实证，桂枝汤证是表虚证。上面分析了误治的原因。

麻黄杏仁甘草石膏汤在临床中是常用方剂，治疗急性支气管炎或者小儿肺炎效果比较好。

64. 发汗过多，其人叉手自冒心，心下悸，欲得按者，桂枝甘草汤主之。

桂枝甘草汤：

桂枝（四两，去皮） 甘草（二两，炙）

上二味，以水三升，煮取一升，去滓，顿服。

分析："发汗过多"造成体内津液的大量丢失，出现严重的血容量不足，亡阴必然亡阳，引起心脏机能衰减，出现"心下悸"，是心阳不足的表现。"其叉手自冒心""欲得按"是病人通过用手捂压胸前心区来减轻心慌的症状。"桂枝甘草汤"辛甘以化阳，可以扶助心脏，消除"心下悸"。

前面的 20 条也是由于发汗不当，引起"遂漏不止，其人恶风，小便难，四肢微急，难以屈伸"。此时病人也是心阳不足，但是仍然有桂枝汤证的症状"遂漏不止，其人恶风"，所以用桂枝加附子汤，既可以治汗出，又可以壮心阳。此条没有说有自汗出和恶风的症状，所以仅用桂枝甘草汤即可。

65. 发汗后，其人脐下悸者，欲作奔豚，茯苓桂枝甘草大枣汤主之。

茯苓桂枝甘草大枣汤：

茯苓（半斤）桂枝（四两，去皮）甘草（二两，炙）大枣（十五枚，擘）

上四味，以甘澜水一斗，先煮茯苓，减二升，内诸药，煮取三升，去滓。温服一升，日三服。

作甘澜水法：取水二斗，置大盆内，以杓扬之，水上有珠子五六千颗相逐，取用之。

分析：豚者，小猪也。"奔豚"是小猪奔跑之状。此处是用"欲作奔豚"来形容病人"脐下悸"的发作情况，形同小猪奔跑，从下滚着往上行。这是病人的一种主观感觉。此时的"脐下悸"是因为小便不利，导致水邪滞留所致。此时以桂枝甘草汤温阳，以茯苓甘草汤除水邪，"脐下悸"即愈。

本条证为胃肠神经官能症，常见于女性患者，多见于农村，常自言为"积气往上冲"。

《灵枢·邪客》中"半夏秫米汤"治疗阳盛于外，阴虚于内，阳不入阴的目不瞑证，用甘澜水煎药，则是取其调和阴阳之意。临床多以常水煎药，未见有明显差异。

66. 发汗后，腹胀满者，厚朴生姜半夏甘草人参汤主之。

厚朴生姜半夏甘草人参汤：

厚朴（半斤，炙，去皮） 生姜（半斤，切） 半夏（半升，洗）甘草（二两） 人参（一两）

上五味，以水一斗，煮取三升，去滓。温服一升，日三服。

分析："发汗后，腹胀满者"是发汗不当，汗出多影响消化道的功能，造成肠蠕动减弱，排气功能减弱，同时，胃肠的消化功能也降低，胃肠道的消化不全产物增多，使胃肠道的产气也增加，所以出现"腹胀满"。厚朴生姜甘草半夏人参汤中的厚朴，性味苦辛温，可以"化湿导滞，行气平喘"，能够促进胃肠的蠕动，增强胃肠道的排气功能，起到消胀满的作用。

生姜、半夏是小半夏汤，生姜治呕，半夏止吐，两药相伍，可以温中降逆，增强了胃肠道的排气功能。发汗不当，消耗津液，可以使血容量减少，产生心阳虚和心阴虚，所以用人参补之，人参的功能是"大补元气，补脾益肺，生津，宁神益智"。甘草可以"补脾益气，调和诸药"。

67. 伤寒若吐若下后，心下逆满，气上冲胸，起则头眩，脉沉紧，发汗则动经，身为振振摇者，茯苓桂枝白术甘草汤主之。

茯苓桂枝白术甘草汤：

茯苓（四两） 桂枝（三两，去皮） 白术　甘草（各二两，炙）

上四味，以水六升，煮取三升，去滓，分温三服。

分析：这里说的"伤寒"，是《素问·热论》中"黄帝问曰：今夫热病者，皆伤寒之类也"的伤寒。意思是说，只要是热病，在古代都称为伤寒。原来是热病，如果用了吐法和下法之后，就把里部消化功能损伤了，出现了"心下逆满，气上冲胸，起则头眩，脉沉紧，发汗则动经，身为振振摇"，演化为太阴与少阴合证。形成此病的原因是由于吐下损害了消化系统功能，出现"心下逆满，气上冲胸"。同时，由于吐下，必然导致体内液体大量丢失，会引起有效循环血量的明显减少，伤阴必伤阳，因此也损害了心脏的功能，此时病人处于低血压状态，出现了"起则头眩"。"脉沉紧"是里寒的表现，因吐下而致。如果再发汗，进一步加重了体液的丢失，所以仲景说"发汗则动经"。"动经"是体内津液脱失，筋脉失去濡养，全身经脉跳动，出现惕惕不安之状，是严重的心阳虚与心阴虚，呈现"身为振振摇"的虚脱样表现，说明机体处于衰竭状态。可以参考80条："太阳病发汗，汗出不解，其人仍发热，心下悸，头眩，身瞤动，振振欲擗地者，真武汤主之。"67条病情较82条轻。此时病人是太阴与少阴合证。茯苓、白术治太阴，桂枝、甘草治少阴。太阴病愈则胃肠功能恢复，体液得以补充；少阴病愈，循环机能恢复，血压恢复正常，此处的症状自然消失。

68. 发汗，病不解，反恶寒者，虚故也，芍药甘草附子汤主之。

芍药甘草附子汤：

芍药　甘草（各三两，炙）　附子（一枚，炮，去皮，破八片）

上三味，以水五升，煮取一升五合，去滓，分温三服。疑非仲景方。

分析："发汗，病不解"，原来这是个什么病呢？按照条文，此处是使用了"芍药甘草附子汤"治疗，附子是针对"反恶寒者，虚故也"的情况而用的。此方应用了芍药甘草汤就应该有"芍药甘草汤"的症状，这就是29条所说的"脉浮，自汗出，小便，心烦，微恶寒，脚挛急"，这六症状是芍药甘草汤所主治。芍药甘草汤证中"微恶寒"是"脚挛急"引起疼痛所致，此条的"反恶寒"是里虚造成的，使原来的芍药甘草汤证少阳病，演变为少阳与少阴合证，所以在芍药甘草汤中加入附子。附子其功效是回阳救逆，补阳益火，温中止痛。

69. 发汗，若下之，病仍不解，烦躁者，茯苓四逆汤主之。

茯苓四逆汤：

茯苓（四两） 人参（一两） 附子（一枚，生用，去皮，破八片）甘草（二两，炙） 干姜（一两半）

上五味，以水五升，煮取三升，去滓。温服七合，日二服。

分析：此处使用了"茯苓四逆汤"，以方推理，应该具有四逆汤和茯苓甘草汤的主要症状，即四肢厥逆和小便不利，否则，不能使用茯苓四逆汤。此条可以参考38条的解释。38条："……若脉微弱，汗出恶风者，不可服之。服之则厥逆，筋惕肉瞤，此为逆也。""脉微弱，汗出恶风"是桂枝汤证，当然不能使用大青龙汤大发其汗，发汗不当，又加之"下之"，造成体内津液的大量丢失，形成三阴合证的四逆汤证；体液的大量丢失，必然会引起尿液减少，出现小便不利。此为汗下后，阴阳俱虚的表现。此处的"烦躁"是虚烦。

70. 发汗后，恶寒者，虚故也；不恶寒，但热者，实也，当和胃气，与调胃承气汤。

调胃承气汤：

芒硝（半升） 甘草（二两，炙） 大黄（四两，去皮，清酒洗）

上三味，以水三升，煮取一升，去滓，内芒硝，更煮两沸，顿服。

分析："发汗后，恶寒"，仲景判断为"虚故也"。为什么呢？如果汗法使用恰当，发汗后病人应该没有明显的寒热表现，但是这时病人却出现"恶寒"的感觉，说明由于发汗不当，造成阴阳俱虚，阳虚则身恶寒。有的病人在发汗后不是出现恶寒，而是呈现"不恶寒，但热"，此时，仲景判断为"实也"。此时应该怎样治疗呢？仲景指出："当和胃气，与调胃承气汤。"为啥要用调胃承气汤，而不用大承气汤呢？是因为这条只是有发热而无腹胀等，所以用调胃承气汤。三承气汤的使用是有差别的：大承气汤用于腹胀满、潮热、大便硬；小承气汤是用于腹胀满、大便难；调胃承气汤用于潮热或者但热。此处病人是"但热"，所以用调胃承气汤。

71. 太阳病，发汗后，大汗出，胃中干，烦躁不得眠，欲得饮水者，少少与饮之，令胃气和则愈。若脉浮，小便不利，微热消渴者，五苓散主之。

五苓散：

猪苓（十八铢，去皮） 泽泻（一两六铢） 白术（十八铢） 茯苓（十八铢） 桂枝（半两，去皮）

上五味，捣为散，以白饮和服方寸匕，日三服，多饮暖水，汗出愈，如法将息。

分析：此病的产生是由于"太阳病，发汗后，大汗出，胃中干"出现了"烦躁不得眠"的症状，此时必然有"口渴"的症状，否则，不会有"欲得饮水"的要求。此时应该采取什么样的饮水方法呢？仲景指出"少少与饮之，令胃气和则愈"。但是此处的通过饮水没有痊愈，饮水的方法可能不恰当，病人的表现是"若脉浮，小便不利，微热消渴"，仲景应用五苓散治疗。

72. 发汗已，脉浮数，烦渴者，五苓散主之。

分析：74条："中风发热，六七日不解而烦，有表里证。水入则吐者，名曰水逆，五苓散主之。"141条："病在阳，应以汗解之，反以冷水潠之，若灌之，其热被劫不得去，弥更益烦，肉上粟起，意欲饮水，反不渴者，服文蛤散，若不差者，与五苓散。"156条："本以下之，故心下痞，与泻心汤。痞不解，其人渴而口燥烦，小便不利者，五苓散主之。"244 条："太阳病，寸缓，关浮，尺弱，其人发热汗出，复恶寒，不呕。但心下痞者，此以医下之也，如其不下者，病人不恶寒而渴者，此转属阳明也。小便数者，大便必硬，不更衣十日，无所苦也，渴欲饮水，少少与之，但以法救之。渴者，宜五苓散。"

综上所述，五苓散证大概有下列症状：脉浮，小便利，微热消渴；脉浮数，烦渴；水入则吐；渴而口燥烦，小便不利；渴欲饮水等。其形成机制是发汗过多，影响了胃肠的吸收功能，如果此时大量饮水，水液不得转化，出现"水入则吐""小便不利""烦渴"。因为"渴而口燥烦"，所以出现"脉浮数"。此时病人不是太阳病而是太阴病。方中白术，能促进水分吸收，能恢复胃肠的吸收功能；桂枝促进血液循环。水吸收以后，而要通过促进血液循环，才能将水排出体外。

五苓散对胃肠吸收水分功能降低而出现的"烦渴""呕吐"和"小便不利"有很好的效果。日本研究，五苓散能促进胃内或组织间的水分进入血液中，从而解除了"烦渴"。另外，五苓散有利尿和抗溃疡作用。五苓散还通过了丘脑－肾上腺轴的内分泌调节作用而止渴。此外，五苓散对醉酒也有显效。

73. 伤寒汗出而渴者，五苓散主之；不渴者，茯苓甘草汤主之。

茯苓甘草汤：

茯苓（二两） 桂枝（二两，去皮） 甘草（一两，炙） 生姜（三两，切）

上四味，以水四升，煮取二升，去滓，分温三服。

分析：这里是五苓散证和茯苓草汤证做对比。茯苓甘草汤证和五苓散证都应有"小便不利"，两证的最大的区别是渴与不渴。口渴是五苓散证，不渴是茯苓甘草汤证。在用药方面也是有区别的。①茯苓甘草汤是用了桂枝、甘草来治心下悸，在条文里没叙心下悸，可以参考127 条："太阳病，小便利者，以饮水多，必心下悸，小便少者，必苦里急。"②五苓散里用白术。获苓甘草汤证是吸收功能正常，组织间不缺水，如果胃肠道水多不能运化，就要下利或者呕吐，所以治时要利水。生姜是止呕的，说明这条应该有呕证。

74. 中风发热，六七日不解而烦，有表里证，渴欲饮水，水入则吐者，名曰水逆。五苓散主之。

分析：水逆证为五苓散证的特殊类型，是消化道吸水功能障碍，水液潴留，机体处于长时间缺水状态，出现了"六七日不解而烦"与"渴欲饮水，水入则吐"。此条用五苓散要有五苓散的症状——烦渴和小便不利，此处缺少小便不利。五苓散也可作为表里双解的方剂。

75. 未持脉时，病人手叉自冒心，师因教试令咳，而不咳者，此必两耳聋无闻也。所以然者，以重发汗，虚故如此。发汗后，饮水多必喘，以水灌之亦喘。

分析：这条描绘了一个耳聋病人的情况。外观看是"病人手叉自冒心"，可能病人有"心下悸"的不适感，而用手按心前区来减轻症状。"师因教试令咳，而不咳者，此必两耳聋无闻也。"这种病情多半是出现在伤寒杆菌引起的伤寒病后期。由于长期发热，体内津液缺乏，影响了听神经功能，出现耳聋，民间有"聋耳伤寒"之谓。引起这些症状是由于"重发汗，虚故如此"。

热病常常造成体内津液缺乏，饮水时要适度，饮水多必病。一种是"饮水多必喘"，另一种是"以水灌之亦喘"。这都是给水的方法不妥而引起喘。

75 条后半段可能为错简，可以参考 141 条："病在阳，应以汗解之，反以冷水潠之，若灌之，其热被劫，弥更益烦，肉上粟起，意欲饮水，反不渴者，服文蛤散；若不差者，与五苓散。"

76. 发汗后，水药不得入口为逆，若更发汗，必吐下不

止。发汗吐下后，虚烦不得眠。若剧者，必反复颠倒，心中懊恼，栀子豉汤主之；若少气者，栀子甘草豉汤主之；若呕者，栀子生姜豉汤主之。

栀子豉汤：

栀子（十四个，擘）香豉（四合，绵裹）

上二味，以水四升，先煮栀子，得二升半，内豉，煮取一升半，去滓。分为二服，温进一服，得吐者，止后服。

栀子甘草豉汤：

栀子（十四个，擘）甘草（二两，炙）香豉（四合，绵裹）

上三味，以水四升，先煮栀子、甘草，取二升半，内豉，煮取一升半，去滓。分二服，温进一服，得吐者，止后服。

栀子生姜豉汤：

栀子（十四个，擘）生姜（五两）香豉（四合，绵裹）

上三味，以水四升，先煮栀子、生姜，取二升半，内豉，煮取一升半，去滓。分二服，温进一服，得吐者，止后服。

分析：本条可以这样分析，"发汗后，水药不得入口为逆，若更发汗，必吐下不止"，发汗后，水药都吃不下去了，说明病情严重，如再发汗，就会吐下不止。此为太阳病，汗不得法，影响了里部，形成太阴病，参看363条："下利清谷，不可攻表，汗出必胀满。"也可参看277条："自利不渴者，属太阴也，以其脏有寒故也，当温之，宜服四逆辈。"

"发汗吐下后，虚烦不得眠。若剧者，必反复颠倒，心中懊恼，栀子豉汤主之"，这里叙述的是栀子豉汤证的表现。此时病人的烦的情况是"反复颠倒"，可以想象当时病人烦是特别厉害的，处于一种坐卧不安的状态。"发汗吐下后"，此时胃肠道因为下而空虚，胃肠无东西即是虚，所以这个烦叫虚烦，调胃承气汤证出现的烦叫实烦。栀子豉汤中的栀子性味苦寒，功效是泻火除烦、泄热利湿、凉血止血；豆豉性味辛甘、微苦寒，功效解表散热、和胃除烦。

"若少气者，栀子甘草豉汤主之"，此处是承前面的栀子豉汤证而言，又增加了"少气"，少气是气不足。甘草能治气短，甘草性味甘平，功效是补脾益气、清热解毒、润肺止咳、调和诸药。

"若呕者，栀子生姜豉汤主之"，也是承前面的栀子豉汤证而言，此处增加了"呕"，"呕"就是恶心。呕是一个寒证，生姜是一味热药，是治太阴病。生姜的性味辛、微温，功效是发汗解表、温中止呕、解毒。这说明病不只是在胸腔了，里部也受到了影响，出现了太阴证。这种情况也可以叫合病，少阳兼太阴证。

77. 发汗若下之，而烦热胸中窒者，栀子豉汤主之。

分析："烦热胸中窒"说明烦的程度比较重，可以参看221条"阳明病，脉浮而紧，咽燥口苦，腹满而喘，发热汗出，不恶寒，反恶热，身重。若发汗则躁，心愦愦，反谵语；若加温针，必怵惕烦躁不得眠；若下之，则胃中空虚，客气动膈，心中懊憹，舌上胎者，栀子豉汤主之"和228条"阳明病下之，其外有热，手足温，不结胸，心中懊憹，饥不能食，但头汗出者，栀子豉汤主之"。这两条都提示汗、吐、下之法皆不治疗栀子豉汤证，即表部与里部之法不能解除病证，此时的病应当是在半表半里部，病性是少阳病，概括为心胸热、烦、实，以烦为主，均用栀子豉汤主之。

78. 伤寒五六日，大下之后，身热不去，心中结痛者，未欲解也，栀子豉汤主之。

分析：这条是栀子豉汤的特殊证，一般栀子豉汤无"心中结痛"，而这里有。怎么叫结痛呢？是指在横膈膜上收缩在一点上痛，心中结痛非栀子豉汤不治。"未欲解也"是想解而解不了的意思。可以参考上条。

79. 伤寒下后，心烦腹满，卧起不安者，栀子厚朴汤主之。

栀子厚朴汤：

栀子（十四个，擘）　厚朴（四两，炙，去皮）　枳实（四枚，水浸，炙令黄）

上三味，以水三升半，煮取一升半，去滓。分二服，温进一服，得吐者，止后服。

分析： 此处可以参考76条的"若呕者，栀子生姜豉汤主之"，该条是汗、下、吐引起了"呕"，这条下了以后出现了"腹满"，为少阳和太阴合证。

80. 伤寒，医以丸药大下之，身热不去，微烦者，栀子干姜汤主之。

栀子干姜汤：

栀子（十四个，擘）　干姜（二两）

上二味，以水三升半，煮取一升半，去滓。分二服，温进一服，得吐者，止后服。

分析： 此条应用了栀子干姜汤，但是没有应用干姜的症状，这里叙证缺一个太阴证的"时腹自痛"或者"大便微溏"。干姜是治疗太阴病的主要药，因为方中用了干姜，所以应该有太阴病的症状。此处的"微烦者"可能是"微溏者"的错记，因为栀子豉汤证之烦是非常严重的，病人达到"反复颠倒"的程度，绝非此处的"微烦者"。此条也是一个合证，是少阳与太阴合证。

81. 凡用栀子汤，病人旧微溏者，不可与服之。

分析： 凡应该用栀子汤的人，平素如果有一个太阴的微溏，这种情况下不能单用栀子汤。用栀子加茯苓苍术汤或者栀子干姜汤治疗比较恰当。可以参考上条。本条可以改为："凡用栀子汤，病人旧微溏者，不可与服之，栀子干姜汤主之。栀子加茯苓苍术汤也主之。"

82. 太阳病发汗，汗出不解，其人仍发热，心下悸，头眩，身𣊶动，振振欲擗地者，真武汤主之。

真武汤：

茯苓　芍药　生姜（各三两）　白术（二两）　附子（一枚，炮，去皮，破八片）

上五味，以水八升，煮取三升，去滓。温服七合，日三服。

分析：此处为什么出现"太阳病发汗，汗出不解，其人仍发热"呢？从"心下悸，头眩，身𣊶动，振振欲擗地"可以判断这个是少阴病的发热。三阴病的热是真阳外越。因为用发汗的方法所解决的热是表部实热，而这里不是实热，而是真阳外越，所以"汗出不解"。三阴病越用发汗药，病人的体内津液越丢失得严重，病情就越加重。发汗亡阴必然亡阳，易造成死亡。在临床中要注意真假寒热的鉴别。这时应该应用真武汤。真武汤为回阳救逆之剂，其主要功能是温阳利水。可以参考316条："少阴病，二三日不已，至四五日，腹痛，小便不利，四肢疼痛沉重自下利者，此为有水气。其人或咳，或小便利，或下利，或呕者，真武汤主之。"

真武汤中附子回阳救逆、补阳益火；芍药柔肝止痛、养血敛阴；茯苓利水渗湿、健脾、宁心安神；白术补脾益气、燥湿利水；生姜温中止呕。

83. 咽喉干燥者，不可发汗。

分析："咽喉干燥"是表明体内津液缺乏，如果再发汗，加重了津液的进一步丢失，使症状加重，这时就不能单纯用发汗的方法来治疗，可以加栝楼根。

84. 淋家，不可发汗，发汗必便血。

分析："淋家"是尿路感染的总称，包括淋病球菌的感染，会出现尿血，尿白，尿疼痛感。如果发汗，可以引起体内液体的减少，出现尿液减少，加重尿路疼痛症状。淋家要发汗时，可服猪苓汤。淋家是猪苓汤的适应证。

85. 疮家，虽身疼痛，不可发汗，汗出则痉。

分析："疮家"指平素患皮肤感染性疾病的人，组织液从疮面外渗，已经津液缺乏，若再发汗，津液必更缺乏，虽不至于引起抽风样"痉挛"，但加重病情的发展是肯定的。另外，发汗使皮肤汗液增多，对皮肤的刺激加重，使"疮家"症状加重。

86. 衄家，不可发汗，汗出必额上陷，脉急紧，直视不能眴，不得眠。

分析："衄家"是指常患鼻出血的人，已是体液亏损，若更发汗，必引起一些脱水样症状，如"额上陷，脉急紧，直视不能眴，不得眠"等。如果需要发汗的病，不能轻率地应用发汗的方法。可以参考46条"阳气重故也"和111条"阳盛则衄"，此种病人可以合用竹叶石膏汤。为啥鼻衄？原因是阳气重故也。

87. 亡血家，不可发汗，发汗则寒栗而振。

分析："亡血家"指各种原因出血引起的贫血病人，这种人已血液伤损，阳气不足，若发汗，血容量更为不足，必然引起血循环不良的"寒栗而振"，呈阴阳俱衰的表现。

88. 汗家，重发汗，必恍惚心乱，小便已，阴疼，与禹余粮丸。

分析："汗家"是平素易出汗的人，多为津液不足，若更发汗，则血容量出现严重不足而引起"恍惚心乱，小便已，阴疼"等症状。

这里的"重发汗"有三个意思：再次发汗；重复发汗；大发汗。不管那种发汗，都是引起了体液的大量丢失，造成血容量的严重不足。此非"禹余粮丸"可治，可参看 64 条桂枝甘草汤证。

注：有关资料表明，禹余粮为氧化物类矿物褐铁矿的一种矿石，性味甘寒，功效涩肠止血。主治久泻久痢，妇人崩漏带下，痔漏。又有记载：主咳逆寒热，烦满下（御览有痢字），赤白，血闭，癥瘕，大热。炼饵服之，不饥，轻身延年。生池泽及山岛中。

89. 病人有寒，复发汗，胃中冷，必吐蛔。

分析："病人有寒"常是指消化功能低下，而喜热食者，如"复发汗"，则加重阳气外越，即阳随汗亡，这样里寒可能加重，肠道内温度的变化，可能会导致蛔虫的扰动，进入胃中，则有吐蛔的可能。此时，应用四逆汤类合乌梅丸治之。参看 277 条。

90. 本发汗，而复下之，此为逆也；若先发汗，治不为逆。本先下之，而反汗之，为逆；若先下之，治不为逆。

分析：本条记述汗下之法使用的时机，要视具体病证而定，也要看哪方面是主导，急者先治之，缓者后治之。本条为《伤寒论》中三阳病的治疗大法，也是治疗的规律性总结。

91. 伤寒，医下之，续得下利清谷不止，身疼痛者，急当救里；后身疼痛，清便自调者，急当救表。救里宜四逆汤，救表宜桂枝汤。

分析：此处的"伤寒"是外感热病的统称，此类病应该用汗法，医生却错误地使用了下法，造成病人"续得下利，清谷不止"，虽然此时病人仍然有"身疼痛"的表证存在，但是不能先解表，应"急当救里"。为什么呢？因为"清谷不止"是严重的太阴病，是食物完全不能被消化的表现，即常言的"完谷不化"，是里部胃肠道功能衰竭的严重表现，常常引起体液的大量丢失，出现休克表现。此时病人还应有四逆汤证的表现——四肢厥冷，有生命危险，因此，仲景告之"急当救里"，"救里宜四逆汤"。如果病人"清便自调"以后，消化功能恢复正常，没有生命危险时，病人"身疼痛"是主要症状，此时应该"急当救表"，"救表宜桂枝汤"。

92. 病发热头痛，脉反沉，若不差，身体疼痛，当救其里，四逆汤方。

四逆汤：

甘草（二两，炙） 干姜（一两半） 附子（一枚，生用，去皮，破八片）

上三味，以水三升，煮取一升二合，去滓，分温再服。强人可大附子一枚，干姜三两。

分析：三阳病发热，脉浮；三阴病的发热，脉沉。阴病的发热是假象，这是真阳外越。从"若不差"，知道前边已治过。"若不差"前面应加这样一句"发汗后，若不差"。原文应当改为："病发热头痛，身体疼痛，与桂枝汤；若不差，脉反沉，当救其里，宜四逆汤。"

四逆汤证是手足逆冷——手冷上过肘，脚冷下过膝，厥冷也可以使用甘草干姜汤，这里使用四逆汤。"脉反沉"是少阴病的表现，四逆汤中的附子对于治疗"脉反沉"效果好。82 条的真武汤证也是阴病发热。

四逆汤证，古今医家均认为是三阴合证的纯阴之证。四逆汤是纯温补之剂，现代研究表明，四逆汤对休克有良好的治疗作用，特别对心源性休克有特效。有些研究者，将其制成注射剂，可以静脉滴注。口服四逆汤可以使顽固性休克者血压得以稳定，而撤去升压药。

93. 太阳病，先下而不愈，因复发汗，以此表里俱虚，其人因致冒，冒家汗出自愈。所以然者，汗出表和故也。里未和，然后复下之。

分析：此条是叙述误治的经过和结果。太阳病应该首先使用汗法，

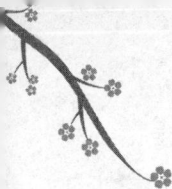

此处却"先下之",因为违反了治疗大法,所以"不愈"。病未愈,又再次发汗,"复"是重复或再次的意思;由于应用下法和重复发汗,造成"表里俱虚",必然引起血容量严重不足,所以出现"其人因致冒",即低血压的头晕症状叫作"冒";"冒家汗出自愈"是说明病人的体内津液恢复,低血压症状消失,当然可以说"自愈";"里未和,然后复下之"应当有"里未和"的临床表现,即有阳明病的表现(潮热、谵语、大便硬),可以再应用下法来治疗,这正如《伤寒论》148条所说"设不了了者,得屎而解"。下法主要是三承气汤,可以参看70条:"发汗后,恶寒者,虚故也;不恶寒,但热者,实也。当和胃气,与调胃承气汤。"

94. 太阳病未解,脉阴阳俱停,必先振栗汗出而解。但阳脉微者,先汗出而解;但阴脉微者,下之而解。若欲下之,宜调胃承气汤。

分析:这里首先要明白"脉阴阳"是指的什么。此处是说寸脉与尺脉。寸脉叫阳脉,尺脉叫阴脉。"脉阴阳俱停",历代注家多否认,家父刘绍武认为在临床上此现象是存在的,是符合实际情况的,一般在伤寒病30～40天有阴阳俱停之脉的出现,但时间不长,在脉停之前,必见振寒,然后汗出,发热消失,脉微而解。汗出同时常伴有泻下反应。这种情况也叫"振汗"。这是由于伤寒病患者正气恢复后,身体里自动出汗,不是药的作用。

"但阳脉微者,先汗出而解;但阴脉微者,下之而解。"此处的脉微是汗下之后,体液减少,循环血量减少所致。

"若欲下之",应当有阳明病的症状,故曰"宜调胃承气汤"。

95. 太阳病,发热汗出者,此为荣弱卫强,故使汗出,欲救邪风者,宜桂枝汤。

分析:《素问·阴阳应象大论》曰:"阴在内,阳之守也,阳在外,阴之使也。"荣是阴,卫是阳。荣卫和谐是正常状态,桂枝汤证是荣卫不和谐的表现。此条与 53 条、54 条的发病机理一样，都是在叙述桂枝汤证的形成机制。53 条讲，在正常情况下，是荣、卫都行于脉中，在得了桂枝汤证以后，由于"自汗出"，使荣也行于脉外，出现荣卫不和的情况；因为"自汗出"的病人怕风，风可以使病情加重，因此称为"邪风"。此处的"欲救邪风"应该理解为"欲驱邪风"，用什么方法呢？"宜桂枝汤"。

96. 伤寒五六日，中风，往来寒热，胸胁苦满，嘿嘿不欲饮食，心烦喜呕，或胸中烦而不呕，或渴，或腹中痛，或胁下痞硬，或心下悸，小便不利，或不渴，身有微热，或咳者，小柴胡汤主之。

小柴胡汤：

柴胡（半斤） 黄芩（三两） 人参（三两） 半夏（半升，洗） 甘草（炙） 生姜（各三两，切） 大枣（十二枚，擘）

上七味，以水一斗二升，煮取六升，去滓，再煎取三升。温服一升，日三服。

若胸中烦而不呕者，去半夏、人参，加栝楼实一枚；若渴，去半夏，加人参，合前成四两半，栝楼根四两；若腹中痛者，去黄芩，加芍药三两；若胁下痞硬，去大枣，加牡蛎四两；若心下悸，小便不利者，去黄芩，加茯苓四两；若不渴，外有微热者，去人参，加桂枝三两，温覆微汗愈；若咳者，去人参、大枣、生姜，加五味子半升、干姜二两。

分析： 此条是说明出现柴胡证，是在伤寒五六天以后。小柴胡汤证有四大证，即"往来寒热，胸胁苦满，嘿嘿不欲饮食，心烦喜呕"，只要有一证就可以使用小柴胡汤。从 37 条可以说明"胸胁苦满"为常见症状，此辨证很可靠，小柴胡汤是和法，临床应用面很广，在分不清寒、热、虚、实的情况下，应用小柴胡汤，多会取得较好效果。

此条的小柴胡汤加减很不合理，与仲景立方之意不符合。仲景的方子只要动一味药的分量或加一味药，就会另立方名。这里小柴胡汤的加减这么多，还是叫小柴胡汤，容易产生混淆，所以显得不合理了。这里的加减正如小青龙汤的加减，两处也都不合理，如果小青龙汤去麻黄就不能叫小青龙汤，小青龙汤的意思是小的发汗，如果去掉麻黄，此方就会失去发汗和止喘的作用，不能发汗，还叫什么小青龙汤？所以这条的一些内容可能不是仲景的原文。

另外，关于"中风"一词，此处意义不明确。在《伤寒论》中，关于"中风"的条文有17条，意义各不相同，有太阳中风、妇人中风、阳明中风、少阳中风、太阴中风、少阴中风、厥阴中风等，在遇到此名称时，要仔细阅读条文内容，防止出现误诊误治。

97. 血弱气尽，腠理开，邪气因入，与正气相搏，结于胁下，正邪分争，往来寒热，休作有时，嘿嘿不欲饮食。脏腑相连，其痛必下，邪高痛下，故使呕也。小柴胡汤主之。服柴胡汤已，渴者，属阳明，以法治之。

分析："血弱气尽"这个语句不好理解。血用弱不恰当，血是多少，不能强弱；气可用弱来说，"气尽"了人怎么还能活呢？有血就有气，气为血之帅，血为气之母。血可以少，但气不能尽了，应是血少气弱。

《金匮要略》："腠者，是三焦通会元真之处，为血气所注；理者，是皮肤脏腑之纹理也。""腠理开"可以这样简单来理解：腠理是皮肤肌肉的纹理，皮肤肌肉的纹理松了。因为血少气弱，腠理松弛，体内的出入通道开放，也可以理解为汗腺开放，邪气就会乘虚而入，与正气相搏，症状反映在"胁下"，正气盛了，表现为发热，邪气盛了，表现为恶寒。"休作有时"，是"往来寒热"的发作和停止有一定的时间性。"嘿嘿不欲饮食"是闷闷不想吃饭的意思；"脏腑相连，其痛必下，邪高痛下"是解释出现"呕"的原因。这里仍然是在叙述小柴胡汤证的表现，这些情况均可以用小柴胡汤治疗。

服了小柴胡汤以后，其他症状解决了，只有"渴"没有消失。这个"渴"不能属于半表半里部，而是在里部。渴是里部的热性反映，因此说"属阳明也"，应当按照治疗阳明病的方法来治。

方证对应是中医辨证论治的基础，在阅读《伤寒论》的条文时，要注意症状表现的实质归类与方剂的选择，不要被条文中的一些难以理解的语句所困惑。

98. 得病六七日，脉迟浮弱，恶风寒，手足温，医二三下之，不能食，而胁下满痛，面目及身黄，颈项强，小便难者，与柴胡汤。后必下重。本渴饮水而呕者，柴胡汤不中与也，食谷者哕。

分析：此证虽有"胁下满痛""呕"等类似柴胡证的表现，但不是柴胡证，故言"柴胡不中与也"。这是一个黄疸性肝炎的表现，血中胆红素的增加，可引起迷走神经兴奋而出现"脉迟"。肝炎初期，常有类感冒样症状和胃肠症状，如纳呆、恶心、呕吐等表现，但这是一个"瘀热在里"的病证，所以有"浮脉"和"不能食""食谷者哕""本渴饮水而呕""小便难"等症状出现，此为262条的麻黄连轺赤小豆汤证的较详细描述。麻黄、连轺解表，生姜温里，生梓白皮、赤小豆清热而利小便，是一个合病治疗方法。

小柴胡证在《伤寒论》中占篇幅很大，病证的表现形式也很多。小柴胡汤的组成是寒热之药共存，补泻之味均有的和剂。而应用范围也为寒、热、虚、实杂见的复杂证候，传统医家均推小柴胡汤为和剂之首，起调和阴阳的作用，因此，小柴胡汤不能作为纯阳之证的少阳病的方剂，而只能作为阴阳互杂之证的治疗方剂。小柴胡汤的应用面很大，古今中医和日本汉医，可能无人不曾使用过此方，无人不对小柴胡汤的疗效称奇。凡在临床上难辨之证，运用小柴胡汤，都会取得疗效。日本学者对小柴胡汤的研究较为详细，发现小柴胡汤的作用为全身性的，对机体是一种良性作用，尤其对肝疾患有特殊的疗效。

99. 伤寒四五日，身热恶风，颈项强，胁下满，手足温而渴者，小柴胡汤主之。

分析：三阳病皆热皆实，三阴病皆虚皆寒。这条叙证不典型，不能完全归入某一病范畴。"身热恶风"像表证桂枝证，"颈项强"像表证葛根证，"胁下满"像半表半里少阳病，"手足温而渴"像里部阳明病。这里是非寒，非虚，非实，非热，只能用小柴胡汤和之。可以参考上条。

100. 伤寒，阳脉涩，阴脉弦，法当腹中急痛，先与小建中汤。不差者，小柴胡汤主之。

小建中汤：

桂枝（三两，去皮）甘草（二两，炙）大枣（十二枚，擘）芍药（六两）生姜（三两，切）胶饴（一升）

上六味，以水七升，煮取三升，去滓，内饴，更上微火消解。温服一升，日三服。呕家不可用建中汤，以甜故也。

分析："阳脉涩，阴脉弦"的脉象是由于"腹中急痛"而引起的。"腹中急痛"一证多为小建中汤证，少数为柴胡汤证，故先用小建中汤，不差者用小柴胡汤。本条之"腹中急痛"与97条、98条的"其痛必下""胁下满痛"相似。在张仲景用小柴胡汤时，他抓住了病的阴阳二性，阴——太阴，阳——少阳，一切病不出阴阳，用小柴胡汤解决辨证上的困难。本条为仲景以治测证之法，以区别小建中汤证与小柴胡汤证之腹痛。

小建中汤是由桂枝汤加饴糖和芍药加倍而成，这就说明了厥阴病与太阴病的本质都是虚与寒，因此，有些方剂可以互用。小建中汤治疗体弱腹痛患者有很好的效果，有时对胃痉挛也有良效。

101. 伤寒中风，有柴胡证，但见一证便是，不必悉具。凡柴胡汤病证而下之，若柴胡证不罢者，复与柴胡汤，必蒸蒸而振，却复发热汗出而解。

分析："有柴胡证，但见一证便是，不必悉具"是说小柴胡汤证的表现是多样的，可以参考 96 条，如"往来寒热，胸胁苦满，嘿嘿不欲饮食，心烦喜呕，或胸中烦而不呕"等，但是不需要这些症状全部具备，只要具有一个证就可以应用小柴胡汤治疗。

"凡柴胡汤病证而下之，若柴胡证不罢者，复与柴胡汤"，是说明只要小柴胡汤证没有消失，就仍然应用小柴胡汤治疗，不因为曾经用过错误的下法而更换治疗方法，这就是"证不变者方不变"的治疗原则。

"必蒸蒸而振，却复发热汗出而解"是服小柴胡汤后病愈过程的一种表现形式。根据家父刘绍武的经验，服汤后会身冷发抖，3～4 小时后，蒸蒸而汗出，称为战汗。这是小柴胡汤发汗解热作用。

102. 伤寒二三日，心中悸而烦者，小建中汤主之。

分析：此条是小建中汤临床应用的另外一种情况，小建中汤是桂枝汤加芍药和饴糖而成，主要治疗太阴病。此处的"心中悸而烦"是胃病时，胃脘不适的一种表现形式。

103. 太阳病，过经十余日，反二三下之，后四五日，柴胡证仍在者，先与小柴胡汤。呕不止，心下急，郁郁微烦者，为未解也，与大柴胡汤，下之则愈。

大柴胡汤：

柴胡（半斤） 黄芩（三两） 芍药（三两） 半夏（半升，洗） 生姜（五两，切） 枳实（四枚，炙） 大枣（十二枚，擘）

上七味，以水一斗二升，煮取六升，去滓，再煎。温服一升，日三服。一方加大黄二两。若不加，恐不为大柴胡汤。

分析：从"柴胡证仍在者"知道原来就是柴胡证。"太阳病，过经十余日，反二三下之"仍然没有治愈。

大柴胡汤与小柴胡汤的不同在于其增加了枳实和芍药，主治"呕不止，心下急"。这种表现可能是胃痉挛。大柴胡汤证与小柴胡汤证的临

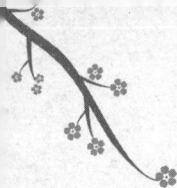

床表现相似，所以"柴胡证仍在者，先与小柴胡"。小柴胡汤较大柴胡汤的作用缓，所以先用小柴胡汤。

大柴胡汤应该有大黄，因为文中"与大柴胡汤，下之则愈"，正如条义中所言："一方加大黄二两。若不加，恐不为大柴胡汤。"

104. 伤寒十三日不解，胸胁满而呕，日晡所发潮热，已而微利。此本柴胡证，下之以不得利，今反利者，知医以丸药下之，此非其治也。潮热者，实也，先宜小柴胡汤以解外，后以柴胡加芒硝汤主之。

柴胡加芒硝汤：

柴胡（二两十六铢） 黄芩（一两） 人参（一两） 甘草（一两，炙） 生姜（一两，切） 半夏（二十铢，本云五枚，洗） 大枣（四枚，擘） 芒硝（二两）

上八味，以水四升，煮取二升，去滓，内芒硝，更煮微沸。分温再服，不解更作。

分析："伤寒十三日不解，胸胁满而呕，日晡所发潮热，已而微利。此本柴胡证，下之以不得利，今反利者，知医以丸药下之，此非其治也。"从这段文字分析，原来是一个柴胡证，虽然病程已经十三天了，病没有痊愈，仍然有"胸胁满而呕，日晡所发潮热"。这期间应用了错误治疗方法——下法。同时推断"下之以不得利，今反利者，知医以丸药下之"，而不是应用小柴胡汤治疗，所以说"此非其治也"。"潮热者，实也"是里热阳明证的表现，加之有"胸胁满而呕"的小柴胡汤证，因此，用"后以柴胡加芒硝汤主之"。柴胡加芒硝汤用小柴胡汤 1/3 量，加芒硝以泄里热。在得病之初就是小柴胡汤证，故曰"先宜小柴胡汤以解外"。此条同样告诉我们，在临床中，方证对应是辨证论治的基本原则，否则，就会出现病情变化，延误治疗。

105. 伤寒十三日，过经谵语者，以有热也，当以汤下之。若小便利者，大便当硬，而反下利，脉调和者，知医以丸药下之，非其治也。若自下利者，脉当微厥，今反和者，此为内实也，调胃承气汤主之。

　　分析："伤寒十三日，过经谵语者，以有热也，当以汤下之。""过经"为当时医界一种习惯用语，病程六天为一经，超过六天为"过经"，"再经"即为第二个病程开始。"复过经"参383条，是指第三个病程开始。此时的主要症状是"谵语"，这是里部"有热"引起的，所以应"当以汤下之"。此处的汤药应该是调胃承气汤，除热消"谵语"。

　　"若小便利者，大便当硬，而反下利，脉调和者，知医以丸药下之，非其治也。"大凡阳明病，脉象只有常脉，即"脉调和者"，方可使用下法，以泄其热；如脉不和，小心使用，这一大法可推广到整个阳明病。"知医以丸药下之"与上条相同，这种"丸药"可能是热下药巴豆类等做成的丸药，主要是针对消化道的"寒积"而用。此处是里有热，故曰"非其治也"，应当用调胃承气汤治疗。

　　"若自下利者，脉当微厥，今反和者，此为内实也，调胃承气汤主之。"此处的"自下利"应当是太阴病的自下利，所以言"脉当微厥"。此处仅依据"今反和者"不能定"此为内实也"，应有"大便硬"或者"谵语"才能定为"内实"，再用"调胃承气汤主之"。因此，脉证相参是临床辨证论治的法宝，两者不能偏废。

　　调胃承气汤主要治阳明病之热，有时合用此方治疗中耳炎也常取得很好效果。

　　106. 太阳病不解，热结膀胱，其人如狂，血自下，下者愈。其外不解者，尚未可攻，当先解其外。外解已，但少腹急结者，乃可攻之，宜桃核承气汤。

　　桃核承气汤：

　　桃仁（五十个，去皮尖）　大黄（四两）　桂枝（二两，去皮）　甘草（二两，炙）　芒硝（二两）

上五味，以水七升，煮取二升半，去滓，内芒硝，更上火，微沸下火。先食温服五合，日三服，当微利。

分析： 桃核承气汤证的这种表现在临床上是很少见的，尤其在现代医疗条件下，不易见到。这种证多为肠伤寒的后期，体内代谢产物的堆积，而引起精神症状，多在左下腹有压痛。现代不少医家用此方治一些脑病、血管病，如高血压脑病、外伤性脑病、动脉血栓等。

107. 伤寒八九日，下之，胸满烦惊，小便不利，谵语，一身尽重，不可转侧者，柴胡加龙骨牡蛎汤主之。

柴胡加龙骨牡蛎汤：

柴胡（四两）龙骨 黄芩 生姜（切）铅丹 人参 桂枝（去皮）茯苓（各一两半）半夏（二合半，洗）大黄（二两）牡蛎（一两半，熬）大枣（六枚，擘）

上十二味，以水八升，煮取四升，内大黄，切如棋子，更煮一两沸，去滓，温服一升。本云柴胡汤，今加龙骨等。

分析： 本方为小柴胡汤之变方，"胸满"为柴胡证，"烦惊"为铅丹、龙骨、牡蛎证，"小便不利"为茯苓证，"谵语"为大黄证，"一身尽重"为桂枝证。

柴胡加龙骨牡蛎汤对神经系统有很好的调节作用，《三部六病》中的调神汤就依此化裁而来。这里的铅丹不能使用，虽然用之治"惊"疗效好，但易引起铅中毒，以代赭石10克代之，疗效也很可靠。国内不少人应用此方增减治疗癫痫病、神经官能症等都取得了很好效果。

108. 伤寒，腹满谵语，寸口脉浮而紧，此肝乘脾也，名曰纵，刺期门。

分析： 相乘，五行学说术语。乘，即乘虚侵袭之意。相乘即相克太过，超过正常制约程度，属病理变化范畴。

"伤寒，腹满谵语，寸口脉浮而紧"是一个太阳与阳明病合证，没有用汤药治疗，而是用针刺的方法治疗。"此肝乘脾也，名曰纵"，胡希恕先生认为此处各家说法不一，不好理解。家父刘绍武也有同样看法。

109. 伤寒发热，啬啬恶寒，大渴欲饮水，其腹必满，自汗出，小便利，其病欲解，此肝乘肺也，名曰横，刺期门。

分析：上两条文字都不好理解，可能是针刺辨证的临床见证，用"纵""横"两字，代表了两种病证的内容，同时也指出了针刺的部位都是"期门"。这可视为"异病同治"的一个例证。

110. 太阳病二日，反躁，凡熨其背，而大汗出，大热入胃，胃中水竭，躁烦，必发谵语。十余日振栗自下利者，此为欲解也。故其汗从腰以下不得汗，欲小便不得，反呕，欲失溲，足下恶风，大便硬，小便当数，而反不数及不多，大便已，头卓然而痛，其人足心必热，谷气下流故也。

分析："太阳病二日，反躁"是大青龙汤的表现，以"熨其背"的方法，而致"大汗出，大热入胃"，造成里部"胃中水竭"，而出现"躁烦"与"谵语"，转化为调胃承气汤证；"自下利"是里部津液恢复的表现，故曰"此为欲解也"；"故其汗从腰以下不得汗……而反不数及不多"是病人"欲解"而尚未解的表现，是一个小柴胡汤证，可参看148条；"从腰以下不得汗"是太阳证未解，"反呕，欲失溲"是太阴证的表现，"大便硬"是阳明证的表现，因此是一个半在里半在外的合病证，所以当以小柴胡汤解之；"大便已……谷气下流故也"是病人体弱，大便后起立时，出现直立性低血压的表现，有些体弱之人，下蹲久后起立时常有此表现。

111. 太阳病中风，以火劫发汗，邪风被火热，血气流溢，失其常度。两阳相熏灼，其身发黄。阳盛则欲衄，阴虚则小便难。阴阳俱虚竭，身体则枯燥，但头汗出，剂颈而还，腹满微喘，口干咽烂，或不大便，久则谵语，甚者至哕，手足躁扰，捻衣摸床。小便利者，其人可治。

分析："太阳病中风"是桂枝汤证的别称，本因其"自汗出"而津液已耗，今又"以火劫发汗"令其更加伤津，过度脱水，可能导致溶血等证的发生，故曰"其身发黄"；"火劫"而致阳盛，故有衄的发生；津液内耗，尿液减少，故曰"阴虚则小便难"；津液为阴，亡阴也亡阳，故曰"阴阳俱虚竭"。上述各证，均由脱水而致，严重者出现"谵语……手足躁扰，捻衣摸床"等神志不清的表现；"小便利者，其人可治"，是通过对尿量的观察，"小便利"说明体内津液恢复能维持体内需要，故曰"其人可治"。

112. 伤寒脉浮，医以火迫劫之，亡阳必惊狂，卧起不安者，桂枝去芍药加蜀漆牡蛎龙骨救逆汤主之。

桂枝去芍药加蜀漆牡蛎龙骨救逆汤：

桂枝（三两，去皮）　甘草（二两，炙）　生姜（三两，切）　大枣（十二枚，擘）　牡蛎（五两，熬）　蜀漆（三两，洗去腥）　龙骨（四两）

上七味，以水一斗二升，先煮蜀漆，减二升，内诸药，煮取三升，去滓，温服一升。本云桂枝汤，今去芍药，加蜀漆、牡蛎、龙骨。

分析："火劫发汗"为当时民间流行的一种发汗法，包括火熏、艾熏，或是扎火针，现在已不再用。

以治测证，本证还应具备桂枝去芍药汤证的"脉促胸满"；"惊狂"应当是只惊不狂，是龙骨牡蛎证；加蜀漆必有蜀漆证，该证类似疟疾，所以用"桂枝去芍药加蜀漆龙骨牡蛎救逆汤主之"。

家父刘绍武曾治一铁路职工路仲德，症状为半月来发热恶寒，一日数发，身疼痛，脉促，胸满，心悸，烦躁。初诊时，处以小柴胡汤，患者走后，始悟为该方证，停两日再来诊，症状未变，遂用此方，两剂而愈。本方也可试用于疟疾患者。

113. 形作伤寒，其脉不弦紧而弱。弱者必渴，被火必谵语。弱者发热、脉浮，解之当汗出愈。

分析："形作伤寒，其脉不弦紧而弱"，这时病人的症状表现可能形似"伤寒"，实质不是"伤寒"，"伤寒"的脉象是浮紧，此处的脉是"弱"，类似桂枝汤证的脉象。

"弱者必渴，被火必谵语"，弱脉不一定出现"渴"的症状，但可以说明病人体质是虚弱的，若"被火"可能会像116条所言"追虚逐实"，引起"必谵语"。

"弱者发热、脉浮，解之当汗出愈"，此处表现应该是桂枝汤证，应该用桂枝汤治疗。

这条告诉我们，临床一定要辨证准确，对于每个症状都要认真审视，否则会引起严重后果，如本条的"被火必谵语"。

114. 太阳病，以火熏之，不得汗，其人必躁，到经不解，必清血，名为火邪。

分析：本条是描述一个太阳病，由于治不得法，错误地用"以火熏之"，所以"不得汗"，而且增加了"躁"；"到经不解"，可能在当时流行着按日传一经的说法，可能病期为"六日"，即经络传遍仍不解；又出现了"清血"，"清血"是大便血，"清"同"圊"，将这种情况称为"火邪"。

115. 脉浮热甚，而反灸之，此为实。实以虚治，因火而动，必咽燥吐血。

分析："脉浮热甚，而反灸之"，是原则性的治疗错误，如火浇油，必造成热盛伤津液，所以仲景说"此为实，实以虚治，因火而动，必咽燥吐血"。用灸即使不致吐血，但也会更加引起津液缺乏，加重病情。

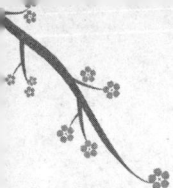

116. 微数之脉，慎不可灸，因火为邪，则为烦逆，追虚逐实，血散脉中，火气虽微，内攻有力，焦骨伤筋，血难复也。脉浮，宜以汗解，用火灸之，邪无从出，因火而盛，病从腰以下必重而痹，名火逆也。欲自解者，必当先烦，烦乃有汗而解。何以知之？脉浮，故知汗出解。

分析："微数之脉"，是血容量不足而又有热的一种脉象。多见于体弱外感之人。"脉微"是内虚的表现，可参见49条；"脉数"是热的表现，用灸法可助热盛，更加重津液消耗，出现"病从腰以下必重而痹"。所以言"慎不可灸"。后文是对灸的副作用的分析。

117. 烧针令其汗，针处被寒，核起而赤者，必发奔豚。气从少腹上冲心者，灸其核上各一壮，与桂枝加桂汤，更加桂二两也。

桂枝加桂汤：

桂枝（五两，去皮）芍药（三两）生姜（三两，切）甘草（二两，炙）大枣（十二枚，擘）

上五味，以水七升，煮取三升，去滓，温服一升。本云桂枝汤，今加桂满五两。所以加桂者，以能泄奔豚气也。

分析："奔豚"证可以参考65条的茯苓桂枝甘草大枣汤证，本条说明病证的转化，出现了因寒而致的"奔豚证"，所以加桂枝二两，以增加其热性，热增而寒消，奔豚证也消失了。

118. 火逆，下之，因烧针烦躁者，桂枝甘草龙骨牡蛎汤主之。

桂枝甘草龙骨牡蛎汤：

桂枝（一两，去皮）甘草（二两，炙）牡蛎（二两，熬）龙骨（二两）

上四味，以水五升，煮取二升半，去滓。温服八合，日三服。

分析：本方以桂枝甘草汤为基本方加龙骨、牡蛎，增加其镇静止烦的作用，对于心脏神经官能症有效。

另外，网上文章报道，桂枝甘草龙骨牡蛎汤是张仲景用以治疗因误治而致阴阳离绝的阳浮于上、阴陷于下的烦躁证。临床上若因误用辛热刚烈的药品，致火热亢盛，而又用苦寒泻下，使阴气受伤于下，造成阴阳离绝的烦躁现象，便可用此方治疗。

本方由桂枝、炙甘草、龙骨、牡蛎四味药组成。桂枝、甘草能助心阳，龙骨、牡蛎止烦躁。《别录》载"龙骨疗心腹烦满，四肢萎枯，汗出，夜间自惊"，"养精神，定魂魄，安五脏"，"白龙骨疗梦寐泄精，小便泄精"；《本草经百种录》载"龙骨最枯涩，能收敛心气，凡心神耗散肠胃滑脱之疾，皆能已止，且敛正气而不敛邪气，所以仲景于伤寒之邪未尽者也用之"。牡蛎能敛阴潜阳，《海药本草》载其"主男子遗精，虚劳乏损，补肾正气，止盗汗，去烦热，能补养安神。本方具有潜阳、镇惊、补心、摄精之作用，用于临床可治疗心悸、虚烦、脏躁、失眠、遗精、阳痿等证，并可治由心阳虚损所引起的其他一些病证"。

119. 太阳伤寒者，加温针，必惊也。

分析：太阳伤寒病，本来应用麻黄汤治疗，如误用温针发汗，就会发生惊狂的现象。

此条可参看 115 和 116 条，均为"实以虚治""邪无从出"而致。治疗可参考 118 条的桂枝甘草龙骨牡蛎汤。

120. 太阳病，当恶寒发热，今自汗出，反不恶寒发热，关上脉细数者，以医吐之过也。一二日吐之者，腹中饥，口不能食；三四日吐之者，不喜糜粥，欲食冷食，朝食暮吐，以医吐之所致也，此为小逆。

分析："太阳病，当恶寒发热，今自汗出，反不恶寒发热，关上脉细数者，以医吐之过也。"此处是讲述了一个太阳病由于医生使用了错误的治疗方法吐法，导致病人"今自汗出，反不恶寒发热，关上脉细数"，正气受损，出现"脉细数"，所以说"以医吐之过也"。"过也"不仅是说明所用方法不当，而且也说明使用吐法过度。这里的"自汗出，反不恶寒发热"不是阳明病，切不可以阳明病论治。

吐法容易造成消化功能降低，"一二日吐之者，腹中饥，口不能食"，如果继续使用吐法，"三四日吐之者，不喜糜粥，欲食冷食，朝食暮吐"，这都是"以医吐之所致也"。这种错误治疗，不能以"此为小逆"论之，是大逆，已经使病人出现了"关上脉细数""腹中饥，口不能食""不喜糜粥""朝食暮吐"等严重症状。因此，不能小视吐法的副作用。

121. 太阳病吐之，但太阳病当恶寒，今反不恶寒，不欲近衣，此为吐之内烦也。

分析： 只有太阳病才会恶寒，太阳病应该用汗法，今用吐法，犯了原则性的治疗错误。吐可以损伤胃的功能，引起神经症状——烦。当人烦躁时，则恶寒证消失，故"不欲近衣"。

122. 病人脉数，数为热，当消谷引食，而反吐者，此以发汗，令阳气微，膈气虚，脉乃数也。数为客热，不能消谷，以胃中虚冷，故吐也。

分析： "脉数"是热证常见脉，不仅在热性病中见到，在甲状腺功能亢进症、心肌炎等病也可见。如为甲亢，必然"当消谷引食"，如果在其他病中，就未必是这种情况；"发汗，令阳气微，膈气虚"，"膈气虚"也为胃气虚，所以虽有"脉数"，也"不能消谷"，仲景将其归结为"以胃中虚冷，故吐也"。

123. 太阳病，过经十余日，心下温温欲吐，而胸中痛，

大便反溏，腹微满，郁郁微烦。先此时自极吐下者，与调胃承气汤。若不尔者，不可与。但欲呕，胸中痛，微溏者，此非柴胡汤证，以呕，故知极吐下也。调胃承气汤。

分析："太阳病，过经十余日，心下温温欲吐，而胸中痛，大便反溏，腹微满，郁郁微烦"，这条是一个太阳病之后十余日的情况，主要出现了消化道的症状。此处已经不是调胃承气汤证，是"先此时自极吐下"所致变证，"与调胃承气汤"是错误的。治疗可以参考103条"呕不止，心下急，郁郁微烦者，为未解也，与大柴胡汤"，165条"伤寒发热，汗出不解，心中痞硬，呕吐而下利者，大柴胡汤主之"。

124. 太阳病六七日，表证仍在，脉微而沉，反不结胸，其人发狂者，以热在下焦，少腹当硬满，小便自利者，下血乃愈。所以然者，以太阳随经，瘀热在里故也。抵当汤主之。

抵当汤：

水蛭（熬）　虻虫（各三十个，去翅足，熬）　桃仁（二十个，去皮尖）　大黄（三两，酒洗）

上四味，以水五升，煮取三升，去滓。温服一升，不下更服。

分析："结胸"可以参考128条："问曰：病有结胸，有脏结，其状何如？答曰：按之痛，寸脉浮，关脉沉，名曰结胸也。"这里的"反不结胸"是没有"按之痛，寸脉浮，关脉沉"的症状。

124条难解的是"表证仍在"，是否可用抵当汤而不管其表证呢？参考106条"其外不解者，尚未可攻，当先解其外，外解已，但少腹急结者，乃可攻之，宜桃核承气汤"，可见本条与治疗原则不符。另外，49条也云："太阳病，外证未解，不可下也，下之为逆。"因此原文"表证仍在"，当加入"先解其外，外解已"。脉微而沉，沉为在里，微为涩脉，由瘀血形成的脉道不畅。

"太阳病六七日，表证仍在，脉微而沉，反不结胸，其人发狂者"，此处虽然说"表证仍在"，但是没有叙述出表证的症状，而出现的是

"脉微而沉"和"其人发狂"。分析原因是"以热在下焦"所致。进一步推断此时病人还应该有"少腹当硬满，小便自利"。造成的原因是"以太阳随经，瘀热在里故也"。也可以理解为一个热性病，随着病程的延长，体内的热量在增加，代谢产物在增多，特别是肠道内有害物质积滞增多，被吸收之后，造成神经中毒性症状，影响机体的正常功能，导致"其人发狂"等症状。

抵当汤的作用与桃核承气汤相似，本方的抗凝血作用较强，所以多用于瘀血患者，如动脉血栓等，可以降低血液的黏滞度。

125. 太阳病，身黄，脉沉结，少腹硬，小便不利者，为无血也。小便自利，其人如狂者，血证谛也，抵当汤主之。

分析：此条可以参考上条，也是瘀血证，两条本质一样。

126. 伤寒有热，少腹满，应小便不利，今反利者，为有血也，当下之，不可余药，宜抵当丸。

抵当丸：

水蛭（二十个，熬）　虻虫（二十个，去翅足，熬）　桃仁（二十五个，去皮尖）　大黄（三两）

上四味，捣分四丸，以水一升，煮一丸，取七合服之，晬时当下血。若不下者，更服。

分析：124 条"少腹当硬满，小便自利"，125 条"少腹硬"和"小便自利"与 126 条"少腹满，应小便不利，今反利"三条本质相同。但是，124 条与 125 条都有"其人发狂"和"其人如狂"的神经症状，说明病情严重，而 126 条没有"狂"的表现，病情较前两条为轻，病情较缓。三条所用处方不一，124、125 条为抵当汤，126 条为抵当丸。传统有"丸者缓也，汤者荡也"的说法，意思是丸药缓功效慢，力小，汤药急下，效速力猛。

127. 太阳病，小便利者，以饮水多，必心下悸。小便少者，必苦里急也。

分析： 此条是一个胃肠道的"蓄水证"。外感病患者，饮水要适度，饮水过多，超过了胃肠道的吸收能力，造成水从胃里走不开，就会挤压腹主动脉，病人就会感觉心窝跳动，这就是"心下悸"；如果喝水多，而小便少的病人，胃肠道水更不能顺利排泄，就觉得肚子憋胀，所以说"必苦里急也"。治疗可以参考355条："伤寒厥而心下悸，宜先治水，当服茯苓甘草汤，却治其厥，不尔水渍入胃必作利也。"

第三节　辨太阳病脉证并治下

128. 问曰：病有结胸，有脏结，其状何如？答曰：按之痛，寸脉浮，关脉沉，名曰结胸也。

分析： 这条是"结胸"证的定义范畴与具体见证。此条所讲的"寸脉浮，关脉沉"是不符合临床事实的。

"结胸"证可能指的是大陷胸汤证，可以参看《伤寒论》中的131、134、135、136诸条。结胸证可能为胸水，也可能为胸膜炎。要结合西医学临床予以确立。

129. 何谓脏结？答曰：如结胸状，饮食如故，时时下利，寸脉浮，关脉小细沉紧，名曰脏结。舌上白胎滑者，难治。

分析： 本条是对"脏结"证下的定义，也是"脏结"证与"结胸"证的区别。其症状和结胸相似。"舌上白胎滑者，难治"是里寒的表现，如果吃饭正常，不应该为难治，可能和事实不符。存疑。

130. 脏结无阳证，不往来寒热，其人反静，舌上胎滑者，不可攻也。

分析： 从129条知"脏结"是一阴性病，"舌上胎滑者"是内寒的表现，很像一个太阴与少阴合病，故此条言"脏结无阳证""不可攻也"。

131. 病发于阳，而反下之，热入，因作结胸；病发于阴，而反下之，因作痞也。所以成结胸者，以下之太早故也。结胸者，项亦强，如柔痉状，下之则和，宜大陷胸丸方。

大陷胸丸：

大黄（半斤）　葶苈子（半升，熬）　芒硝（半升）　杏仁（半升，去皮尖，熬黑）

上四味，捣筛二味，内杏仁、芒硝，合研如脂，和散，取如弹丸一枚，别捣甘遂末一钱匕，白蜜二合，水二升，煮取一升。温顿服之，一宿乃下，如不下，更服，取下为效。禁如药法。

分析： "病发于阳，而反下之，热入，因作结胸"，此处的叙述不是很清楚，从"反下之"可以排除阳明证，可能是太阳证。"热入，因作结胸"，可能此时的"结胸"是热性的。

"病发于阴，而反下之，因作痞也"，阴性病是不能用下法的，此时形成的痞应该是寒性的。

以上两种情况都是因为"以下之太早故也"。"结胸者，项亦强，如柔痉状"，在《金匮要略》中有刚痉，就是病人出现角弓反张。此时病人虽然有"项亦强"，但是没有角弓反张，所以称为"如柔痉状"。治疗方法是"下之则和，宜大陷胸丸"。

在古代，对于一个疾病的判断常常会出现错误，如135条"伤寒六七日，结胸热实，脉沉而紧，心下痛，按之石硬者，大陷胸汤主之"

和 137 条"太阳病，重发汗，而复下之，不大便五六日，舌上燥而渴，日晡所小有潮热，从心下至少腹，硬满而痛，不可近者，大陷胸汤主之"。此处的"心下痛，按之石硬者"和"从心下至少腹，硬满而痛，不可近者"很可能是急性腹膜炎的表现，是一个相当凶险的病症。因此，在现代医疗条件下，一定要结合西医诊断手段，对病情做出正确的判断，不要造成误诊与误治。

大陷胸汤和大陷胸丸，主要用于胸、腹水患者，对渗出性胸膜炎有一定疗效，主要通过消化道的峻下而促进腹水的排泄。

注意：应用此方时，体弱之人要慎用，否则，常导致虚脱。

132. 结胸证，其脉浮大者，不可下，下之则死。

分析：结胸证用大陷胸汤下之本为正治，但如果"其脉浮大者"，说明病势虽然在表部，但仍是虚证。虽不会"下之则死"，但"下之"不会有什么疗效，甚而加重病情。另外，若脉浮大而数，更是虚证之脉，用下法是不妥当的，当结合病人的主要表现进行论治。

133. 结胸证悉具，烦躁者，亦死。

分析：这条与 132 条，均是对结胸证转化的预测，一为"其脉浮大者，不可下，下之则死"，一为"结胸证悉具，烦躁者，亦死"。但在临床中也不能坐视，要结合病人的具体情况，应用适当的治疗方法。

134. 太阳病，脉浮而动数，浮则为风，数则为热，动则为痛，数则为虚，头痛发热，微盗汗出，而反恶寒者，表未解也。医反下之，动数变迟，膈内拒痛，胃中空虚，客气动膈，短气躁烦，心中懊憹，阳气内陷，心下因硬，则为结胸，大陷胸汤主之。若不结胸，但头汗出，余处无汗，剂颈而还，小便不利，身必发黄。

大陷胸汤：

大黄（六两，去皮）　芒硝（一升）　甘遂（一钱匕）

上三味，以水六升，先煮大黄，取二升，去滓，内芒硝，煮一两沸，内甘遂末。温服一升，得快利，止后服。

分析："太阳病，脉浮而动数，浮则为风，数则为热，动则为痛，数则为虚，头痛发热，微盗汗出，而反恶寒者，表未解也。"这是一个外感病，从"脉浮""头痛发热，微盗汗出，而反恶寒者"判断为"表未解也"。但是这种病人非一般的外感病，胡希恕先生认为是结核病末期的表现。"脉浮而动数"是病人处在极虚极弱状态，任何损伤正气的方法都可能引起病人进一步衰竭，应当用竹叶石膏汤加减调理。

"医反下之，动数变迟，膈内拒痛，胃中空虚，客气动膈，短气躁烦，心中懊憹，阳气内陷，心下因硬，则为结胸，大陷胸汤主之。"这是医生在前述病症的情况下，采用了错误治疗方法，导致了病情的加重，故曰"医反下之"。应用下法后，病人出现"动数变迟，膈内拒痛，胃中空虚，客气动膈，短气躁烦，心中懊憹，阳气内陷，心下因硬"等更加衰竭的表现，此处虽言"则为结胸"，也应该谨慎行事，因为大陷胸汤泻下力竣猛，在使用时说："得快利，止后服。"

"若不结胸，但头汗出，余处无汗，剂颈而还，小便不利，身必发黄。"这与前述是两个不同的病，是一个黄疸病人的表现，治疗以茵陈蒿汤为好。

135. 伤寒六七日，结胸热实，脉沉而紧，心下痛，按之石硬者，大陷胸汤主之。

分析：结胸证在《伤寒论》中没有确定的诊断标准，此处病人的主要症状是"脉沉而紧，心下痛，按之石硬"，这时的"脉沉而紧"是由于"心下痛"引起的。病人"心下痛，按之石硬"就是"板状腹"，是一个急腹症的表现，可能是急性胸膜炎，也可能是胃穿孔引起的急性腹膜炎，虽然此处言"大陷胸汤主之"，但是要看病人整体状态，结合西医诊断，谨慎行事。

136. 伤寒十余日，热结在里，复往来寒热者，与大柴胡汤。但结胸，无大热者，此为水结在胸胁也，但头微汗出者，大陷胸汤主之。

大柴胡汤方：

柴胡（半斤） 枳实（四枚，炙） 生姜（五两，切） 黄芩（三两）芍药（三两） 半夏（半升，洗） 大枣（十二枚，擘）

上七味，以水一斗二升，煮取六升，去滓，再煎。温服一升，日三服。一方加大黄二两，若不加，恐不名大柴胡汤。

分析：大柴胡汤证和大陷胸汤证二者的区别：一是大柴胡汤有心下急，但无"按之石硬"；二是大柴胡汤证有往来寒热，大陷胸汤证无往来寒热。可以参考胡希恕先生的解释。

大柴胡汤应当有大黄，正如方中所言："一方加大黄二两，若不加，恐不名大柴胡汤。"

137. 太阳病，重发汗，而复下之，不大便五六日，舌上燥而渴，日晡所小有潮热，从心下至少腹，硬满而痛，不可近者，大陷胸汤主之。

分析："太阳病，重发汗，而复下之"，此处告诉我们，这个病人使用了不恰当的治疗方法，一是"重发汗"，这个"重"字有两种含义，包含有过度发汗与重复发汗的意思；二是"而复下之"，可以理解为不应该应用下法，也可以理解为重复使用下法，都是不正确的治疗。

"不大便五六日，舌上燥而渴，日晡所小有潮热，从心下至少腹，硬满而痛，不可近者"是病人的现实表现，是一个急腹症的表现，所以"大陷胸汤主之"。

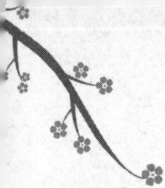

138. 小结胸病，正在心下，按之则痛，脉浮滑者，小陷胸汤主之。

小陷胸汤：

黄连（一两） 半夏（半升，洗） 栝楼实（大者一枚）

上三味，以水六升，先煮栝楼，取三升，去滓，内诸药，煮取二升，去滓，分温三服。

分析： 小陷胸汤证与大陷胸汤证是两个本质不同的病症，小陷胸汤证是少阳证，大陷胸汤证是阳明证。有时两者可以在心下都有疼痛的表现，但是，程度相差甚远，小陷胸汤证是胃炎的表现，而大陷胸汤证是急腹症的表现。小陷胸汤证是"正在心下，按之则痛，脉浮滑"，而大陷胸汤证是"脉沉而紧，心下痛，按之石硬者"。

"脉浮滑"是说明本病的位置不在里，而居半表半里，不同于沉紧之大结胸汤证的里实证，可以参考176条"伤寒脉浮滑者，表有热，里有寒，白虎汤主之"。

小陷胸汤证实为一个急性胃炎或溃疡病的表现，有的患者服用后疗效很好。曾治一个溃疡病胃痛患者，用之后疼痛很快缓解。

139. 太阳病，二三日，不能卧，但欲起，心下必结，脉微弱者，此本有寒分也。反下之，若利止，必作结胸；未止者，四日复下之，此作协热利也。

分析： "不能卧，但欲起"，这是一个有胸水的病人，由于平卧之后，压迫膈肌上移，造成呼吸困难，短气，坐起之后，膈肌下降，短气缓解。"心下必结，脉微弱者"是因为胸水时常常伴有心包积液，压迫心脏，出现"脉微弱"。"此本有寒分也"是说明体内水多，应当以温里渗湿之剂治疗。

"若利止，必作结胸"是水邪留于胸中，成为结胸证。

"未止者，四日复下之，此作协热利也"是下利没有停止，可能又使用了下法，也可以理解为下利未止，第四日还在下利，变成了"协热利"，成为葛根芩连汤证。

结胸证是水热的结合所致，也可以理解为炎症所致。可以结合西医学诊断而处理。此时病人脉弱，是体质衰弱的表现，应用大陷胸汤当慎重。《三部六病》中的调肾汤可以使用。

140. 太阳病，下之，其脉促，不结胸者，此为欲解也。脉浮者，必结胸。脉紧者，必咽痛。脉弦者，必两胁拘急。脉细数者，头痛未止。脉沉紧者，必欲呕。脉沉滑者，协热利。脉浮滑者，必下血。

分析： 仲景临床是脉证并重，本条只以脉来推定病性与仲景临证态度不符。135条"结胸热实，脉沉而紧"与本条"脉浮者，必结胸"是矛盾的。132条"结胸证，其脉浮大者，不可下，下之则死"，另外310、311条之咽痛证均无紧脉。因此，在临证时，必须脉证相参。

141. 病在阳，应以汗解之，反以冷水潠之，若灌之，其热被劫不得去，弥更益烦，肉上粟起，意欲饮水，反不渴者，服文蛤散。若不差者，与五苓散。寒实结胸，无热证者，与三物小陷胸汤，白散亦可服。

文蛤散：

文蛤（五两）

上一味为散，以沸汤和一方寸匕服，汤用五合。

五苓散：

猪苓（十八铢，去黑皮）　白术（十八铢）　泽泻（一两六铢）　茯苓（十八铢）　桂枝（半两，去皮）

上五味为散，更于臼中治之。白饮和方寸匕服之，日三服，多饮暖水，汗出愈。

白散：

桔梗（三分）　巴豆（一分，去皮心，熬黑，研如脂）　贝母

（三分）

上三味为散，内巴豆，更于臼中杵之，以白饮和服。强人半钱匕，羸者减之。病在膈上必吐，在膈下必利，不利，进热粥一杯，利过不止，进冷粥一杯。身热皮粟不解，欲引衣自覆，若以水潠之、洗之，益令热却不得出，当汗而不汗，则烦。假令汗出已，腹中痛，与芍药三两如上法。

分析："病在阳，应以汗解之，反以冷水潠之，若灌之，其热被劫不得去，弥更益烦，肉上粟起"。此处应当是一个太阳病，应该使用汗法治疗，这里"反以冷水潠之，若灌之"是错误的方法，造成"其热被劫不得去"。皮肤散热占人体散热总量的80%以上，"反以冷水潠之，若灌之"，造成皮肤汗腺闭塞，散热骤降，造成皮肤出现遇冷的反应，出现常谓的鸡皮疙瘩，即"肉上粟起"。

"意欲饮水，反不渴者，服文蛤散。"此处叙证不妥，既然"不渴"，为何会出现"意欲饮水"呢？饮水止渴是人的正常需要，不渴饮水是多余之举。

"若不差者，与五苓散。"与五苓散必须有五苓散证，即口渴和小便不利。否则，不可与五苓散。

"寒实结胸，无热证者，与三物小陷胸汤，白散亦可服。"此处可以用白散治疗，小陷胸汤不适宜。

142. 太阳与少阳并病，头项强痛，或眩冒，时如结胸，心下痞硬者，当刺大椎第一间、肺俞、肝俞，慎不可发汗，发汗则谵语、脉弦。五日谵语不止，当刺期门。

分析：结胸证为大陷胸汤证，当用下法解之，若用汗法，犯了原则性治疗错误，所以言"慎不可发汗"，此处是用针刺法解之。

143. 妇人中风，发热恶寒，经水适来，得之七八日，热除而脉迟身凉，胸胁下满，如结胸状，谵语者，此为热入血室也。当刺期门，随其实而取之。

分析：此为妇女经期的一种反应，也可能经期患外感证。平素表虚，妇人经期易患感冒等，甚至在经期出现精神失常。此处的表现可能为一种情况，仲景将此种情况分析为"此为热入血室也"。血室是指子宫，而且指出了治疗方法，"刺期门"。在 108 条和 109 条中，仲景也言"刺期门"。可见此穴位是一个治疗多种病的穴位。"随其实而取之"当理解为是随其病的实际情况而采取适当的治疗方法，当然也包括此处的针刺术。

妇人经期出现精神症状时，可以用柴胡加龙骨牡蛎汤治疗。

144. 妇人中风，七八日续得寒热，发作有时，经水适断者，此为热入血室，其血必结，故使如疟状，发作有时，小柴胡汤主之。

小柴胡汤：

柴胡（半斤） 黄芩（三两） 人参（三两） 半夏（半升，洗） 甘草（三两） 生姜（三两，切） 大枣（十二枚，擘）

上七味，以水一斗二升，煮取六升，去滓，再煎取三升。温服一升，日三服。

分析：此条是叙述妇人经期可以出现"续得寒热，发作有时，经水适断者"和"如疟状，发作有时"的情况，其原因是"此为热入血室，其血必结"。此处是用小柴胡汤治疗。

胡希恕先生认为："在临床上，我个人认为只是用小柴胡汤的机会不多，一般配桃核承气汤或桂枝茯苓丸，主要看可下不可下。可下，要是谵语，大便几天不通，你可用大柴胡汤、桂枝茯苓丸或桃仁承气汤；不可下，大便不干，而且反溏，用小柴胡汤合桂枝茯苓丸相当好。看这些证候，单用小柴胡汤不多。"

145. 妇人伤寒发热，经水适来，昼日明了，暮则谵语，

如见鬼状者，此为热入血室。无犯胃气及上二焦，必自愈。

分析：此条证与上证的分析相同，是经期出现的精神症状，病机也与上条同。"无犯胃气及上二焦"，上二焦是指上焦与中焦。三焦在中医学中，一般以《灵枢·营卫生会》篇所描述的为准。其言"上焦如雾""中焦如沤""下焦如渎"。可以理解为上焦指肺的功能，主气；中焦指消化吸收功能，指胃与肠；下焦是指肾脏、膀胱的功能。"无犯胃气及上二焦"，可以理解为不要用其他不适当的治疗方法，如下法、吐法等损伤胃气和肺气，待经血过之后，热随经血而去，故曰"必自愈"。西医学认为，经期可能引起内分泌的变化，一些妇女不能适应这种变化而出现精神症状。经期之后，内分泌恢复正常，所以病也自愈。

146. 伤寒六七日，发热微恶寒，支节烦疼，微呕，心下支结，外证未去者，柴胡桂枝汤主之。

柴胡桂枝汤：

桂枝（去皮） 黄芩（一两半） 人参（一两半） 甘草（一两，炙） 半夏（二合半，洗） 芍药（一两半） 大枣（六枚，擘） 生姜（一两半，切） 柴胡（四两）

上九味，以水七升，煮取三升，去滓，温服一升。本云人参汤，作如桂枝法，加半夏、柴胡、黄芩，复如柴胡法。今用人参作半剂。

分析："伤寒六七日"是病程，症状是"发热微恶寒，支节烦疼，微呕，心下支结"。就是发热微微有点冷，四肢关节疼起来，烦躁，微微有点呕，心口窝下硬硬的，心下满闷的感觉，是表证尚未解除而又出现了一些小柴胡汤证。

为啥用柴胡汤一半、桂枝汤一半呢？是因为这条的症状轻，"微恶寒"和"微呕"两个"微"。这条既有表证，也有里证。表证是桂枝证，支节烦疼；里病是柴胡汤证的微呕，半表半里也是个合病。

此为一个少阳、太阴、厥阴合病，本方为小柴胡汤合桂枝汤而成。

在日本，用本方治疗癫痫，发现对小白鼠听源性惊厥有抵抗作用，且煎剂比浸膏剂抗癫痫作用更强。

147. 伤寒五六日，已发汗，而复下之，胸胁满微结，小便不利，渴而不呕，但头汗出，往来寒热，心烦者，此为未解也，柴胡桂枝干姜汤主之。

柴胡桂枝干姜汤：

柴胡（半斤） 桂枝（三两，去皮） 干姜（二两） 栝楼根（四两） 黄芩（三两） 牡蛎（二两，熬） 甘草（二两，炙）

上七味，以水一斗二升，煮取六升，去滓，再煎取三升。温服一升，日三服。初服微烦，复服汗出，便愈。

分析："伤寒五六日"是病程，"已发汗，而复下之"是应用过的治疗方法。虽然已经治疗过，但是病人的症状还有，是"胸胁满微结，小便不利，渴而不呕，但头汗出，往来寒热，心烦者"，此处的"此为未解也"是病未痊愈。本证为少阳与太阴合证。"胸胁满""往来寒热""但头汗出"是柴胡证；"渴"是栝楼根证；"心烦"是黄芩和牡蛎证；"微结"应该是微溏，是干姜证。

在日本，用此方治疗体弱者的失眠症有效。

148. 伤寒五六日，头汗出，微恶寒，手足冷，心下满，口不欲食，大便硬，脉细者，此为阳微结，必有表，复有里也。脉沉，亦在里也。汗出为阳微。假令纯阴结，不得复有外证，悉入在里，此为半在里半在外也。脉虽沉紧，不得为少阴病。所以然者，阴不得有汗，今头汗出，故知非少阴也，可与小柴胡汤。设不了了者，得屎而解。

分析：从这条可以看出，头汗出，证属少阳；微恶寒，证属太阳；心下满，口不欲食，证属太阴；大便硬，证属阳明；手足冷，证属厥阴；脉细，证属少阴。病证分于三部，遍及六病。难以在某局部确定病位、病性。其病体是以整体的不协调为其主要表现的。当临床治疗中遇到区分病位病性的一系列难题时，应用小柴胡汤多可取效，其中微妙的机制变化有待探讨。

"设不了了者，得屎而解"是在服小柴胡汤后，病人症状没有完全消失，大便之后，症状就会完全消失。通便也是小柴胡汤的一种作用。

刘绍武先生根据多年临床实践得出结论，体证是整体的不协调表现，主要是大脑皮质的功能紊乱，导致自主神经系统的功能改变，使机体各组织器官不能各司其职所致，单纯采取攻、补、温、清的方法，都不能达到治疗目的，必须选用整体的协调疗法，使整体趋于一个平衡稳定的状态。协调疗法能促进机体恢复正常的功能。

149. 伤寒五六日，呕而发热者，柴胡汤证具，而以他药下之，柴胡证仍在者，复与柴胡汤。此虽已下之，不为逆，必蒸蒸而振，却发热汗出而解。若心下满而硬痛者，此为结胸也，大陷胸汤主之。但满而不痛者，此为痞，柴胡不中与之，宜半夏泻心汤。

半夏泻心汤：

半夏（半升，洗） 黄芩 干姜 人参 甘草（炙，各三两） 黄连（一两） 大枣（十二枚，擘）

上七味，以水一斗，煮取六升，去滓，再煎取三升。温服一升，日三服。须大陷胸汤者，方用前第二法。

分析："伤寒五六日，呕而发热者，柴胡汤证具，而以他药下之，柴胡证仍在者，复与柴胡汤"，是小柴胡汤证，用了错误的治疗方法，并没有引起病的本质变化，小柴胡汤证仍然存在，所以仍然应用小柴胡汤治疗，这就是证不变者方也不变的临床守则。

"此虽已下之，不为逆"说法不妥，此处毕竟使用了错误的治疗方法，在临床中不能有侥幸心态。

"必蒸蒸而振，却发热汗出而解"是服小柴胡汤后病愈过程的表现。

"若心下满而硬痛者，此为结胸也，大陷胸汤主之"，这是用下法之后，病情发生了本质的变化，所以用大陷胸汤治疗。

"但满而不痛者，此为痞"，此为用下法之后，病情发生了变化，已经不是小柴胡汤证了，所以说"柴胡不中与之"，此时"宜半夏泻心汤"。

本条讲述了一个疾病的治疗要随着病情变化而变化，也是"观其脉证，随证治之"。

150. 太阳少阳并病，而反下之，成结胸，心下硬，下利不止，水浆不下，其人心烦。

分析：此处没有叙述"太阳少阳并病"的具体症状，就使用了下法，太阳病用汗法，少阳病用清法，两者并病也不能用下法，所以说"反下之"。造成病人"成结胸，心下硬，下利不止，水浆不下，其人心烦"，这都是误治造成的。"太阳少阳并病"可参考142、171条。142条与171条证相似，治疗方法也相同，均用针刺法，取穴位也基本相似。前言"慎不可发汗"，后言"慎勿下之"，此条也因"反下之"造成"下利不止，水浆不下，其人心烦"，此条之证也可以应用针刺法治疗。

151. 脉浮而紧，而复下之，紧反入里，则作痞。按之自濡，但气痞耳。

分析："脉浮而紧"是表部麻黄汤证，应当用麻黄汤解表，从"而复下之"知道前边进行了治疗，很可能病没有解除，此时又使用了下法，造成"紧反入里，则作痞"。紧脉一般是主里，主痛，主寒。痞是上下不通的意思。痞是借用《易经》否卦的含义，是天地之气不通。此处是胃肠不通，气结腹内，无实物积存，所以说"按之自濡，但气痞耳"。胃胀气而出现心窝部胀满不适感，属太阴病类。如149条所说，"宜半夏泻心汤"。

152. 太阳中风，下利呕逆，表解者，乃可攻之。其人漐漐汗出，发作有时，头痛，心下痞硬满，引胁下痛，干呕短气，汗出不恶寒者，此表解里未和也，十枣汤主之。

十枣汤：

芫花（熬） 甘遂 大戟

上三味，等分，各别捣为散，以水一升半，先煮大枣肥者十枚，取八合，去滓，内药末。强人服一钱匕，羸人服半钱，温服之，平旦服。若下少，病不除者，明日更服，加半钱，得快下利后，糜粥自养。

分析："太阳中风，下利呕逆，表解者，乃可攻之"，此处的"太阳中风"是一个空词，如果是桂枝汤证，应该有汗出恶风，如果是大青龙汤证，应该是无汗身疼痛。从后面的"下利呕逆"看，是太阴病的表现，已经没有了表证的表现，也可能有表证，但已经消失。此处的"乃可攻之"显然是错误的，因为无论是表证还是"下利呕逆"都是不能用攻下的方法来治疗，此时用下法是一个大忌。

"其人漐漐汗出，发作有时，头痛，心下痞硬满，引胁下痛，干呕短气，汗出不恶寒者"，这是一个严重腹水病人的表现，此时病人是"此表解里未和也"，所以用"十枣汤主之"来治疗。

十枣汤用于胸水和肝硬化腹水患者有一定疗效，但其作用凶猛，易伤正气。所以应用时要特别小心，凡出现涩脉、数脉者，不可用也。

153. 太阳病，医发汗，遂发热恶寒，因复下之，心下痞，表里俱虚，阴阳气并竭，无阳则阴独，复加烧针，因胸烦，面色青黄，肤瞤者，难治；今色微黄，手足温者，易愈。

分析："太阳病，医发汗"是无可非议的，但是发汗之后，太阳病未愈。"遂"，接着的意思，又出现"发热恶寒"，应该还是发汗治疗。可是此时因为医生使用了错误的下法，出现"心下痞"，造成"表里俱虚，阴阳气并竭"。就是汗法造成表虚，下之造成里虚，表虚阳衰，里虚阴衰，故曰"阴阳气并竭"。"无阳则阴独"应该出现四逆汤证，应当以四逆汤治疗。此时反而"复加烧针"，这是一种发汗的方法，使病人更加衰竭，病人出现"胸烦，面色青黄，肤𥊆"，这是严重衰竭的表现，所以说"难治"。如果病人表现是"今色微黄，手足温者"，说明阳气尚存，末梢循环尚好，因此判断为"易愈"。如果仅是"心下痞"，可以用半夏泻心汤治疗。

154. 心下痞，按之濡，其脉关上浮者，大黄黄连泻心汤主之。

大黄黄连泻心汤：

大黄（二两）　黄连（一两）

上二味，以麻沸汤二升渍之，须臾绞去滓，分温再服。

分析：这条是热证，但不是实证。"其脉关上浮"是热的表现，"按之濡"说明心下比较空虚，也就是胃内没有积滞食物。这是胃炎的一种表现形式。

"大黄黄连泻心汤"使用方法是"以麻沸汤二升渍之，须臾绞去滓，分温再服"，不是用煎煮的方法，使大黄的泻下变得很弱，而保留其清热作用。其药物组成，参考155条的"附子泻心汤"应该是三味：大黄、黄连、黄芩。胡希恕先生说："我都是用大黄黄连黄芩三黄剂，不只治心下痞，还治衄血、吐血都有效，尤其衄血，百发百中，小儿衄血，都用此种法子。"

155. 心下痞，而复恶寒汗出者，附子泻心汤主之。

附子泻心汤：

大黄（二两）　黄连（一两）　黄芩（一两）　附子（一枚，炮，去皮，破，别煮取汁）

上四味，切三味，以麻沸汤二升渍之，须臾绞去滓，内附子汁，分温再服。

分析：这条应该是承上条而言，是少阳与少阴合证。此处的"心下痞"是少阳证，"恶寒汗出"是少阴证，是阳虚的表现。此方中的附子是煎煮取汁，附子如果"以麻沸汤渍之"，其效果则大减。

156. 本以下之，故心下痞，与泻心汤。痞不解，其人渴而口燥烦，小便不利者，五苓散主之。一方云：忍之，一日乃愈。

分析： 71 条是大汗出后，饮水过多形成的五苓散证。本条是下后形成的五苓散证，说明证的转化是多途径的，追求其转化过程并不影响辨证论治。临床上多见阴雨绵绵、环境潮湿而影响胃肠吸收功能，易出现五苓散证，对证治疗效果立验。

"忍之，一日乃愈"可能是别的条文内容，错简在此。

157. 伤寒汗出解之后，胃中不和，心下痞硬，干噫食臭，胁下有水气，腹中雷鸣，下利者，生姜泻心汤主之。

生姜泻心汤：

生姜（四两，切）甘草（三两，炙）人参（三两）干姜（一两）黄芩（三两）半夏（半升，洗）黄连（一两）大枣（十二枚，擘）

上八味，以水一斗，煮取六升，去滓，再煎取三升。温服一升，日三服。附子泻心汤，本云：加附子。半夏泻心汤，甘草泻心汤，同体别名耳。生姜泻心汤，本云：理中人参黄芩汤，去桂枝、术，加黄连并泻肝法。

分析： "伤寒汗出解之后，胃中不和"，此时的病人"胃中不和"，一方面可能是外感病之后，病人的消化机能受到损害，另一方面，可能平素病人胃肠功能就不好，在得病之后更加受到损害，从而出现"心下痞硬，干噫食臭，胁下有水气，腹中雷鸣，下利"一系列症状。此处的"胁下有水气"也是指胃肠道。生姜泻心汤治疗急、慢性胃肠炎有良好作用，是临床的常用方剂。

158. 伤寒中风，医反下之，其人下利日数十行，谷不化，腹中雷鸣，心下痞硬而满，干呕心烦不得安。医见心下痞，谓病不尽，复下之，其痞益甚。此非结热，但以胃中虚，客气上逆，故使硬也。甘草泻心汤主之。

甘草泻心汤：

甘草（四两，炙）　黄芩（三两）　干姜（三两）　半夏（半升，洗）大枣（十二枚，擘）　黄连（一两）

上六味，以水一斗，煮取六升，去滓，再煎取三升。温服一升，日三服。

分析："伤寒中风，医反下之"，此时应该使用汗法，反而使用了下法，这说明出现了治疗错误，造成了严重的后果，即"其人下利日数十行，谷不化，腹中雷鸣，心下痞硬而满，干呕心烦不得安"。这是消化机能受到严重损害的表现。因为"下利日数十行"，造成体液的大量丢失，有效血液循环量减少，严重时可能会出现虚脱或者休克。"医见心下痞，谓病不尽，复下之，其痞益甚。"这是医生一错再错，虚以实治，故使"其痞益甚"。张仲景分析病机是"此非结热，但以胃中虚，客气上逆，故使硬也"。应当应用"甘草泻心汤主之"。

生姜泻心汤证、甘草泻心汤证、半夏泻心汤证为同一类证，为典型的急性胃肠炎症，或称为沙门菌感染。生姜泻心汤有特效，甘草泻心汤、半夏泻心汤作用也与此相近，生姜泻心汤证是以呕为主，半夏泻心汤证是以吐为主，也有腹中雷鸣，甘草泻心汤证是以谷不化为主。此证是寒热虚实均见，所以用药也阴阳药均有。此三方对慢性胃肠炎也有良效。

159. 伤寒服汤药，下利不止，心下痞硬。服泻心汤已，复以他药下之，利不止，医以理中与之，利益甚。理中者，理中焦，此利在下焦，赤石脂禹余粮汤主之。复不止者，当利其小便。

第一章　《伤寒论》分析

089

赤石脂禹余粮汤：

赤石脂（一斤，碎）　太一禹余粮（一斤，碎）

上二味，以水六升，煮取二升，去滓，分温三服。

分析： "伤寒服汤药，下利不止"是说明治疗出现了错误，此时服的汤药应该是泻药，服药后出现"下利不止，心下痞硬"。因为有"心下痞硬"，又服用了泻心汤。病情仍在，又用了下法，造成"利不止"。此时医生没有审清病情，故曰"医以理中与之，利益甚"。分析治疗无效的原因是"理中者，理中焦，此利在下焦"，应当是"赤石脂禹余粮汤主之"。此时的下利是下焦利，是直肠分泌过盛造成的下利，所以使用收敛之药治疗。如果病人仍然"复利不止者"，说明仍然没有看清病的本质，此是肠道吸收水分功能障碍，故曰"当利其小便"，用五苓散等利水渗湿的方法治疗。本条详细分析了下利的多种情况，是非常有益的警示。

160. 伤寒吐下后，发汗，虚烦，脉甚微。八九日心下痞硬，胁下痛，气上冲咽喉，眩冒，经脉动惕者，久而成痿。

分析： "心下痞硬，胁下痛，气上冲咽喉"与152条的"心下痞硬，引胁下痛，干呕短气"证是同类证，是水积胸胁而致，宜用十枣汤。"眩冒，经脉动惕"与67条"发汗则动经，身为振振摇者"证为同类证，是"吐下后，发汗"而引起血容量不足出现的虚脱表现，故显"虚烦，脉甚微"，宜用茯苓桂枝白术甘草汤。"久而成痿"指在临床上长期卧床的病人会出现肌肉萎缩，当按"痿"证治。"痿"证相当于西医学的肌肉萎缩类疾患，宜用阴阳双补的方剂，如桂枝加人参汤、炙甘草汤等。

161. 伤寒发汗，若吐若下，解后，心下痞硬，噫气不除者，旋覆代赭汤主之。

旋覆代赭汤：

旋覆花（三两）　人参（二两）　生姜（五两）　代赭（一两）　甘草

（三两，炙） 半夏（半升，洗） 大枣（十二枚，擘）

上七味，以水一斗，煮取六升，去滓，再煎取三升。温服一升，日三服。

分析："伤寒发汗，若吐若下，解后"是说一个外感证，使用了汗法、吐法、下法之后，外感证消失了，但是出现了胃气受损的情况，病人表现是"心下痞硬，噫气不除"，这是胃寒的一种表现，主要是吐法与下法造成胃机能衰减。方中生姜5两，是大剂量，增强温胃作用。如果用小剂量则无效。

旋覆代赭汤的功效主要是作用于上消化道，尤其对食管痉挛、贲门痉挛、膈肌痉挛引起的噫气、呕逆之类病有很好的镇降作用，有人报道对早期食管癌也有一定疗效。用于食管癌患者，有改善咽下的作用。

162. 下后不可更行桂枝汤。若汗出而喘，无大热者，可与麻黄杏子甘草石膏汤。

麻黄杏子甘草石膏汤：

麻黄（四两） 杏仁（五十个，去皮尖） 甘草（二两，炙） 石膏（半斤，碎，绵裹）

上四味，以水七升，先煮麻黄，减二升，去白沫，内诸药，煮取三升，去滓，温服一升。本云：黄耳杯。

分析："下后不可更行桂枝汤"，此处说明病人在此前，不仅用了下法，而且在下之前，已经应用了桂枝汤。用桂枝汤应当有桂枝汤证的一些症状，推测主要症状是汗出，所以才会应用桂枝汤。病人此时的表现是"汗出而喘，无大热"，此处"无大热"表明小热是有的，否则，就应该是"汗出而喘，无热"。所以"可与麻黄杏子甘草石膏汤"。此方是麻黄汤中的桂枝被石膏置换，增加了清热作用。可以参考63条。这里的"汗出"是由于喘所致，故仍用麻黄；桂枝证之"汗出"是"表虚"所致，故不得用麻黄。

麻黄杏子甘草石膏汤加减治疗小儿支气管炎或者小儿肺炎有良好效果。

163. 太阳病，外证未除，而数下之，遂协热而利。利下不止，心下痞硬，表里不解者，桂枝人参汤主之。

桂枝人参汤：

桂枝（四两，别切） 甘草（四两，炙） 白术（三两） 人参三两 干姜（三两）

上五味，以水九升，先煮四味，取五升，内桂，更煮取三升，去滓。温服一升，日再夜一服。

分析："太阳病，外证未除，而数下之，遂协热而利。"这应该是太阳病，在表证没有治好的情况下，而多次采用了错误下法，但是下法所用之药，多是苦寒药，极易损伤胃肠道功能，出现的下利应该是太阴病之利，不会出现里热的"协热利"。用下法之后，出现"利下不止，心下痞硬"是可能的。所以应用温里的"桂枝人参汤主之"也是合理的。此处"表里不解"并未叙述出表证的症状，按处方推测应当是身疼痛。

在《伤寒论》中，提到协热利的有三处：139 条"四日复下之，此作协热利也"；140 条"脉沉滑者，协热利"；163 条"而数下之，遂协热而利"。这些条目中都没有针对性的治疗方法，此处的桂枝人参汤也不是为协热利而设。多数人认为协热利应该应用葛根黄芩黄连汤治疗。

164. 伤寒大下后，复发汗，心下痞，恶寒者，表未解也。不可攻痞，当先解表，表解乃可攻痞。解表宜桂枝汤，攻痞宜大黄黄连泻心汤。

分析："伤寒大下后，复发汗，心下痞，恶寒者，表未解也。"此处是说明医生在这个病人的治疗上犯了原则性治疗错误，伤寒是表证，应该应用汗法解表，医生却使用了大下法，当然病未解，又用了汗法，病人还是没有痊愈。此时病人反而增加了里部的症状"心下痞"，同时仍然有表证的表现"恶寒"，所以说"表未解也"，就是表里同时有病。此时的治疗原则是"不可攻痞，当先解表，表解乃可攻痞"。此处也给出具体的治疗方法："解表宜桂枝汤，攻痞宜大黄黄连泻心汤。"

此处为什么要先解表而后攻痞呢？是因为攻痞的方法常常损伤病人胃气，此时病人已经因为"大下"而出现了"心下痞"，是胃炎的一种表现形式。已经是胃气受损，如果再用攻痞的方法，将使胃气更加衰弱，从而给治疗带来更大麻烦。解表之后如果心下痞仍然存在，可能应该是热痞，因为桂枝汤性热，用之后可以加重胃炎，所以攻痞用具有清热作用的大黄黄连泻心汤。

165. 伤寒发热，汗出不解，心中痞硬，呕吐而下利者，大柴胡汤主之。

分析： 此条可以参考 103 条、136 条，都是讲应用大柴胡汤的情况。大柴胡汤的主要作用在胃，此处的"心下痞硬"与 103 条的"心下急，呕不止"都是胃炎的表现，后者可能更严重，是胃痉挛的表现。在临床中，如果病人是呕吐下利，还是应用生姜泻心汤较好。

大柴胡汤与小柴胡汤的不同在于增加了枳实和芍药，主治"呕不止，心下急"，相当于急性胃炎或为幽门痉挛的患者，大柴胡汤中的黄芩与芍药含有黄芩汤的功效，对于下利有很好的作用。另外，大柴胡汤中应当有大黄。

日本研究大柴胡汤对肾上腺与胸腺有明显的作用，从而提高了机体的应激能力。

166. 病如桂枝证，头不痛，项不强，寸脉微浮，胸中痞硬，气上冲咽喉，不得息者，此为胸有寒也。当吐之，宜瓜蒂散。

瓜蒂散：

瓜蒂（一分，熬黄） 赤小豆（一分）

上二味，各别捣筛，为散已，合治之，取一钱匕，以香豉一合，用热汤七合，煮作稀糜，去滓，取汁和散。温顿服之。不吐者，少少加，得快吐乃止。诸亡血虚家，不可与瓜蒂散。

分析："病如桂枝证，头不痛，项不强，寸脉微浮"，此处叙证不好解释。此时病人主要症状是"胸中痞硬，气上冲咽喉，不得息者"，造成病人极其痛苦。病机是"此为胸有寒也"，此处的"寒"应当作为"痰"字解，故曰"当吐之"。因为瓜蒂散是导痰剂，只有痰积于胸中，也就是胃中，才能使用瓜蒂散。

瓜蒂散是催吐剂，主要作用于胃部，现代医生常用于治疗精神分裂症，但要慎用。此处"诸亡血虚家，不可与瓜蒂散"说明瓜蒂散对人体的损害是很大的，临证时要特别小心。

瓜蒂散作用于消化道，特别是胃部，使其黏液大量外涌，从而使患者精神锐减，出现吐后疲乏欲寐之状，消除了精神症状。用西医学话讲，可能为一种超限抑制或曰负诱导。

167. 病胁下素有痞，连在脐傍，痛引少腹，入阴筋者，此名脏结，死。

分析：这条也为"脏结"，但与上条不同，是"脏结"的另一类型。从这段文字描述可以看出，这类似于一个斜疝的病人，而且演化为"嵌顿疝"或为绞扎性肠梗阻。此处的"入阴筋者"可能是肠的内容物进入阴囊，不能还纳，所以判定为"死"。

168. 伤寒若吐、若下后，七八日不解，热结在里，表里俱热，时时恶风，大渴，舌上干燥而烦，欲饮水数升者，白虎加人参汤主之。

白虎加人参汤：

知母（六两）　石膏（一斤，碎）　甘草（二两，炙）　人参（二两）粳米（六合）

上五味，以水一斗，煮米熟汤成，去滓。温服一升，日三服。此方立夏后、立秋前乃可服，立秋后不可服。正月、二月、三月尚凛冷，亦不可与服之，与之则呕利而腹痛。诸亡血虚家亦不可与，得之则腹痛利者。但可温之，当愈。

分析："伤寒若吐、若下后，七八日不解"，这是叙述一个病人的病程。伤寒病一般用汗法，在这七八天的过程中，同时也使用了吐法和下法，病人依然没有痊愈。此时病人表现是"表里俱热，时时恶风，大渴，舌上干燥而烦，欲饮水数升"，出现这种症状的原因是"热结在里"。吐法与下法是治疗阳明病的方法，这是少阳病，应该使用清法。这条和 26 条是一个道理。26 条是从发汗而得，这是吐下后而得，这些方法不当，都可以造成体液丢失，此时的"大渴"是体液严重缺乏的表现，病人渴的程度是相当严重的，所以才出现"欲饮水数升"的表现。此时的"时时恶风"不是表证，而是与下一条的"背微恶寒"是同一病机，是心阳不足的表现，也是加人参的原因。

白虎汤证一般人认为是"四大"，实际上，白虎加人参汤证才是"四大"，即大热、大汗出、大烦渴、脉洪大。这是热极伤阴的表现，确切地讲，白虎加人参汤证是白虎汤证兼人参证，即少阳病兼少阴证。人参除有强心作用之外，还能滋阴，如果没有亡津的现象，只有背恶寒，那就是加附子。参考 155 条附子泻心汤证。

169. 伤寒无大热，口燥渴，心烦，背微恶寒者，白虎加人参汤主之。

分析：此条与上条本质一样，虽然此处说"无大热"，但是表明还是有热的。体液的缺乏是很严重的，病人表现出"口燥渴"与"心烦"都是体内严重缺水的表现。可以参考上条解释。

170. 伤寒脉浮，发热无汗，其表不解，不可与白虎汤。渴欲饮水，无表证者，白虎加人参汤主之。

分析："伤寒脉浮，发热无汗，其表不解者，不可与白虎汤。"这是一个表部的麻黄汤证，应当应用辛温解表的麻黄汤治疗，通过发汗来治

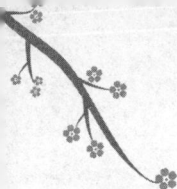

疗。如果误用寒凉的白虎汤治疗，这是犯了原则性治疗错误，必然引起汗腺闭塞，表热不得散发，表证必然不解。所以此处强调"渴欲饮水，无表证者，白虎加人参汤主之"。在临床中，犯原则性的治疗错误，有时后果十分严重，不可不戒。

171. 太阳少阳并病，心下硬，颈项强而眩者，当刺大椎、肺俞、肝俞，慎勿下之。

分析："心下硬，颈项强而眩者"，此处说是"太阳少阳并病"，实际上此时病人已经没有了太阳病的表现，是少阳病的一些症状，治疗以针刺"大椎、肺俞、肝俞"，同时对于表证也有治疗作用。因为病人有"心下硬"，但不是心下痞，不要用下法来损伤胃气，故曰"慎勿下之"。

另外，在古代，对于病人的症状描述是极其简单的，在今天的临床中，我们不能按图索骥，要结合现代的医学知识予以思考。

172. 太阳与少阳合病，自下利者，与黄芩汤；若呕者，黄芩加半夏生姜汤主之。

黄芩汤：

黄芩（三两） 芍药（二两） 甘草（二两，炙） 大枣（十二枚，擘）

上四味，以水一斗，煮取三升，去滓。温服一升，日再夜一服。

黄芩加半夏生姜汤：

黄芩（三两） 芍药（二两） 甘草（二两，炙） 大枣（十二枚，擘） 半夏（半升，洗） 生姜（一两半，一方三两，切）

上六味，以水一升，煮取三升，去滓。温服一升，日再夜一服。

分析：此条的"太阳与少阳合病"没有叙述出合病的具体症状，这里的"自下利"是太阴病的下利。从黄芩汤的组成看，此方是凉性方剂，应当是针对热证而设，也非虚寒的太阴病可用。在临床上，多用于急性肠炎，典型症状是"腹痛下利"，效果很好。

"若呕者"是承前而言，症状是"下利而呕"，一般中医认为是少阳合太阴证，严格地讲，是胃寒肠热，这应该是里热与里寒的合证。此处黄芩加生姜半夏汤是小半夏汤，治呕治吐效果很好。

可以看出，358 条"伤寒四五日，腹中痛，若转气下趋少腹者，此欲自利也"，此条有证无方。若 172 条与 358 条两条合参，修改为"太阳与少阳合病，病已解，但腹中痛，自下利者，与黄芩汤。若吐者，黄芩加半夏生姜汤主之"，可能更符合临床见证。

173. 伤寒胸中有热，胃中有邪气，腹中痛，欲呕吐者，黄连汤主之。

黄连汤：

黄连（三两） 甘草（三两，炙） 干姜（三两） 桂枝（三两，去皮） 人参（二两） 半夏（半升，洗） 大枣（十二枚，擘）

上七味，以水一斗，煮取六升，去滓。温服，昼三夜二。疑非仲景方。

分析："伤寒胸中有热，胃中有邪气"这句话是病机分析，不是具体症状，是对于黄连汤证的病机论述。后边的"腹中痛，欲呕吐"才是黄连汤证的具体症状。

生姜泻心汤证、甘草泻心汤证、半夏泻心汤证为同一类证，黄连汤证与此三泻心汤证亦有相似之处，三泻心汤证中没有说"胸中有热"，但此处提出"胸中有热"，有热就有烦，是少阳证的表现。为了能更好地适应临床辨证需要，家父刘绍武将条文修改为："伤寒解之后，胸中有烦热，胃中有邪气，腹中痛，欲呕吐者，黄连汤主之。"

174. 伤寒八九日，风湿相搏，身体疼烦，不能自转侧，不呕不渴，脉浮虚而涩者，桂枝附子汤主之。若其人大便硬，小便自利者，去桂加白术汤主之。

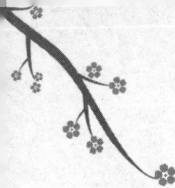

桂枝附子汤：

桂枝（四两，去皮）　附子（三枚，炮，去皮，破）　生姜（二两，切）　大枣（十二枚，擘）　甘草（二两，炙）

上五味，以水六升，煮取二升，去滓，分温三服。

去桂加白术汤：

附子（三枚，炮，去皮，破）　桂枝（四两，去皮）　白术（四两）　生姜（三两，切）　甘草（二两，炙）　大枣（十二枚，擘）

上五味，以水六升，煮取二升，去滓，分温三服。初一服，其人身如痹，半日许复服之，三服都尽，其人如冒状，勿怪，此以附子、术并走皮内，逐水气未得除，故使之耳，法当加桂四两。此本一方二法：以大便硬，小便自利，去桂也；以大便不硬，小便不利，当加桂。附子三枚恐多也，虚弱家及产妇宜减服之。

分析："伤寒八九日"是病程的叙述，就是说一个病人患外感病已经八九天了。"风湿相搏"是对后面症状产生的病机分析。风、寒、暑、湿、燥、火是六种病邪，简称六淫，此处是指风与湿在体内活动引起了后面的症状。"身体疼烦，不能自转侧，不呕不渴，脉浮虚而涩"是病人的临床表现。病人疼痛是比较严重的，自己翻身都十分困难。从"脉浮虚而涩"而知道病人身体状况也很差，这种脉象是少阴病的表现，所以用"桂枝附子汤主之"。桂枝附子祛寒止痛，兼治少阴浮虚而涩之脉。

"若其人大便硬（一云：脐下心下硬），小便自利者，去桂枝加白术汤主之"，这是承接前段而言。此处加白术当有太阴病的表现，此处的"大便硬"应该是先硬后溏。白术也有祛湿作用。

175. 风湿相搏，骨节烦疼，掣痛不得屈伸，近之则痛剧，汗出短气，小便不利，恶风不欲去衣，或身微肿者，甘草附子汤主之。

甘草附子汤：

甘草（二两，炙）　附子（二枚，炮，去皮，破）　白术（二两）

桂枝（四两，去皮）

上四味，以水六升，煮取三升，去滓。温服一升，日三服。初服得微汗则解，能食，汗止复烦者，将服五合，恐一升多者，宜服六七合为始。

分析：本证为风湿性关节炎发作期的典型表现，比上条的病情更严重，骨节疼痛的程度是很重的，从"掣痛不得屈伸，近之则痛剧"可以想象到病人的苦楚状态。"汗出短气"是由于疼痛造成的。本方以桂枝甘草汤为基本方，附子协助桂枝而镇痛，白术有祛湿作用。本方镇痛作用尚可。

176. 伤寒脉浮滑，此以表有热、里有寒，白虎汤主之。

分析：白虎汤证是表里俱热之证，此处的叙述不对。此条应该是"伤寒脉浮滑，此表有热、里有热，白虎汤主之"。此处的"脉浮滑"表里俱热的表现。如果"里有寒"，白虎汤是绝对不能用的，否则，寒证寒治，则祸不旋踵。

177. 伤寒脉结代，心动悸，炙甘草汤主之。

炙甘草汤：

甘草（四两，炙） 生姜（三两，切） 人参（二两） 生地黄（一斤） 桂枝（三两，去皮） 阿胶（二两） 麦门冬（半升，去心） 麻仁（半升） 大枣（三十枚，擘）

上九味，以清酒七升，水八升，先煮八味，取三升，去滓，内胶烊消尽。温服一升，日三服。一名复脉汤。

分析："脉结代"是心律不齐，结脉是缓中一停叫结，促脉是快中一停叫促，代脉是明显有停顿。可以参考下条的叙述和病机分析。"心动悸"是病人休息时没有心慌的感觉，但是在活动时即出现心慌的感觉。也就是说凡从事增加心脏负荷的活动就会出现心慌，故曰"心动悸"。

炙甘草汤的现代研究表明，本方具有抗心律失常、抗心肌缺血再灌注损伤的作用，能降低再灌注诱发的室性早搏和心律失常总发生率，并能缩小再灌注后心肌梗死的范围。能对抗实验性"阴虚"动物的心律失常，能够减慢心率、消除窦性心律不齐、降低室性早搏发生率，并能改善"阴虚"证候。此外，还有抗缺氧的作用。

178. 脉按之来缓，时一止复来者，名曰结。又脉来动而中止，更来小数，中有还者反动，名曰结，阴也。脉来动而中止，不能自还，因而复动者，名曰代，阴也。得此脉者，必难治。

分析： 此处叙述一些心律失常病人表现的部分脉象特征，以"结""代"命之。"结"脉又分为两类，即"脉按之来缓，时一止复来者"，这可能为结性逸搏；"又脉来动而中止，更来少数，中有反动"，这可能为期前收缩，也有人认为心房纤颤。代脉只一种，即"脉来动而中止，不能自还，因而复动者"，这可能是一种结性房室传导阻滞。仲景认为"得此脉者，必难治"，无论"结"或"代"都是"阴也"，属于器质性心脏病的心律失常，因此说"必难治"，这种情况用炙甘草汤较宜。

第四节　辨阳明病脉证并治

179. 问曰：病有太阳阳明，有正阳阳明，有少阳阳明，何谓也？答曰：太阳阳明者，脾约是也；正阳阳明者，胃家实是也；少阳阳明者，发汗利小便已，胃中燥烦实，大便难是也。

分析：这条对三种不同的阳明病从形成原因到临床表现给予了区分。"太阳阳明，脾约是也"，可能由太阳病演化为阳明病，"脾约"是脾的功能受到制约，脾的输布津液的功能不能发挥而形成了大便硬，这可能由于太阳病期间，造成了津液缺乏，归过于脾功能受制约。"正阳阳明者，胃家实是也"，这可能为正常阳明病的表现，非由他病转化而来。"少阳阳明者，发汗，利小便已，胃中燥、烦、实，大便难是也"，这里说明了造成津液丢失的汗法和利尿法，可以使肠内津液缺乏而形成阳明病。从 181 条可以更清楚地说明阳明病的成因之一是津液的丢失。

180. 阳明之为病，胃家实是也。

分析：《伤寒论》180 条："阳明之为病，胃家实是也。"这条是说明了阳明病的共性是"胃家实"。"胃家"是指整个胃肠系统，"实"是实有其物，即指痰、水、血、食。因此，阳明病治疗原则以下法或吐法为其治疗大法，取"实者泻之"之理。"胃家实"是阳明病本质，其各证的表现尽管不同，但治则相同。如大承气汤证、小承气汤证、调胃承气汤证、麻仁丸证、蜜导煎证和十枣汤证等，都属阳明病类。阳明病篇共有方证 19 个，其中有些方证不应属阳明病篇，如四逆汤证、桂枝汤证和小柴胡汤证等。

181. 问曰：何缘得阳明病？答曰：太阳病，若发汗，若下，若利小便，此亡津液，胃中干燥，因转属阳明。不更衣，内实，大便难者，此名阳明也。

分析：此条与 48 条开头有相同的意义，即太阳病转化为阳明病的机制，不过比 48 条更深入地进行了分析。"发汗、下、利小便"诸法，均会造成体液的丢失，故曰"此亡津液"，使消化道也处于缺水状态，成为"胃中干燥"，"不更衣，内实，大便难者"。"更衣"，排大便的别名。此处也体现了仲景是以临床见证来确定病的性质与部位。

182. 问曰：阳明病外证云何？答曰：身热，汗自出，不恶寒，反恶热也。

分析：这条指明阳明病外证的表现范围与具体见证，实际是阳明证"热"方面的表现症状。那么，阳明病的内证是什么？上条的"不更衣，内实，大便难也"就是阳明病的内证了。阳明病有热的表现叫外证，胃家实就可以叫作阳明病的内证。

一般情况下，太阳病之热是发热的同时恶寒；少阳病之热是往来寒；阳明病之热是但热不恶寒，甚至反恶热。在临床上胃家实当然是阳明病，如果没有胃家实的证候，有外证，也可确认为是阳明病。

183. 问曰：病有得之一日，不发热而恶寒者，何也？答曰：虽得之一日，恶寒将自罢，即自汗出而恶热也。

分析：此答非所问，问"病有得之一日，不发热，而恶寒者，何也"，应针对此问而答。"病得之一日"为太阳病，但不能绝对如此，由于病人的反应性不同，致病因子（病邪）的强度不同，因此，病人的症状表现也不同。"虽得之一日，恶寒将自罢，即汗出而恶热也"，是说病非按日定性，是以证定性。此时，"即自汗出而恶热"是转属阳明病的表现。这是一种推测，不知是据何证而推测的。但从前"病得之一日，不发热而恶寒者"也不能推知后边的情况，因为前与后非因果必然性。

184. 问曰：恶寒何故自罢？答曰：阳明居中，主土也，万物所归，无所复传，始虽恶寒，二日自止，此为阳明病也。

分析：此条推测是接183条而言，是进一步阐发"恶寒何故自罢"的机制。但是，这种推断疾病的演化过程未必可靠，必须以临床见证推断方不至于陷于困境。

185. 本太阳初得病时，发其汗，汗先出不彻，因转属阳明也。伤寒发热无汗，呕不能食，而反汗出濈濈然者，是转属阳明也。

分析：这条也与48条相似，也为论述太阳病转化为阳明病的情况。"呕不能食"本是太阴病的表现，因为出现"反汗出濈濈然者"，是转属阳明病的表现。论治应以调胃承气汤。

186. 伤寒三日，阳明脉大。

分析：阳明病是热病的极盛期，"脉大"是阳明病的常见之脉。此处病程仅三日，病人正气尚好，无伤津液的情况，所以"脉大"。但如果病程较长，而又用汗、下、吐法后，阳明之脉不一定"脉大"，而可能出现其他脉。因此，辨阳明病要脉证相参。

187. 伤寒脉浮而缓，手足自温者，是为系在太阴。太阴者，身当发黄，若小便自利者，不能发黄。至七八日，大便硬者，为阳明病也。

分析："伤寒脉浮而缓"，桂枝证的常见脉。"手足自温者"多为阳明病的表现，也是里热的一种表现。"是为系在太阴"是说本证为里部病，此处的"太阴"只能作病位言。"太阴者，身当发黄，若小便自利者，不能发黄"是指"小便自利"，胆红素从尿中排除而"不能发黄"。太阴病不一定都发黄，参看278条。"至七八日，大便硬者，为阳明病也"，是说明病情在向阳明病的方面转化，形成"大便硬"，因此确定病性为里部阳明病，当用大承气汤治之。

188. 伤寒转系阳明者，其人濈然微汗出也。

分析："其人濈然微汗出"是里部阳盛的表现，故曰"转系阳明"。

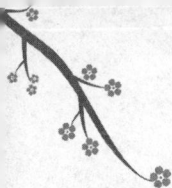

189. 阳明中风，口苦咽干，腹满微喘，发热恶寒，脉浮而紧，若下之，则腹满、小便难也。

分析："阳明中风"并非阳明病，故"若下之，则腹满、小便难也"。此证类似大青龙汤证，可参考38条。"发热恶寒，脉浮而紧"是大青龙汤证的常见证，"喘"也为表部麻黄汤证的常见证，而"口苦咽干"则为少阳病的表现，"腹满"为太阴病的表现，这里为一个太阳少阳太阴合证，因此不能用下法，应用越婢汤为宜。越婢汤在《伤寒论》中无记载，但有"桂枝二越婢一汤"（参看27条），按仲景著《伤寒论》时，当有越婢汤，否则不会有桂枝二越婢一汤的出现，说明《伤寒论》的内容有遗失。越婢汤中，麻黄解表发汗，石膏清热，生姜温中，甘草、大枣调和诸药。

190. 阳明病，若能食，名中风，不能食，名中寒。

分析：在阳明病中，又分了"中风"与"中寒"，两者的区别在于"能食"与"不能食"。这里的"中风"与《伤寒论》2条的"中风"是同名而不同质，这里是实热证，2条的"中风"是虚寒证。从这里也可看出，在《伤寒论》中确实存在着名称、概念混淆的地方，有关这样错误，不进行更正是不能为临床服务的。

191. 阳明病，若中寒者，不能食，小便不利，手足濈然汗出，此欲作固瘕，必大便初硬后溏。所以然者，以胃中冷，水谷不别故也。

分析：这是一个"阳明与太阴"合病。"不能食"是太阴病的表现，"手足濈然汗出"是阳明病的表现，仲景称此证为"固瘕"，是一种常言的"寒气积聚证"，属太阴病。因此，推断"必大便初硬后溏"，其发病机制为"以胃中冷，水谷不别故也"，宜用四逆汤和小承气汤合治。

192. 阳明病，初欲食，小便反不利，大便自调，其人骨节疼，翕翕如有热状，奄然发狂，濈然汗出而解者，此水不胜谷气，与汗共并，脉紧则愈。

分析: "其人骨节疼，翕翕如有热状"为桂枝汤证的表现。从"大便自调"说明本证非阳明病。"奄然发狂，濈然汗出而解"多为柴胡证的病解表现。因此，此证当为柴胡桂枝汤证，可参看146条；柴胡汤证有"战汗"的病解情况，可参看94、101、149、230条。"此水不胜谷气，与汗共并"是对此证临床症状的病机分析。"谷气"指胃气，即消化功能，"初欲食"与"大便自调"都说明胃气尚好。此处"水"不知指何而言，如指汗言，是说明体内水"与汗共并"，通过"奄然发狂，濈然汗出而解"是将多余的水排出体外。"脉紧"是麻黄汤证、大青龙汤证、柴胡汤证等的多证共见脉，如在阳明病见脉紧，多说明内热已消，阳明病之脉多为"大脉"，当转入紧脉时，是内热消除，机体康复的表现。

193. 阳明病，欲解时，从申至戌上。

分析: "申至戌"是下午3～9时，不是阳明病欲解的时间，是阳明病加重的时间，常谓的"日晡所发潮热"正是指此时间而言。

194. 阳明病，不能食，攻其热必哕。所以然者，胃中虚冷故也。以其人本虚，攻其热必哕。

分析: 本条叙证非阳明病，而是太阴病，根据是"所以然者，胃中虚冷故也。以其人本虚，攻其热必哕"。太阴病是里部虚寒证，所以不能用寒凉药"攻其热"，否则，违背治疗原则，导致病情加重。

195. 阳明病，脉迟，食难用饱，饱则微烦，头眩，必小便难，此欲作谷瘅，虽下之，腹满如故。所以然者，脉迟故也。

分析：此证也非阳明病，而为阳明少阳太阴合病的茵陈五苓散证。"脉迟"是黄疸病人的常见脉，是胆红素刺激迷走神经引起的；"食难用饱"是肝病的常见证；"小便不利"是热在半表半里而致，所以单用下法不能使病情缓解。茵陈五苓散，可以温中、清热、渗湿、通下、除满而利小便，用之多效。现代医家治一些慢性肝病，常用此方。

196. 阳明病，法多汗，反无汗，其身如虫行皮中状者，此以久虚故也。

分析："阳明病，法多汗"是阳明病常见症状，"反无汗，其身如虫行皮中状者"，是病人欲汗而不能汗的表现，民间称其为"干串"，是一种良好转归的预兆。此多为病久津液亏损所致，待津液恢复后，即汗出而解。

197. 阳明病，反无汗，而小便利，二三日呕而咳，手足厥者，必苦头痛。若不咳不呕，手足不厥者，头不痛。

分析：此条非阳明病，可参考40条的小青龙汤证，是太阴太阳合病。关于"必苦头痛"，可能因咳引起脑压力增高而致。

198. 阳明病，但头眩，不恶寒，故能食而咳，其人必咽痛。若不咳者，咽不痛。

分析：此条非阳明病，是太阳与少阳合病，可以用麻杏石甘汤合桔梗汤，此处"咽必痛"可能为咳嗽所致。

199. 阳明病，无汗，小便不利，心中懊憹者，身必发黄。

分析：此条也非阳明病，是少阳病的栀子柏皮汤证，可以参看261条。

200. 阳明病，被火，额上微汗出，而小便不利者，必发黄。

分析：此证可能为栀子柏皮汤证，但也可能为热病用"火"法治疗后，而引起体内津液缺乏而致"小便不利"；同时引起血液的溶血，造成溶血性黄疸。

201. 阳明病，脉浮而紧者，必潮热，发作有时。但浮者，必盗汗出。

分析："脉浮而紧"常常是大青龙汤证或者麻黄汤证，但是应该是无汗；"必潮热，发作有时"是阳明病的表现；"但浮者，必盗汗出"，脉浮是表证的常见脉，但是浮脉不一定盗汗，盗汗常是肺结核病人的症状，小儿的肠胃病也会盗汗。

此条可以参看 231 条，是小柴胡汤证的变证，但其本质仍为小柴胡汤证。

202. 阳明病，口燥，但欲漱水，不欲咽者，此必衄。

分析：此证非真阳明病，"但欲漱水，不欲咽"是太阴病的表现。参考 141 条与此类同证，可先服文蛤散，"若不差者，与五苓散"。"必衄"未必是事实。

203. 阳明病，本自汗出，医更重发汗，病已差，尚微烦不了了者，此必大便硬故也。以亡津液，胃中干燥，故令大便硬。当问其小便日几行，若本小便日三四行，今日再行，故知大便不久出。今为小便数少，以津液当还入胃中，故知不久必大便也。

分析：此条通过对小便次数的分析来判断大便的情况。"自汗出"是阳明病的一个特征，易引起津液缺乏。如"医更重发汗"必使津液更

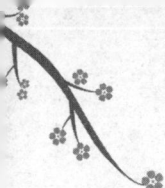

加缺乏。虽然"病已差",但"尚微烦不了了",其原因就在于"此必大便硬故也","以亡津液胃中干燥"。"当问其小便日几行……故知不久必大便也"说明仲景是一个观察病情非常仔细的临床家,对一个阳明病患者,当小便减少次数时,就判断"以津液当还入胃中",肠道水分增多,就预示了"不久必大便也"的规律性。

本条既是临床实例的分析,也是对此病证规律性的总结。

204. 伤寒呕多,虽有阳明证,不可攻之。

分析:"呕"多为太阴病,"虽有阳明证",也"不可攻之"。这为太阴与阳明合病,宜用生姜泻心汤加大黄治之;或参看230条"阳明病,胁下硬满,不大便而呕,舌上白胎者,可与小柴胡汤"。

205. 阳明病,心下硬满者,不可攻之。攻之,利遂不止者死,利止者愈。

分析: 此处的"心下硬满"为太阴病,所以不要攻之。若为阳明病,何言"不可攻也"。此条应改为:"太阴病,心下硬满者,不可攻之。攻之利遂不止者,死;利止者,愈。""利遂不止"易使病由太阴病转化为厥阴证,当以四逆汤或通脉四逆汤治之。"利止者愈"是说明机体自我调节能力尚好,有自愈的能力。

206. 阳明病,面合赤色,不可攻之,必发热,色黄者,小便不利也。

分析: 此非阳明病,"面合色赤"是真阳外越之象,其热为假象,其面色犹如涂朱,状若演员之饰。有些书解为"满面通红"不妥。可以参看317、366诸条。多用通脉四逆汤治之。"必发热,色黄者,小便不利也"是错简于此,可能为茵陈蒿汤证。

207. 阳明病，不吐不下，心烦者，可与调胃承气汤。

调胃承气汤：

甘草（二两，炙）　芒硝（半升）　大黄（四两，清酒洗）

上三味，切，以水三升，煮二物至一升，去滓，内芒硝，更上微火一二沸。温顿服之，以调胃气。

分析： 此处的心烦是没有经过吐下的烦，是实烦，可以参考375条："下利后更烦，按之心下濡者，为虚烦也，宜栀子豉汤。"这是下利后的烦，同时"按之心下濡"，这是虚烦。此条的心烦是实烦。

208. 阳明病，脉迟，虽汗出不恶寒者，其身必重，短气腹满而喘，有潮热者，此外欲解，可攻里也。手足濈然汗出者，此大便已硬也，大承气汤主之；若汗多，微发热恶寒者，外未解也，其热不潮，未可与承气汤；若腹大满不通者，可与小承气汤，微和胃气，勿令至大泄下。

大承气汤：

大黄（四两，酒洗）　厚朴（半斤，炙，去皮）　枳实（五枚，炙）芒硝（三合）

上四味，以水一斗，先煮二物，取五升，去滓，内大黄，更煮取二升，去滓，内芒硝，更上微火一两沸。分温再服，得下，余勿服。

小承气汤：

大黄（四两）　厚朴（二两，炙，去皮）　枳实（三枚，大者，炙）

上三味，以水四升，煮取一升二合，去滓，分温二服。初服汤，当更衣，不尔者，尽饮之，若更衣者，勿服之。

分析："阳明病，脉迟，虽汗出不恶寒者，其身必重，短气腹满而喘，有潮热者，此外欲解，可攻里也。手足濈然汗出者，此大便已硬也，大承气汤主之。"这是大承气汤证的一种表现，在《伤寒论》中使用大承气汤有18条，表现各不相同，但是，一个共同的特点是里部热实。此处的脉迟是阳明病特征脉，如果出现数脉是不能用大承气汤的。

此处的短气与喘是腹满引起的，不是肺部疾患。

"若汗多，微发热恶寒者，外未解也，其热不潮，未可与承气汤。"这是一个桂枝汤证的表现，所以不能"与承气汤"。

"若腹大满不通者，可与小承气汤，微和胃气，勿令至大泄下。"这时病人主要症状是"腹大满不通"，里热不是主要问题，用小承气汤通便排气而消胀。小承气汤性温而泻下力缓，达到"微和胃气"的目的，不会造成"大泄下"。

209. 阳明病，潮热，大便微硬者，可与大承气汤，不硬者，不可与之。若不大便六七日，恐有燥屎。欲知之法，少与小承气汤，汤入腹中，转矢气者，此有燥屎也，乃可攻之。若不转矢气者，此但初头硬，后必溏，不可攻之，攻之，必胀满不能食也。欲饮水者，与水则哕。其后发热者，必大便复硬而少也，以小承气汤和之。不转矢气者，慎不可攻也。

分析："阳明病，潮热，大便微硬者，可与大承气汤。"这时病人里部阳明病的热与实的特征全部具备，所以"可与大承气汤"。紧接着又说大便"不硬者，不可与之"。

"若不大便六七日，恐有燥屎。欲知之法，少与小承气汤，汤入腹中，转矢气者，此有燥屎也，乃可攻之。"这时用小承气汤测试里部的情况，这也体现了张仲景在临床上的谨慎态度。

"若不转矢气者，此但初头硬，后必溏"，这是太阴病的表现，所以"不可攻之，攻之，必胀满不能食也"，同时还会出现"欲饮水者，与水则哕"的胃气受损的太阴病表现。

"其后发热者，必大便复硬而少也，以小承气汤和之。"这时脉数，里部热实比较轻，用小承气汤和之，而不用大承气汤大下之。同时指出"不转矢气者，慎不可攻也"。

小承气汤的攻下作用较大承气汤弱，成为体弱欲下患者的常用剂。手术后或产后的腹胀气患者也可以应用。

210. 夫实则谵语，虚则郑声。郑声者，重语也。直视谵语，喘满者死，下利者亦死。

分析：此条是对阳明病昏迷病人的分析。"谵语"是阳明病的常见证，也为危险证，预示脑组织处于严重缺血缺氧状态，今又加上"直视"与"喘满"更说明不仅脑功能严重失常，而且肺功能也严重障碍，所以判断为"死"。此处"下利"是大便失禁的表现，是神志处于深昏迷状态的表现，所以"也死"。此种病情，是阳极转阴，也是病危信号。"虚则郑声"就是病人声音低微，语言重复。"郑声"也是神志高度障碍的衰竭表现。

211. 发汗多，若重发汗者，亡其阳，谵语。脉短者死，脉自和者不死。

分析："发汗多，若重发汗者，亡其阳，谵语。"一个太阳病，过度反复地用汗法，引起体液丢失，阳随液脱，故曰"亡其阳"。"脉短"是血容量不足与心功能衰竭的表现，故曰"死"。"脉自和者"是脉基本正常。说明体液尚能维持正常需要，故曰"不死"。

短脉是脉上不盈寸，下不及尺，临床少见。另外有一种人的短脉，生来即有，多主少亡。

212. 伤寒若吐若下后不解，不大便五六日，上至十余日，日晡所发潮热，不恶寒，独语如见鬼状。若剧者，发则不识人，循衣摸床，惕而不安，微喘直视，脉弦者生，涩者死。微者，但发热谵语者，大承气汤主之。若一服利，则止后服。

分析：这是一个误治后的危重病人表现，由于吐下造成病人的体液大量丢失，同时"不大便五六日，上至十余日"，使体内的有害物质不能排除，进入脑内，出现神经症状——"独语如见鬼状。若剧者，发则不识人，循衣摸床，惕而不安，微喘直视"，这是病人极度衰竭的表现，也是脑昏迷的表现。如果病人"脉弦"，说明正气尚存，还有生的希望；

如果已经脉"涩",说明心脏功能已经极度衰竭,所以断定"死"。这时应用大承气汤也是背水一战。病人已经是不治必死,治之尚可有生的希望。"若一服利,止后服"是告诉医生,见好就收,不可过之,因为下法会加重体液的丢失,危及生命。

213. 阳明病,其人多汗,以津液外出,胃中燥,大便必硬,硬则谵语,小承气汤主之。若一服谵语止者,更莫复服。

分析: 此条是叙述了阳明病形成的一种情况是"其人多汗,以津液外出,胃中燥",使肠道内津液缺乏,出现"大便必硬",这是阳明病的实证。大便硬造成肠道毒素的吸收增多,进入脑内,出现谵语。此处使用小承气汤治疗。同时告诉医生,临床用药要适度,下法毕竟是丢失津液的治疗,不可不慎。

本条方证不符,小承气汤之特点为腹大满,而29条"胃气不和,谵语,调胃承气汤主之",故本条之"亡津液,大便必硬"当为调胃承气汤证。

214. 阳明病,谵语发潮热,脉滑而疾者,小承气汤主之。因与承气汤一升,腹中转气者,更服一升,若不转气者,勿更与之。明日又不大便,脉反微涩者,里虚也,为难治,不可更与承气汤也。

分析: 本条很像一个阳明病的大承气汤证,但从"脉滑而疾"的"疾"中,预示了正气已衰。因此,不用大承气汤,恐其凶猛,伤人太重,故采用了小承气汤较缓的下法试探之。服后原证即露出了真相,脉由"滑而疾"变成了"涩",这是少阴病的脉象,因此,断为"难治",而"不可更与承气汤"。

215. 阳明病,谵语有潮热,反不能食者,胃中必有燥屎五六枚也。若能食者,但硬耳,宜大承气汤下之。

分析："胃中必有燥屎五六枚"说明仲景时代对腹诊的重视。仲景言"胃中"，说明《伤寒论》病位划分不以藏象论而以系统言，里部则从口至肛门的消化道，都以胃家统之。

燥屎内结，腑气不通，则影响饮食，由于横结肠处有神经丛分布，因此，燥屎升至横结肠则有腹满痛，在降结肠可历历而数而不疼痛。

"若能食者，但硬耳"，此处说明应用大承气汤与食欲无大的关系，只要有胃家实的大便硬，就应当使用大承气汤下之。

216. 阳明病，下血谵语者，此为热入血室，但头汗出者，刺期门，随其实而泻之，濈然汗出则愈。

分析：此为妇女经期患阳明病而谵语，可参看145条。同是"此为热入血室"，说明病机相同，145条明指"无犯胃气及上二焦，必自愈"，那么此条也应同理；但是145条可以"自愈"，而此条则当"刺期门"，才能"随其实而泻，濈然汗出则愈"。此说明，尽管病机相同，但处治具体方法也有差异，不过治疗原则都是"随其实而泻"，145条通过"下血"之泻而热除，216条"下血"已不能尽愈此证，所以加用了"刺期门"之法，而帮助"随其实而泻"其热。

本条非真正的阳明病，谵语不是胃气不和的表现，多是经血不畅所致。

217. 汗出谵语者，以有燥屎在胃中，此为风也。须下者，过经乃可下之。下之若早，语言必乱，以表虚里实故也。下之愈，宜大承气汤。

分析："汗出谵语者，以有燥屎在胃中"，此处是通过"汗出谵语"来推断"以有燥屎在胃中"。汗出是阳明病里热的表现，谵语是内实的表现，应当用下法，大承气汤治疗。

"此为风也"不好解释。

"过经乃可下之。下之若早，语言必乱"，此处是提示，阳明病的

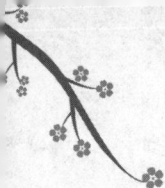

形成一般都是病程比较长，初得病一般不会形成阳明病，过经一个周期是六天，此处是说明在热病没有进入里部之前，不可用下法。

"以表虚里实故也"的意思是将汗出当作表虚，谵语当作里实来解释。此时可以参考 240 条："病人烦热，汗出则解，又如疟状，日晡所发热者，属阳明也。脉实者，宜下之；脉浮虚者，宜发汗。下之与大承气汤，发汗宜桂枝汤。"

218. 伤寒四五日，脉沉而喘满。沉为在里，而反发其汗，津液越出，大便为难，表虚里实，久则谵语。

分析："伤寒四五日，脉沉而喘满"，这是说一个外感病的病程和表现。"脉沉"是病在里，"喘满"是病影响了呼吸机能，此时"而反发其汗，津液越出，大便为难"，即由于里证当表证治疗，犯了原则性治疗错误，导致津液由表部"越出"，形成"大便为难"。此时病人是处在"表虚里实"状态，如果病程拖延，津液继续丢失，则会影响代谢，造成"久则谵语"。此证原证可能为葶苈大枣泻肺汤，病在半表半里。

219. 三阳合病，腹满身重，难以转侧，口不仁面垢，谵语遗尿。发汗则谵语，下之则额上生汗，手足逆冷。若自汗出者，白虎汤主之。

白虎汤：

知母（六两）　石膏（一斤，碎）　甘草（二两，炙）　粳米（六合）

上四味，以水一斗，煮米熟汤成，去滓。温服一升，日三服。

分析：此是一个热性病，特别在肠伤寒流行期，发热处于稽留热期，高热造成体液大量丢失，代谢产物的堆积，脑机能严重障碍。此处虽然说是"三阳合病"，但是病人仍然没有出现胃家实的表现，所以使用大剂寒凉剂白虎汤，而不用大承气汤治疗。

219 条为少阳病表现，此病在乙脑流行期常见。白虎汤为重寒之剂，对热性病有很好的作用。另外，白虎汤对滑脉性出血疾患也有很好的止血效果，如功能性子宫出血、鼻衄等。176 条的叙证"里有寒"当为"里有热"，里寒是不能用白虎汤的，以 350 条"里有热"，也可以看出此条的"里有寒"是错误的。350 条为一个真阳假阴证，是热极似寒。脉滑是热的表现，真厥阴病是不会出现"脉滑"的，只能是"脉微欲绝"或"无脉"。

220. 二阳并病，太阳证罢，但发潮热，手足漐漐汗出，大便难而谵语者，下之则愈，宜大承气汤。

分析：这条是叙述了由太阳病转化为阳明病的证治。"太阳证罢"说明原来病人有太阳病的症状——发热恶寒，此时病人是"但发潮热"，是典型的阳明病热型，同时病人还有"大便难而谵语"的里实的表现。此处指出了治疗原则"下之则愈"，具体的治疗方法是"宜大承气汤"。

221. 阳明病，脉浮而紧，咽燥口苦，腹满而喘，发热汗出，不恶寒，反恶热，身重。若发汗则躁，心愦愦，反谵语，若加温针，必怵惕烦躁不得眠；若下之，则胃中空虚，客气动膈，心中懊憹，舌上胎者，栀子豉汤主之。

栀子豉汤：

肥栀子（十四枚，擘）　香豉（四合，绵裹）

上二味，以水四升，煮栀子，取二升半，去滓，内豉，更煮取一升半，去滓。分二服，温进一服，得快吐者，止后服。

分析："脉浮而紧"是麻黄汤证的脉；"咽燥口苦"是少阳病的症状；"发热汗出，不恶寒，反恶热"是阳明病热型特点。此时在判断病性方面容易产生错误，"若发汗则躁，心愦愦，反谵语；若加温针"是将病按表证治，试图用汗法解之，导致病人"躁，心愦愦，反谵语"和"必怵惕烦躁不得眠"。如果按阳明病治疗，"若下之"，造成病人"胃中空虚，客气动膈，心中懊憹，舌上胎"。说明这些治疗方法都是错误的，都没有认清病的本质。这是一个半表半里的少阳病，使用"栀子豉汤主

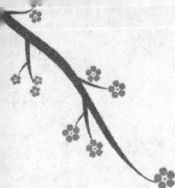

之"。栀子豉汤证主要为"热烦",从76、77条可以看到"烦"的程度是很严重的。所以用栀子豉汤清热而除烦。

222. 若渴欲饮水,口干舌燥者,白虎加人参汤主之。

白虎加人参汤:

知母(六两) 石膏(一斤,碎) 甘草(二两,炙) 粳米(六合)
人参(三两)

上五味,以水一斗,煮米熟汤成,去滓。温服一升,日三服。

分析:这条说的叙证不完全详细,可以从26、168、169、170条来了解白虎加人参汤的应用指征。

223. 若脉浮发热,渴欲饮水,小便不利者,猪苓汤主之。

猪苓汤:

猪苓(去皮) 茯苓 泽泻 阿胶 滑石(碎,各一两)

上五味,以水四升,先煮四味,取二升,去滓,内阿胶烊消。温服七合,日三服。

分析:"若脉浮发热,渴欲饮水,小便不利者",从叙证上看,应当还有前文,可能是从其他证演化而来。此时虽然病人"发热"有表证的"脉浮",但不是发热恶寒,所以不是太阳病;病人虽有"渴欲饮水",但也不是里证的潮热,此时之证非表非里,应当是在半表半里的发热,加之"小便不利",这应该是处于半表半里的少阳病。

猪苓汤有清热利尿作用,对尿路感染性疾患有很好的疗效。猪苓汤在日本研究较详细,认为其不破坏水盐代谢而有利尿作用,对慢性肾功能不全的大白鼠的血浆中 K^+、Ca^{2+}、M^{2+} 浓度升高者,可使之下降;有改善代谢性酸中毒的作用,服药后尿素氮、肌酐明显降低。猪苓汤用于特发性浮肿,使浮肿改善,同时血中血管紧肽原酶等降低,血压与血钙无明显变化。另外,在实践中发现猪苓汤对血尿有很好的止血疗效。

导致血尿的其中一种原因为癌，而近年来研究发现猪苓有也抗癌作用。

224. 阳明病，汗出多而渴者，不可与猪苓汤，以汗多胃中燥，猪苓汤复利其小便故也。

分析："阳明病，汗出多而渴者"，已是津液内外俱耗之象，如再以"猪苓汤复利其小便"，必然导致津液更竭。本已"汗多胃中燥"，如再利小便，体内津液更加丢失，病必生他变。

225. 脉浮而迟，表热里寒，下利清谷者，四逆汤主之。

四逆汤：

甘草（二两，炙）　干姜（一两半）　附子（一枚，生用，去皮，破八片）

上三味，以水三升，煮取一升二合，去滓，分温二服。强人可大附子一枚、干姜三两。

分析："脉浮而迟"，此时已经认清了病的本质，是"表热里寒"。加之"下利清谷"的太阴病的真寒，所以用"四逆汤主之"。四逆汤是三阴皆治的方剂，可以参考 277 条。

四逆汤证，古今医家均认为是三阴合证的纯阴之证。四逆汤是纯温补之剂，西医学研究表明，四逆汤对休克有良好的治疗作用，特别对心源性休克有特效。研究者将其制成注射剂，可以进行静脉滴注。口服四逆汤可以使顽固性休克者血压得以稳定，而撤去升压药。

226. 若胃中虚冷，不能食者，饮水则哕。

分析："若胃中虚冷"是指胃的机能严重减弱，已经进入"不能食"的程度，如果"饮水"，胃不能容纳，所以造成"哕"。

"哕"在呕吐时有声有物。如果呕吐时有声无物谓之呕；如果在呕吐时无声有物，谓之吐。

227. 脉浮发热，口干鼻燥，能食者则衄。

分析："脉浮发热"，脉浮是太阳病之脉，但是此时发热而无恶寒，所以不是表热证，同时出现"口干鼻燥"是少阳病的症状，说明内热已盛，可能会出现"能食者则衄"的情况，这不是必然结果。如果出现"衄"，可以用竹叶石膏汤治疗。

228. 阳明病，下之，其外有热，手足温，不结胸，心中懊憹，饥不能食，但头汗出者，栀子豉汤主之。

分析："阳明病，下之"应该是正确的治疗，"其外有热，手足温"是阳明病内热的表现，如果内实、大便硬，可以继续用下法。"不结胸"是说明下之后，没有心下硬满的结胸证。但是必然出现了"心中懊憹，饥不能食，但头汗出"的半表半里的少阳证，所以"栀子豉汤主之"。此时病人主要症状是烦，这是热烦，"手足温"与"头汗出"都是热的表现，用栀子豉汤清热除烦。

229. 阳明病，发潮热，大便溏，小便自可，胸胁满不去者，与小柴胡汤。

小柴胡汤：

柴胡（半斤） 黄芩（三两） 人参（三两） 半夏（半升，洗） 甘草（三两，炙） 生姜（三两，切） 大枣（十二枚，擘）

上七味，以水一斗二升，煮取六升，去滓，再煎取三升。温服一升，日三服。

分析："阳明病，发潮热，大便溏，小便自可"，此处虽然有类似阳明病的"发潮热"，但不是阳明病，因为此时没有大便硬，而是大便溏，是太阴病的大便，此时不能按阳明病治疗。"小便自可"说明津液没有丢失，"胸胁满不去"是小柴胡汤证比较典型的症状，所以"与小柴胡汤"。

小柴胡证在《伤寒论》中占篇幅很大，病证的表现形式也很多。小柴胡汤的组成是寒热之药共存，补泻之味均有的和剂。而应用范围也为寒、热、虚、实杂见的复杂证候，传统医家均推小柴胡汤为和剂之首，起调和阴阳的作用。因此，小柴胡汤不能作为纯阳之证的少阳病的方剂，而只能作为阴阳互杂之证的治疗方剂。小柴胡汤的应用面很大，古今中医和日本汉医，可能无人不曾使用过此方，无人不对小柴胡汤的疗效称奇。凡在临床上难辨之证，运用小柴胡汤，都会取得疗效。日本学者对小柴胡汤的研究较为详细，发现小柴胡汤的作用为全身性的，对机体是一种良性作用，尤其对肝疾患有特殊的疗效。另外，对肾病和癌症的治疗，也常用之。三部六病的协调疗法正是以化裁的小柴胡汤作基本方，又结合每一局部的特性而制订的。这一方剂不仅使疗效提高，而且可以长期服用，显示了它的双向调控性。

230. 阳明病，胁下硬满，不大便而呕，舌上白胎者，可与小柴胡汤。上焦得通，津液得下，胃气因和，身濈然汗出而解也。

分析："阳明病，胁下硬满"，此处虽然说是阳明病，但不是阳明病，既无阳明病潮热，也无阳明病的大便硬，"胁下硬满"是柴胡证，所以不能按阳明病论治。"不大便而呕，舌上白胎"是太阴病的症状，是里部寒的表现，小柴胡汤证是少阳与太阴合证，所以"可与小柴胡汤"。

"上焦得通，津液得下，胃气因和，身濈然汗出而解也。"这是说小柴胡汤的作用机理和病愈的形式，小柴胡汤的作用是协调上下，宣通表里。"身濈然汗出而解"是小柴胡汤证解的一种情况，叫作战汗。

231. 阳明中风，脉弦浮大而短气，腹都满，胁下及心痛，久按之气不通，鼻干不得汗，嗜卧，一身及目悉黄，小便难，有潮热，时时哕，耳前后肿，刺之小差，外不解，病过十日，脉续浮者，与小柴胡汤。

分析： 这是一个黄疸型肝炎病人伴有腹水的表现，属于少阳、阳明、太阴合病，病情比较危重，用小柴胡汤合茵陈五苓散治疗。

232. 脉但浮，无余证者，与麻黄汤。若不尿，腹满加哕者，不治。

麻黄汤：

麻黄（三两，去节） 桂枝（二两，去皮） 甘草（一两，炙） 杏仁（七十个，去皮尖）

上四味，以水九升，煮麻黄，减二升，去白沫，内诸药，煮取二升半，去滓。温服八合，覆取微似汗。

分析： 此处叙证太简单，"脉但浮，无余证者"不需要治疗，也无需"与麻黄汤"；"若不尿，腹满加哕者，不治"是111条末段错移在此，此段前文是"小便利者，其人可治"。

233. 阳明病，自汗出，若发汗，小便自利者，此为津液内竭，虽硬，不可攻之，当须自欲大便，宜蜜煎导而通之。若土瓜根及与大猪胆汁，皆可为导。

蜜煎方：

食蜜（七合）

上一味，于铜器内，微火煎，当须凝如饴状，搅之勿令焦着，欲可丸，并手捻作挺，令头锐，大如指，长二寸许。当热时急作，冷则硬。以内谷道中，以手急抱，欲大便时乃去之。疑非仲景意，已试甚良。

又大猪胆一枚，泻汁，和少许法醋，以灌谷道中，如一食顷，当大便出宿食恶物，甚效。

分析： 此条从叙证来看，虽然是阳明病，但是由于"自汗出，若发汗，小便自利"等丢失体液的原因，病人处在"此为津液内竭"的状态，此时尽管病人大便硬，也是"虽硬，不可攻之"。应该怎样来治疗呢？一种方法是等病人"当须自欲大便"，就是自己排便；另一种方法是"导而通之"。这就是"宜蜜煎导而通之。若土瓜根及与大猪胆汁，皆可为导"。

此方相当用西医学的灌肠法和用开塞露润燥而通便，此类病人多为病久体弱者，不宜用攻下之法，而以此法代之。

234. 阳明病，脉迟，汗出多，微恶寒者，表未解也，可发汗，宜桂枝汤。

桂枝汤：

桂枝（三两，去皮） 芍药（三两） 生姜（三两） 甘草（二两，炙） 大枣（十二枚，擘）

上五味，以水七升，煮取三升，去滓。温服一升，须臾啜热稀粥一升，以助药力取汗。

分析：此条冠以阳明病是不妥的，"脉迟"是主里，主寒。这应该是表部的虚寒证，兼里部的寒证，桂枝汤辛温，表里同治。

235. 阳明病，脉浮，无汗而喘者，发汗则愈，宜麻黄汤。

分析：此处的阳明病显然是错误的。"脉浮，无汗而喘者"是典型的麻黄汤证，所以"宜麻黄汤"是正确的选择。

236. 阳明病，发热汗出者，此为热越，不能发黄也。但头汗出，身无汗，剂颈而还，小便不利，渴引水浆者，此为瘀热在里，自必发黄，茵陈蒿汤主之。

茵陈蒿汤：

茵陈蒿（六两） 栀子（十四枚，擘） 大黄（二两，去皮）

上三味，以水一斗二升，先煮茵陈，减六升，内二味，煮取三升，去滓。分温三服，小便当利，尿如皂荚汁状，色正赤，一宿腹减，黄从小便去也。

分析：这是一个少阳与阳明合病，多为传染性肝炎的临床表现之一。茵陈蒿汤为目前治疗急、慢性肝炎等肝病的特效方剂，尤其合用小柴胡汤后，疗效更好，这是国内外公认的。本方除利胆作用外，还有保护肝细胞的作用。

237. 阳明证，其人喜忘者，必有蓄血。所以然者，本有久瘀血，故令喜忘，屎虽硬，大便反易，其色必黑者，宜抵当汤下之。

抵当汤：

水蛭（熬）　虻虫（去翅足，熬，各三十个）　大黄（三两，酒洗）　桃仁（二十个，去皮尖及两仁者）

上四味，以水五升，煮取三升，去滓。温服一升，不下更服。

分析：此条是依据"其人喜忘者"来推断胃肠道"必有蓄血"。这时的血不是新鲜出血，是"久瘀血"，这是病人喜忘的原因。除了喜忘之外，还有"大便反易，其色必黑"，类似柏油便，大便应该是潜血阳性。此条说明肠道内的瘀血会影响人体的脑部功能，影响记忆力，造成喜忘。凡体内瘀血都会造成脑功能障碍，如桃核承气汤证的"其人如狂"。抵当丸治疗脑血栓有效。

238. 阳明病，下之，心中懊憹而烦，胃中有燥屎者，可攻。腹微满，初头硬，后必溏，不可攻之。若有燥屎者，宜大承气汤。

分析："阳明病，下之"后出现了"心中懊憹而烦"，这是大承气汤证与栀子豉汤证都可以有的症状，此时还需进一步鉴别。下面是鉴别方法，"胃中有燥屎者，可攻""宜大承气汤"；如果"腹微满，初头硬，后必溏，不可攻之"。

239. 病人不大便五六日，绕脐痛，烦躁，发作有时者，此有燥屎，故使不大便也。

分析："绕脐痛"是由于"病人不大便五六日""有燥屎"而引起的，燥屎存于肠内，致肠蠕动过亢出现了肠痉挛，应以大承气汤下之则愈。可参看241条。在《三部六病》的大黄芒硝汤中，加白芍30g，不仅增加了清热作用，而且对解除此种肠痉挛也较为有利。有时此种病证非大承气汤能奏效，甚至服承气汤未通便前，"绕脐痛"会由于泻下药的作用而加重，所以加白芍以缓解痉挛，恢复有节奏的肠蠕动而顺利排便。

240. 病人烦热，汗出则解，又如疟状，日晡所发热者，属阳明也。脉实者，宜下之；脉浮虚者，宜发汗。下之与大承气汤，发汗宜桂枝汤。

分析：本条为桂枝汤与大承气汤证的鉴别。二者的鉴别主要在脉，脉实则属阳明，脉虚则属桂枝证。

大承气汤证，在《伤寒论》中占比重很大，综观有关条文，大承气汤证的特点：潮热，腹胀满，大便硬，谵语。其中以腹胀满、大便硬为主要特点。阳明病多为传染病后期的表现，主要为消化道内结粪或其他代谢产物的滞留，成为热源，也成为出现脑症状的原因。以大承气汤清热涤肠，恢复里部功能；大承气汤对不全性肠梗阻也有很好的治疗效果。另外，少阴病是不能用大承气汤的，《伤寒论》320、321、322条中的"少阴病"应为阳明病。否则，少阴病用大承气汤，后果不堪设想。

241. 大下后，六七日不大便，烦不解，腹满痛者，此有燥屎也。所以然者，本有宿食故也，宜大承气汤。

分析：此时病人"烦不解，腹满痛"，是由于"大下后，六七日不大便"造成的。同时推断胃肠道内"有燥屎"。为什么"有燥屎"呢？是因为"本有宿食故也"。也就是由于大下后，没有进行饮食调节，造

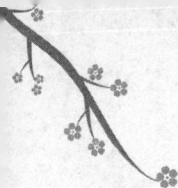

成所谓的"食积"，实际上仍然是"燥屎"作祟，所以"宜大承气汤"下之。

242. 病人小便不利，大便乍难乍易，时有微热，喘冒不能卧者，有燥屎也，宜大承气汤。

分析："病人小便不利"说明水分可能在胃肠道内有停留，造成"大便乍难乍易"。这也是说明排便不畅，造成肠道内代谢产物的滞留。此时，病人"时有微热，喘冒不能卧"是因为"燥屎"造成的，所以"宜大承气汤"下之。喘是说明影响了呼吸机能，冒是头晕，是影响了脑的机能。从此条可以说明，当肠道内有燥屎时，对于人体影响是多方面的，只有尽快排除燥屎，病情才能好转或者痊愈。

243. 食谷欲呕，属阳明也，吴茱萸汤主之。得汤反剧者，属上焦也。

吴茱萸汤：

吴茱萸（一升，洗）　人参（三两）　生姜（六两，切）　大枣（十二枚，擘）

上四味，以水七升，煮取二升，去滓。温服七合，日三服。

分析：此条方证不符。"食谷欲呕"病在里部，属于太阴病的症状，"属阳明也"是错误的。可以参考309条"少阴病，吐利，手足厥冷，烦躁欲死者，吴茱萸汤主之"和378条"干呕，吐涎沫，头痛者，吴茱萸汤主之"。这两条是证方对应的关系。而243条的"食谷欲呕者，属阳明也"显然是一种错误判断。如果服吴茱萸汤之后，"食谷欲呕"更加严重，说明此证不是吴茱萸汤证，应该是小柴胡汤证，可参考230条："阳明病，胁下硬满，不大便而呕，舌上白胎者，可与小柴胡汤。上焦得通，津液得下，胃气因和，身濈然汗出而解也。"

244. 太阳病，寸缓、关浮、尺弱，其人发热汗出，复恶

寒，不呕，但心下痞者，此以医下之也。如其不下者，病人不恶寒而渴者，此转属阳明也。小便数者，大便必硬，不更衣十日，无所苦也。渴欲饮水，少少与之，但以法救之。渴者，宜五苓散。

五苓散：

猪苓（去皮） 白术 茯苓（各十八铢） 泽泻（一两六铢） 桂枝（半两，去皮）

上五味，为散，白饮和服方寸匕，日三服。

分析："太阳病，寸缓、关浮、尺弱，其人发热汗出，复恶寒"，这是一个桂枝汤证的临床表现，应该用桂枝汤治疗。但是病人此时的表现是"不呕，但心下痞"，为什么出现这种情况呢？下边给出了原因——"此以医下之也"。

"如其不下者，病人不恶寒而渴者，此转属阳明也。"此处的叙证可能不妥。"医下之"是医生将"心下痞"当作泻心汤证治疗。"不恶寒而渴"是阳明病的一个症状，可能是病情向阳明病转化的征兆。

"小便数者，大便必硬"，这是一个推测，小便数会使津液减少，成为大便硬的原因之一。

"不更衣十日，无所苦也"，是说十日不排便，病人无所痛苦。但事实并非如此，一个十日不排便的人，肯定会影响人体的新陈代谢，常常会出现脑部症状。

"渴欲饮水，少少与之，但以法救之"，这是渴欲饮水病人的饮水方法，不要一次大量饮水，造成胃肠水液过多，引起呕吐。"少少与之"使水液能够运转开来。

"渴者，宜五苓散"，叙证过于简单，五苓散证除有渴外，还应该有小便不利。可以参考五苓散证的相关条文。

245. 脉阳微而汗出少者，为自和也；汗出多者，为太过。阳脉实，因发其汗，出多者，亦为太过。太过者，为阳绝于里，亡津液，大便因硬也。

分析："阳微"与"阳脉实"均指寸口脉的寸脉而言。"微"是虚象，"实"是实象，但无论此脉表现如何，对要发汗的太阳病患者，都不能太过，如"太过者"将成"为阳绝于里，亡津液"，必然形成"大便因硬也"。此可参考49与181条，其机制相同。

246. 脉浮而芤，浮为阳，芤为阴，浮芤相搏，胃气生热，其阳则绝。

分析："浮"为内热阳盛之脉，多见于外感初期之证；芤脉为血亏阴弱之象，多见于急性失血患者。此处的"浮为阳，芤为阴"可能为此机制。此二脉同置于一患者，当为失血新虚之人又兼外感之证，内热之增，可能会加重病人的津液消耗，故曰"其阳则绝"。不过这要审视病人具体情况而论，不能笼统而言。

247. 趺阳脉浮而涩，浮则胃气强，涩则小便数。浮涩相搏，大便则硬，其脾为约，麻子仁丸主之。

麻子仁丸：

麻子仁（二升） 芍药（半斤） 枳实（半斤，炙） 大黄（一斤，去皮） 厚朴（一斤，炙，去皮） 杏仁（一升，去皮尖，熬，别作脂）

上六味，蜜和丸如梧桐子大。饮服十丸，日二服，渐加，以知为度。

分析：趺阳脉为足背动脉，古人以此脉候胃气。脉浮多主热，在太阳病时常见。胃有热时，会使胃气盛，也可以出现脉浮，故曰"浮则胃气强"。涩脉主津少血虚，"小便数"，津液耗损增多，此时"涩则小便数"不能成为定理，"小便数"可以使津液减少，出现涩脉，但是，涩脉不一定出现"小便数"。"浮涩相搏"可能会使津液更少，可能会出现"大便则难"。古人谓脾为胃行其津液，今胃中干，已无津液可行，说明脾的功能亦受到制约，故曰"其脾为约"。此时的大便难，宜麻子仁丸主之。麻仁丸常用于习惯性便秘或老年性便秘，或体弱人便秘，其润下排便作用较缓和。

248. 太阳病三日，发汗不解，蒸蒸发热者，属胃也，调胃承气汤主之。

分析：此处是一个太阳阳明，"发汗不解"不是太阳病的表证不解，而是发热不解。已经由太阳病的发热恶寒，变成了不恶寒、反恶热的"蒸蒸发热"。"蒸蒸发热"是高热的表现，如蒸笼一般的热象，将其归属于胃。这种发热是阳明病的热，因此，"调胃承气汤主之"。此时的病情是高热，但是病程比较短，没有形成大便硬，所以用治热为主的"调胃承气汤主之"，而不是用热实均治的大承气汤。

249. 伤寒吐后，腹胀满者，与调胃承气汤。

分析：此条可以参考208条"若腹大满不通者，可与小承气汤，微和胃气"。此处用调胃承气汤是不恰当的。

250. 太阳病，若吐，若下，若发汗后，微烦，小便数，大便因硬者，与小承气汤和之愈。

分析：此时病人由于"若吐，若下，若发汗"而出现了"微烦，小便数，大便因硬"的情况，应当用调胃承气汤治疗。可以参考207条"阳明病，不吐不下，心烦者，可与调胃承气汤"。这条与249条在传抄时可能是搞错了。

251. 得病二三日，脉弱，无太阳、柴胡证，烦躁，心下硬。至四五日，虽能食，以小承气汤少少与，微和之，令小安，至六日，与承气汤一升。若不大便六七日，小便少者，虽不受食，但初头硬，后必溏，未定成硬，攻之必溏，须小便

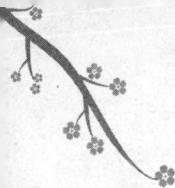

利，屎定硬，乃可攻之，宜大承气汤。

分析："得病二三日，脉弱，无太阳、柴胡证"，说明病人没有太阳病和少阳病的症状，而是"烦躁，心下硬"的表现。"至四五日，虽能食"说明病情没有明显变化，病人的食欲好，但是应该还有"烦躁，心下硬"，所以"以小承气汤少少与，微和之"，使病人好转，故曰"令小安"。此时病人没有完全好，所以接着是"至六日，与承气汤一升"。此时病人仍然没有痊愈，病情继续存在，"若不大便六七日，小便少者，虽不能食，但初头硬，后必溏，未定成硬"。这时病人出现了太阴病的征兆，大便成"初头硬，后必溏，未定成硬"的表现，是不能用下法的，故曰"攻之必溏"；此时病人必须等到"须小便利，屎定硬，乃可攻之"，治疗的方法是"宜大承气汤"。

此条告诉医生，在临床中要仔细辨认，不可想当然地处理。

252. 伤寒六七日，目中不了了，晴不和，无表里证，大便难，身微热者，此为实也。急下之，宜大承气汤。

分析："伤寒六七日，目中不了了，晴不和"，此处是说病人得热性病已经六七天了，病人主要痛苦是眼睛，此时眼睛中一定有炎症，如结膜炎、角膜炎的炎症分泌物，刺激眼睛，引起病人极不舒服，平素人有异物进入眼睛也是要马上处理的。这时病人眼睛不和是里热造成的。此时病人虽然无大热与大实，还是有"大便难，身微热"，所以说"此为实也……宜大承气汤"。这里的"急下之"不是因为病情危急而"急下之"，是因为眼睛不舒服要"急下之"。

253. 阳明病，发热汗多者，急下之，宜大承气汤。

分析："发热汗多"是"急下之"的原因。发热加之汗多是会造成津液的大量丢失，对人体的影响比较大，所以"急下之，宜大承气汤"。

254. 发汗不解，腹满痛者，急下之，宜大承气汤。

分析：此条的"急下之"是因为病人"腹满痛"，此时病人极其痛苦，所以用大承气汤急下之。从叙证看，说明发汗前就有腹痛存在，所以才有"发汗不解"之说。

255. 腹满不减，减不足言，当下之，宜大承气汤。

分析：本条可能为使用小承气汤试治之后而无效，所以说"腹满不减，减不足言"。此条与上条比较，相对较轻，但是腹满毕竟是一种痛苦，所以"宜大承气汤"下之。

256. 阳明少阳合病，必下利。其脉不负者，为顺也。负者，失也，互相克贼，名为负也。脉滑而数者，有宿食也，当下之，宜大承气汤。

分析：此条主要症状是"下利"和"脉滑而数"。为了临床辨证，此条应当改为"下利，脉滑而数者，有宿食也，当下之，宜大承气汤"。此条中别的叙述都不好理解，而且无临床意义。

257. 病人无表里证，发热七八日，虽脉浮数者，可下之。假令已下，脉数不解，合热则消谷喜饥，至六七日不大便者，有瘀血，宜抵当汤。

分析：此处用抵当汤治疗，应该有抵当汤证，可以参考124、125、126、237条，应用的指征是少腹硬满和脑部症状的"狂"或者"喜忘"，不能以此条来应用。

258. 若脉数不解，而下不止，必协热便脓血也。

分析：两条以文字和内容来看应为一条，接于"合热则消谷善饥"之后。"脉数不解，而下不止"常是肠道的急性炎症，中医所谓的"肠痈"。此处的"协热便脓血"很可能不是现代的细菌性痢疾，因为没有里急后重，可能是肠道内化脓性疾病。肠痛用大黄牡丹皮汤治疗效果比较好。

259. 伤寒发汗已，身目为黄。所以然者，以寒湿在里不解故也。以为不可下也，于寒湿中求之。

分析： 此为茵陈五苓散证，是太阴少阳阳明合病，故"以为不可下也，于寒湿中求之"。"寒湿中求之"，寒当温之，湿当利之，是攻补两法兼用，使其"寒湿"不能"在里"而解。

260. 伤寒七八日，身黄如橘子色，小便不利，腹微满者，茵陈蒿汤主之。

分析： 这是黄疸型肝炎的表现，多为病毒性。茵陈蒿汤为目前治疗急、慢性肝炎等肝病的特效方剂，尤其合用小柴胡汤后，疗效更好，这是国内外公认的。本方除利胆作用外，还有保护肝细胞的作用。

261. 伤寒身黄发热，栀子柏皮汤主之。

栀子柏皮汤：

肥栀子（十五个，擘） 甘草（一两，炙） 黄柏（二两）

上三味，以水四升，煮取一升半，去滓，分温再服。

分析： 这是急性黄疸型肝炎，属于少阳病。此方疗效可能不如茵陈蒿汤。两方可以合用。

262. 伤寒瘀热在里，身必黄，麻黄连轺赤小豆汤主之。

麻黄连轺赤小豆汤：

麻黄（二两，去节） 连轺（二两，连翘根是） 杏仁（四十个，去皮尖） 赤小豆（一升） 大枣（十二枚，擘） 生梓白皮（切，一升） 生姜（二两，切） 甘草（二两，炙）

上八味，以潦水一斗，先煮麻黄再沸，去上沫，内诸药，煮取三升，去滓。分温三服，半日服尽。

分析：本方证是一个急性肝炎的表现，但叙述太简，难以应用，本方证的真正证为《伤寒论》98条。98条貌似柴胡证，实非柴胡证，故"与柴胡汤后必下重"和"柴胡不中与也"，应为下列叙证："得病六七日，脉迟浮弱，手足温，医二三下之，不能食，而胁下满痛，面目及身黄，颈项强，小便难，渴欲饮水而呕，食谷者哕，与柴胡汤后必下重，柴胡不中与也。"

麻黄、连轺、杏仁发汗而解表，赤小豆、生梓白皮清热而利小便，生姜温中而止呕。

第五节　辨少阳病脉证并治

263. 少阳之为病，口苦、咽干、目眩也。

分析：本条是少阳病的纲领证，但仅凭此三证不能定为少阳病，阳明病时也常有之。如189条就有"口苦咽干"，因此，必须有其他证作为辨少阳病的标准。在三部六病中，把少阳病的纲领证定为"少阳病，心中热烦，胸满，身热或往来寒热，咽干，口苦，小便黄赤"。这样就能全面地反映少阳病的特征。

264. 少阳中风，两耳无所闻，目赤，胸中满而烦者，不可吐下，吐下则悸而惊。

分析："少阳中风"还是少阳病；"两耳无所闻"可能是热病影响了患者的听神经；"目赤"是眼睛的球结膜充血的表现，在热性病中常见。

此条据证应为少阳病，是半表半里的阳性病，非吐、下之法所能治也，当以清法解之。吐下可能损伤津液，使血容量不足，病由少阳向少阴转化，所以出现了"悸而惊"。此处为半表半里部的同部病由阳向阴的转化。

265. 伤寒，脉弦细，头痛发热者，属少阳。少阳不可发汗，发汗则谵语，此属胃。胃和则愈，胃不和，烦而悸。

分析：少阳病非汗法能解，若用汗法，造成津液损耗，病向里部发展，而现"谵语"。"此属胃"，是指里部而言，实乃阳明病。"胃和则愈"是用调胃承气汤调和胃气，"谵语"则消失。"胃不和，烦而悸"是内热甚，津液亏损的表现。热甚必烦，液亏必悸，这是临床中常见的情况。

266. 本太阳病不解，转入少阳者，胁下硬满，干呕不能食，往来寒热，尚未吐下，脉沉紧者，与小柴胡汤。

小柴胡汤：

柴胡（八两） 人参（三两） 黄芩（三两） 甘草（三两，炙） 半夏（半升，洗） 生姜（三两，切） 大枣（十二枚，擘）

上七味，以水一斗二升，煮取六升，去滓，再煎取三升。温服一升，日三服。

分析："本太阳病不解，转入少阳者"是指太阳病没有痊愈，病情的进一步发展，病由表部进入半表半里部，成为少阳病。此时病人主要症状是"胁下硬满，干呕不能食，往来寒热"，也就是出现了典型的小柴胡汤证。"尚未吐下"是说此时没有按阳明病治疗，即没有采用错误的吐法与下法。"沉紧"脉是主里主寒，是太阴病的脉象。此时"与小柴胡汤"治疗。小柴胡汤证是少阳与太阴合病，所以此时用小柴胡汤治疗是正确的方法。

267. 若已吐、下、发汗、温针，谵语，柴胡汤证罢，此为坏病，知犯何逆，以法治之。

分析：从"柴胡汤证罢，此为坏病"可知，原证为柴胡证，因用"吐、下、发汗、温针"等错误的治疗方法，又增加了"谵语"的神经症状。本应用小柴胡汤和之，但错误治疗转化为调胃承气汤证，可参看29条"少少与之，谵语则止"。

268. 三阳合病，脉浮大，上关上，但欲眠睡，目合则汗。

分析：此条可以参考219条，是白虎汤证的一种表现类型。219条："三阳合病，腹满，身重，难于转侧，口不仁而垢，谵语遗尿。发汗则谵语，下之则额上生汗，手足逆冷，若自汗出者，白虎汤主之。"219条无脉，把这条的脉加上尚可。本证治用白虎汤。

269. 伤寒六七日，无大热，其人躁烦者，此为阳去入阴故也。

分析：此条可参看169条"伤寒无大热，口燥渴心烦，背微恶寒者，白虎加人参汤主之"。此条的"阳去入阴故也"必须有阴的表现，169条的"背微恶寒"是入阴的表现，"无大热"是阳去的表现。此证以白虎加人参汤治之。

270. 伤寒三日，三阳为尽，三阴当受邪。其人反能食而不呕，此为三阴不受邪也。

分析：此条说明，在仲景时代，《内经》中"日传一经"的思想是比较盛行的，但是，仲景不拘泥于此，仍按临床见证而定病性，以"其人反能食而不呕"，说明消化机能正常，即无太阴病，而确立为"此为三阴不受邪也"，这是一种实事求是的医疗作风。

271. 伤寒三日，少阳脉小者，欲已也。

分析： 此条"伤寒三日，少阳脉小者"可以理解为一个热性病已经三日，应该呈少阳病表现，其热度应随日而增，多由浮脉转为洪脉或滑脉。今"脉小"说明体内热度在减少，故预测为"欲已也"。这为体内抵抗力增强，病向自愈发展。热病在一般情况下，脉大为病进，脉小为病退。此处可能是受一日太阳、二日阳明、三日少阳思想的影响，所以说，"伤寒三日"，病应该进入少阳，但是如果"伤寒三日"，"脉少"提示病不转少阳，而是病已经好了。此条提示我们，临床上一定要以临床见证为依据，不能教条地按日推算。

272. 少阳病欲解时，从寅至辰上。

分析： "从寅至辰上"是从凌晨 3 点始至上午 9 点止的时间，此时，一般热性病都较下午为轻，如果肯定为少阳病欲解的时间是与临床事实不相符合的。

第六节　辨太阴病脉证并治

273. 太阴之为病，腹满而吐，食不下，自利益甚，时腹自痛。若下之，必胸下结硬。

分析： 本条为太阴病的纲领证，是六病纲领证中较完整的一条，较全面地反映了太阴病的特点。太阴病表现为消化功能减退：在上为呕，在下为利，在中为胀满而腹痛。

274. 太阴中风，四肢烦疼，阳微阴涩而长者，为欲愈。

分析："太阴中风"，仲景未给以明确的定义范畴，从"四肢烦痛"联想到 387 条的"身痛不休"，宜桂枝汤小和之。"阳微阴涩"均为虚脉，"长脉"是机体表现尚壮，有自愈的可能，故仲景预测"为欲愈也"。但依此脉证而论，还是用桂枝汤为宜。

275. 太阴病欲解时，从亥至丑上。

分析："从亥至丑上"是晚 9 时始至次日凌晨 3 时止。为阴气盛之时，太阴病也不可能在此时解，故不足为信。

276. 太阴病，脉浮者，可发汗，宜桂枝汤。

桂枝汤：

桂枝（三两，去皮） 芍药（三两） 甘草（二两，炙） 生姜（三两，切） 大枣（十二枚，擘）

上五味，以水七升，煮取三升，去滓。温服一升，须臾啜热稀粥一升，以助药力，温覆取汗。

分析：此处虽然说是太阴病，但是没有太阴病的具体症状，"脉浮者，可发汗"，是说明有表证，所以用桂枝汤。桂枝汤是一个三阴病均可以应用的方剂。可以参考 387 条："吐利止而身痛不休，当消息和解其外，宜桂枝汤小和之。"

277. 自利不渴者，属太阴，以其脏有寒故也。当温之，宜服四逆辈。

分析：此条记述了太阴病的病性特点与论治原则，对临床有很大的指导意义。也可以说明四逆汤不仅治厥阴病，也治太阴病。凡纯热之剂，含"姜附"者均为"四逆辈"。"辈"当"类"解。

278. 伤寒脉浮而缓，手足自温者，系在太阴。太阴当发

身黄。若小便自利者，不能发黄，至七八日，虽暴烦下利日十余行，必自止，以脾家实，腐秽去故也。

分析：此条可参看187条，两证之表现相同，仅是一为"至七八日，虽暴烦下利日十余行"，一为"至七八日，大便硬者，为阳明病也"。此条的"脾家实"可理解为脾家壮实，即里部功能恢复正常，出现自动的排邪功能，故"腐秽当去"。187条就要应用承气汤，协助机体排除"腐秽"的硬粪。由此可知，表现相同的病可能转归的方式不同，一种情况是要借助药物来治疗，一种情况可以通过自身的排便功能，驱除肠道内"腐秽"的硬粪，达到病愈。

"手足自温"是代表阳气恢复，阴病见阳象是好的兆头。

279. 本太阳病，医反下之，因而腹满时痛者，属太阴也，桂枝加芍药汤主之。大实痛者，桂枝加大黄汤主之。

桂枝加芍药汤：

桂枝（三两，去皮） 芍药（六两） 甘草（二两，炙） 大枣（十二枚，擘） 生姜（三两，切）

上五味，以水七升，煮取三升，去滓，温分三服。本云桂枝汤，今加芍药。

桂枝加大黄汤：

桂枝（三两，去皮） 大黄（二两） 芍药（六两） 生姜（三两，切） 甘草（三两，炙） 大枣（十二枚，擘）

上六味，以水七升，煮取三升，去滓。温服一升，日三服。

分析：太阳病应当用解表的方法来治疗，此处的医生犯了原则性的治疗错误，反而用了下法，造成"腹满时痛"，张仲景判断"属太阴也"。就是说此时不是典型的太阴病，是因为下之后，造成里寒，出现腹满时痛，肠蠕动增快，用"桂枝加芍药汤主之"，加强桂枝汤的平痉挛作用。如果病人出现"大实痛"时，就要用"桂枝加大黄汤主之"。此时病人是太阳病合有阳明病的症状，肠道内有了积滞的东西，否则不可能加大黄。此时病人的大实痛应该是不能排便引起的。

280. 太阴为病，脉弱，其人续自便利，设当行大黄、芍药者，宜减之，以其人胃气弱，易动故也。

分析：这条是太阴病用药总的原则。太阴病性虚寒，宜用温补药，当有兼证需要用寒泻药时，要"宜减之"，其理由是"胃气弱，易动故也"，即这种病人，易被寒泻药作用而引起胃肠功能进一步衰减。

第七节　辨少阴病脉证并治

281. 少阴之为病，脉微细，但欲寐也。

分析：本条是《伤寒论》中少阴病的纲领证，也是对少阴病下的定义。"脉微细，但欲寐"是少阴病的一种情况，它不能代表少阴病的主要特征。少阴病古今医家均认为是"心病"，是心功能不足的种种表现。心功能不足常见的症状为"心动悸"，即在心功能低下时，凡增加心脏负荷的活动均会引起"心悸""短气"。另外，少阴病是一虚寒病，在心功能不足时，常见的另一个症是"背恶寒"。因此在三部六病学说中，将少阴病的纲领证定为"少阴病，心动悸，短气，背恶寒，或脉微细，或但欲寐"。少阴病的脉不全是微细，有时可表现为数、涩、结、代等。故以"或微细"略之。

282. 少阴病，欲吐不吐，心烦，但欲寐，五六日自利而渴者，属少阴也，虚故引水自救。若小便色白者，少阴病形悉具。小便白者，以下焦虚有寒，不能制水，故令色白也。

分析：此条是一个少阴病又出现了太阴病的症状"欲吐不吐""五六日自利"。"心烦"是由"欲吐不吐"而致，"口渴"是由"自利"使津液缺乏而致。但这些变化均未能改变少阴病的本质，故曰"属少阴也"。少阴病本身就是一个虚寒证，加之"自利"，所以更为虚寒，因而病人会出现要饮水的欲望，但本质为虚，故曰"虚故饮水自救"。从"小便色白者，少阴病形悉具"可看本证还是少阴病的本质，否则不能言"少阴病形悉具"。又通过"小便白者"来分析泌尿功能；此处的"下焦虚有寒，不能制水"可理解为调节水液代谢的机制不能正常地对水进行调节。

此条是太阴与少阴合病，从症状叙述看，太阴病的症状更多，可以用四逆汤试用。

283. 病人脉阴阳俱紧，反汗出者，亡阳也。此属少阴，法当咽痛而复吐利。

分析："病人脉阴阳俱紧"是指寸脉与尺脉俱紧。一般寸为阳，尺为阴。紧脉是脉管收缩的表现，一般因寒所致，主里寒。"反汗出者，亡阳也"，是本来病人已内寒，阳气已少，加之汗出，阳随汗失，故曰"亡阳也"。亡阳造成了血容量不足，心功能衰减，因此判断为"此属少阴"。

"法当咽痛而复吐利"应另当别论，不与此证相干，可参见140条"脉紧者，必咽痛"，均非临床的规律，所以不可为信。

284. 少阴病，咳而下利谵语者，被火气劫故也，小便必难，以强责少阴汗也。

分析：此条虽然言"少阴病"，但是没有叙述少阴病的症状。此处的症状是"咳而下利谵语"，形成这些症状的原因是"被火气劫故也"。火气劫是发汗的方法，包括温针、熏烤等。这些方法应用不当，可以造成津液丢失。此处的"小便必少"是这种错误治疗造成的，就是"以强责少阴汗也"。少阴病应当应用温补之法，汗法是犯了原则性治疗错误。

285. 少阴病，脉细沉数，病为在里，不可发汗。

分析：少阴病是心功能不足，"脉细沉数"是少阴病的常见脉象；此处的"里"非在胃肠道，而在半表半里的心脏。发汗常易加重心功能的进一步衰竭，故曰"不可发汗"。

286. 少阴病，脉微，不可发汗，亡阳故也。阳已虚，尺脉弱涩者，复不可下之。

分析："微、弱、涩"之脉均为心功能不良的反应，因此，用汗、下之法须慎之又慎，这些方法都会造成亡津液，加重循环衰竭。

287. 少阴病，脉紧，至七八日，自下利，脉暴微，手足反温，脉紧反去者，为欲解也。虽烦下利，必自愈。

分析："少阴病，脉紧"此处虽然言少阴病，也是没有叙述少阴病应有的症状，只有一个紧脉，这种脉象还不是少阴病典型脉象。"至七八日，自下利"是叙述病情的演变过程。"脉暴微"是由于"自下利"造成血容量不足的表现，此时，应出现"手足厥冷"，但是病人"手足反温，脉紧反去"是病机好转的表现，故判断为"为欲解也"和"虽烦，下利必自愈"。

288. 少阴病，下利，若利自止，恶寒而蜷卧，手足温者，可治。

分析："少阴病，下利，若利自止"，此处没有叙述少阴病的原来症状，只是少阴病合并了下利，这种下利业内自己停止，患者此时是"恶寒而蜷卧，手足温"，是机体抵抗力尚可的表现，虽有"恶寒而蜷卧"的少阴病表现，但"手足温"，是循环机能比较好的表现，因此判断

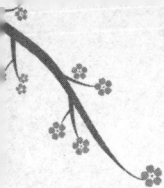

"可治"。

以上两条都是通过手足温来判断病人存在有利的方面，这是比较全面的观点。

289. 少阴病，恶寒而蜷，时自烦，欲去衣被者，可治。

分析："恶寒而蜷"是少阴病的正常反应，说明机能的衰减。此时病人出现了"时自烦，欲去衣被"的表现，说明恶寒消失，内热增加，是阴病转阳的好兆头，所以说"可治"。

290. 少阴中风，脉阳微阴浮者，为欲愈。

分析："少阴中风"证，仲景在《伤寒论》中未给出明确的定义与范畴，所以不能确立其具体证。但从文意看，当属少阴病类，从"脉阳微阴浮"是体内阳气渐盛的表现，是阴病见阳象，故曰"为欲愈"。

291. 少阴病欲解时，从子至寅上。

分析："子至寅"，为夜 11 点始至凌晨 5 点止。这是阴气盛之时，少阴病为心病，病重者多在此时间内死亡。此处的"少阴病欲解时，从子至寅上"与临床事实不符，此条不足为信。

292. 少阴病，吐利，手足不逆冷，反发热者，不死。脉不至者，灸少阴七壮。

分析：此条为少阴病又合太阴病与厥阴病，是一个四逆汤证。"手足不逆冷，反发热者，不死"，虽貌似阴中见阳，是病好转之象，但是，在阴极显阳象的 317 条通脉四逆汤和 225 条、353 条均可见到"发热"，是病危的表现，应积极抢救，灸法是热补法，可以治疗阴证，但不如四逆汤可靠。

293. 少阴病，八九日，一身手足尽热者，以热在膀胱，必便血也。

分析：此为阴病转阳的例子，可以用竹叶石膏汤或黄连阿胶汤，或白虎加人参汤之合方类治疗较为稳妥。这些方剂，既可以除热，又可以补虚。"以热在膀胱"是说热在下腹部，清热凉血，也可治疗便血。此证已非"少阴病"，实为"少阳病"。

294. 少阴病，但厥无汗，而强发之，必动其血，未知从何道出，或从口鼻，或从目出，是名下厥上竭，为难治。

分析：阴证，强用发汗法，是原则性治疗错误，虽不一定如此条之言，必然引起出血。但像这样的少阴与厥阴合证，强行发汗，小则病重一等，大则致人丧命，故仲景判断为"是名下厥上竭，为难治"。

295. 少阴病，恶寒身蜷而利，手足逆冷者，不治。

分析：少阴病又出现了太阴与厥阴病的表现"利"和"手足逆冷"，成为三阴合病，当用四逆汤和通脉四逆汤治疗，不能采用"不治"的态度。此处的"不治"是说明病情非常危重。

296. 少阴病，吐利，躁烦，四逆者死。

分析：这条也为三阴合病，治疗同上。凡三阴合病，死亡的可能性非常大，西医学在治各类休克末期病人时，也多感棘手。

297. 少阴病，下利止而头眩，时时自冒者死。

分析："头眩，时时自冒者"，是休克病人的常见症状，"自冒"是头眩晕厥的表现，说明是血压低，不能维持脑部供血而产生的症状。这种病情即使在今天的医疗条件下，治疗也是相当困难的，所以张仲景判断为死。

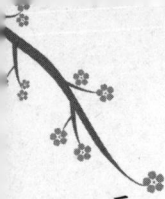

298. 少阴病，四逆恶寒而身蜷，脉不至，不烦而躁者死。

分析：这是三阴合病。"脉不至"是严重休克病人的表现，所以判断为死。

以上几条，是讲三阴合病，是危重之证，死亡的机率很高。虽然如此，在今天的医疗条件下，仍要结合西医方法，尽力抢救。

299. 少阴病，六七日，息高者死。

分析："息高"是呼吸衰竭的叹息样表现，也是临终病人的常见表现，故曰"死"。

300. 少阴病，脉微细沉，但欲卧，汗出不烦，自欲吐，至五六日自利，复烦躁，不得卧寐者死。

分析：一个心功能衰竭病人，如果再出现"汗出"和"自利"等损伤津液证时，说明病已处在死亡前期，是机体丧失调节能力而表现的失控性"汗出"和"自利"，所以判断为死。

301. 少阴病，始得之，反发热，脉沉者，麻黄细辛附子汤主之。

麻黄细辛附子汤：

麻黄（二两，去节） 细辛（二两） 附子（一枚，炮，去皮，破八片）

上三味，以水一斗，先煮麻黄，减二升，去上沫，内诸药，煮取三升，去滓。温服一升，日三服。

分析：这条实际上是一个少阴太阳合证。发热属太阳，脉沉属少阴，"脉沉"说明病在里，主虚寒，不应发热，今有发热，故称为"反发热"。治疗上，麻黄治太阳，附子治少阴。本方为体弱之人的外感证。

302. 少阴病，得之二三日，麻黄附子甘草汤微发汗。以二三日无证，故微发汗也。

麻黄附子甘草汤：

麻黄（二两，去节） 甘草（二两，炙） 附子（一枚，炮，去皮，破八片）

上三味，以水七升，先煮麻黄一两沸，去上沫，内诸药，煮取三升，去滓。温服一升，日三服。

分析： 本证与上证相同，差别在于上方证为"始得之"，本方证为"得之二三日"。本病开始可能与上条相同，都存在有发热，随着时间的延长，热度在增加，所以此方中用甘草置换了细辛，使方剂的热性减弱，同时甘草有滋润缓和药性的作用。两方均为微发汗法，较"小发汗"更弱，实为强心而解表。

303. 少阴病，得之二三日以上，心中烦，不得卧，黄连阿胶汤主之。

黄连阿胶汤：

黄连（四两） 黄芩（二两） 芍药（二两） 鸡子黄（二枚） 阿胶（三两，一云三挺）

上五味，以水六升，先煮三物，取二升，去滓，内胶烊尽，小冷，内鸡子黄，搅令相得。温服七合，日三服。

分析： 本证实为少阳病，非少阴病。原文改为："少阳病，得之二三日以上，心中烦，不得卧，黄连阿胶汤主之。"这里的"心中烦"是"热烦"，因为烦而造成"不得眠"，故以苦寒之品清热、滋阴而除烦。温病学家的大、小定风珠由此化裁而来，治热病抽搐多有良效，说明本方对热病引起的精神神经症状有特殊疗效。曾用此方治一黑皮病患者，每日午后发热，心烦不安，渐致面部皮肤变成黑色，用此方治10余天后痊愈。日本有人报道用此方治寻常性银屑病也获甚效。

304. 少阴病，得之一二日，口中和，其背恶寒者，当灸之，附子汤主之。

附子汤：

附子（二枚，炮，去皮，破八片） 茯苓（三两） 人参（二两） 白术（四两） 芍药（三两）

上五味，以水八升，煮取三升，去滓。温服一升，日三服。

分析：这条的症状就是"其背恶寒"，这是少阴病的典型症状，是心阳虚的表现，所以用"附子汤主之"。这里没有用灸法，而是用附子汤温之，这条应当修改为："少阴病，得之一二日，口中和，其背恶寒者，当温之，附子汤主之。"

附子汤有温阳强心解痛之功，与《三部六病》中的少阴病主方——人参附子汤功效相近。对心功能衰减者，有明显的强心作用。人参与附子是本方的主药，关于人参与附子的研究报道很多，是目前中西医研究的重点药物。人参、附子的强心作用，在抗休克治疗中是普遍承认的。

305. 少阴病，身体痛，手足寒，骨节痛，脉沉者，附子汤主之。

分析：此条说的是少阴病的另一种表现，主要是内寒，"身体痛，手足寒，骨节痛，脉沉"都是内寒的反映。可以参考74条"风湿相搏，身体疼烦，不能自转侧"和175条"风湿相搏，骨节疼烦，掣痛不得屈伸"，都是含有附子的方剂治疗。

306. 少阴病，下利便脓血者，桃花汤主之。

桃花汤：

赤石脂（一斤，一半全用，一半筛末） 干姜（一两） 粳米（一斤）

上三味，以水七升，煮米令熟，去滓。温服七合，内赤石脂末方寸匕，日三服。若一服愈，余勿服。

分析：这条应当改为"太阴病，下利便脓血者，桃花汤主之"。

桃花汤证为直肠分泌过盛引起的下利，可能为溃疡性结肠炎或直肠炎，非寒性滑脱者不可用。

307. 少阴病，二三日至四五日，腹痛，小便不利，下利不止，便脓血者，桃花汤主之。

分析：这条可能是在归类上发生了错乱，这条实际上就是316条的前一段"少阴病，二三日不已，至四五日，腹痛，小便不利，四肢沉重疼痛，自下利者"错移在此，应该不是桃花汤证。此条余下的内容应当与上条相同。参考316条："少阴病，二三日不已，至四五日，腹痛，小便不利，四肢沉重疼痛，自下利者，此为有水气。其人或咳，或小便利，或下利，或呕者，真武汤主之。"

此条治疗可以参考上条，是同类性质的病，方剂也相同。

308. 少阴病，下利便脓血者，可刺。

分析：这条应该是太阴病，是306条的桃花汤证，应该用桃花汤治疗，针刺可能无效。条文应当改为："太阴病，下痢便脓血者，桃花汤主之。"

309. 少阴病，吐利，手足厥冷，烦躁欲死者，吴茱萸汤主之。

吴茱萸汤：

吴茱萸（一升） 人参（二两） 生姜（六两，切） 大枣（十二枚，擘）

上四味，以水七升，煮取二升，去滓。温服七合，日三服。

分析：这是以太阴病为主的三阴合证，吐利是造成这些症状的主要原因。"烦躁欲死"是吐引起的。在梅尼埃病时，病人的呕吐是非常剧烈的，此方也有效。此条可以改为："太阴病，吐利，手足厥冷，烦躁欲死者，吴茱萸汤主之。"

吴茱萸汤主要作用在胃部，尤其对高酸性胃炎患者有特效。另外，对由于吐利而出现的厥阴病表现的手足逆冷也有很好疗效。在日本有报道，用其浓缩粉治疗头痛也有良效。但阳明病是不能用此方的，如243条："食谷欲呕，属阳明也，吴茱萸汤主之。得汤反剧者，属上焦也。"

310. 少阴病，下痢，咽痛，胸满心烦，猪肤汤主之。

猪肤汤：

猪肤（一斤）

上一味，以水一斗，煮取五升，去滓，加白蜜一升，白粉五合，熬香，和令相得，温分六服。

分析：猪肤汤为润剂，阴病"下利"服润剂，下利会更甚。此处的"下利"可能为"不利"之误，本证属少阳证。条文应当改为："少阳病，不下利，咽痛，胸满心烦者，猪肤汤主之。"

311. 少阴病，二三日，咽痛者，可与甘草汤。不差者，与桔梗汤。

甘草汤：

甘草（二两）

上一味，以水三升，煮取一升半，去滓。温服七合，日二服。

桔梗汤：

桔梗（一两） 甘草（二两）

上二味，以水三升，煮取一升，去滓，温分再服。

分析：本证为少阳病的最轻证，也是一个最简单的证，甘草有清热润喉之功，外用、内服均有功效。桔梗汤证与甘草汤证相同，但较后者为重，故先以甘草汤，不差，再与桔梗汤。《别录》载其疗喉咽痛。桔梗汤大剂量治疗肺脓肿有良效，可以促进脓的排出。

此条应该修改为："少阳病，二三日咽痛者，可与甘草汤；不差者，与桔梗汤。"

312. 少阴病，咽中伤，生疮，不能语言，声不出者，苦酒汤主之。

苦酒汤：

半夏（洗，破如枣核十四枚）　鸡子（一枚，去黄，内上苦酒，着鸡子壳中）

上二味，内半夏，着苦酒中，以鸡子壳置刀环中，安火上，令三沸，去滓。少少含咽之，不差，更作三剂。

分析：半夏内服能消痰散结，外用能消肿止痛。苦酒是醋。醋能消毒杀菌：醋不仅能抑制腐败菌的繁殖，而且对各种病菌有较强的杀伤力。

此条应改为："少阳病，咽中伤，生疮，不能语言，声不出者，苦酒汤主之。"

313. 少阴病，咽中痛，半夏散及汤主之。

半夏散及汤：

半夏（洗）　桂枝（去皮）　甘草（炙）

上三味，等分，各别捣筛已，合治之。白饮和服方寸匕，日三服。若不能散服者，以水一升，煎七沸，内散两方寸匕，更煮三沸，下火令小冷。少少咽之。半夏有毒，不当散服。

分析：此条没有叙述少阴病的具体表现，只是说："咽中痛，半夏散及汤主之。"此处用药皆为热药，此病性应当属于寒性。本人临床未用过，现将一些资料摘录如下，供参考。

徐灵胎:《本草》：半夏治喉咽肿痛，桂枝治喉痹。此乃咽喉之主药，后人以二味为禁药何也？（《伤寒类方》）

现代应用：①以咽喉疼痛或声音嘶哑为主诉的疾病，如急慢性咽炎、咽喉炎、扁桃体及周围炎、感冒所致的声带水肿、声带小结等。

②本方可扩大运用于急慢性胃炎、风湿性关节炎、痛经、冠心病、功能性消化不良、神经衰弱等。

314. 少阴病，下利，白通汤主之。

白通汤：

葱白（四茎） 干姜（一两） 附子（一枚，生，去皮，破八片）

上三味，以水三升，煮取一升，去滓，分温再服。

分析：白通汤的作用与四逆汤作用相似，除下利外，当有脉微和肢冷的表现。白通汤是干姜附子汤加葱白。可以参考61条："下之后，复发汗，昼日烦躁不得眠，夜而安静，不呕不渴，无表证，脉沉微，身无大热者，干姜附子汤主之。"此方加葱白要有葱白证，即面色赤。

315. 少阴病，下利脉微者，与白通汤。利不止，厥逆无脉，干呕烦者，白通加猪胆汁汤主之。服汤，脉暴出者死，微续者生。白通加猪胆汁汤。

白通加猪胆汁汤：

葱白（四茎） 干姜（一两） 附子（一枚，生，去皮，破八片）
人尿（五合） 猪胆汁（一合）

上五味，以水三升，煮取一升，去滓，内胆汁、人尿，和令相得，分温再服。若无胆，亦可用。

分析：白通加猪胆汁汤对心力衰竭所致的严重休克有很好的作用。人尿有类激素样作用，猪胆汁有清热除烦作用。

316. 少阴病，二三日不已，至四五日，腹痛，小便不利，四肢沉重疼痛，自下利者，此为有水气，其人或咳，或小便利，或下利，或呕者，真武汤主之。

真武汤：

茯苓（三两） 芍药（三两） 白术（二两） 生姜（三两，切） 附

子（一枚，炮，去皮，破八片）

上五味，以水八升，煮取三升，去滓。温服七合，日三服。若咳者，加五味子半升、细辛一两、干姜一两；若小便利者，去茯苓；若下利者，去芍药，加干姜二两；若呕者，去附子，加生姜，足前为半斤。

分析：真武汤证为少阴与太阴合证。82条主要表现是少阴证，为发汗后病人体质更弱。引起血容量明显不足，致脑供血也欠佳，故有"心下悸，头眩身瞤动，振振欲擗地"的虚脱表现。316条主要表现为太阴证，这说明真武汤对少阴病和太阴病均有很好的作用。真武汤对心力衰竭合并消化道症状的患者有明显的效果，也为临床医生多用的方剂之一。

真武汤主要有提高心肌收缩力，改善缺血心肌的血氧供应，增加尿量，降低肌酐、尿素氮等作用。

（1）提高心肌收缩力 ①该汤剂对实验造型的心力衰竭犬和家兔能明显提高心肌收缩力。②附子、生姜的有效成分能激动心肌细胞受体，增加心肌收缩力。

（2）改善心肌缺血的血氧供应 该汤剂对在体犬及家兔的心力衰竭的缺血状态有明显改善作用。

（3）增加尿量，降低肌酐、尿素氮 对雄性大鼠喂养 0.75% 腺嘌呤饲料，至第 24 日处死，实验进入 10 日时，真武汤组按 1mL/100g 体重灌胃给药，连续给药 14 日，与对照组比较，该方能显著增加尿量，降低肌酐、尿素氮含量。

（4）能显著降低尿 ALB、尿 IgG 通过对肺心病伴右心衰竭 28 例服真武汤加减后测定尿 ALB、尿 IgG，显示该方明显降低尿 ALB、IgG 含量。（网上资料）

317. 少阴病，下利清谷，里寒外热，手足厥逆，脉微欲绝，身反不恶寒，其人面色赤，或腹痛，或干呕，或咽痛，或利止，脉不出者，通脉四逆汤主之。

通脉四逆汤：

甘草（二两，炙）附子（大者一枚，生用，去皮，破八片）干姜（三两，强人可四两）

上三味，以水三升，煮取一升二合，去滓。分温再服，其脉即出者愈。面色赤者，加葱九茎；腹中痛者，去葱，加芍药二两；呕者，加生姜二两；咽痛者，去芍药，加桔梗一两；利止脉不出者，去桔梗，加人参二两。病皆与方相应者，乃服之。

分析：通脉四逆汤证较四逆汤证为重。本证为三阴合病，也是危证。四逆汤与通脉四逆汤鉴别点在于：通脉汤证有两个危证，手足逆冷，下利清谷，四逆汤只有一个危证，或手足逆冷或下利清谷。本方在四逆汤的基础上，使干姜量增加一倍，治疗休克有很好的效果。另外，及时补充血容量也是关键所在，要结合现代补液法抢救病人。

318. 少阴病，四逆，其人或咳，或悸，或小便不利，或腹中痛，或泄利下重者，四逆散主之。

四逆散：

甘草（炙）枳实（破，水渍，炙干）柴胡 芍药

上四味，各十分，捣筛。白饮和服方寸匕，日三服。咳者，加五味子、干姜各五分，并主下利；悸者，加桂枝五分；小便不利者，加茯苓五分；腹中痛者，加附子一枚，炮令坼；泄利下重者，先以水五升，煮薤白三升，煮取三升，去滓，以散三方寸匕内汤中，煮取一升半，分温再服。

分析：此条是太阴与少阳合证，以太阴病为主。与大柴胡汤证有某些相似之处。此处的四逆名称与方剂的作用不相符。此方证在临床上很少有四逆的症状。有时"腹中痛"严重时，可以出现手足冷的表现，但是与四逆汤证有本质的区别。

四逆散为临床上常用的方剂，用其作基本方增减可治疗多种疾病，如肝胆病、胃肠道病。日本报道以四逆散治溃疡病效果明显。

319. 少阴病，下利六七日，咳而呕渴，心烦不得眠者，猪苓汤主之。

猪苓汤：

猪苓（去皮）茯苓 阿胶 泽泻 滑石（各一两）

上五味，以水四升，先煮四物，取二升，去滓，内阿胶烊尽。温服七合，日三服。

分析：此条的叙证不是猪苓汤证，可以参考223条："若脉浮发热，渴欲饮水，小便不利者，猪苓汤主之。"这才是猪苓汤证。此条是少阳病而非少阴病。"下利六七日，咳而呕渴，心烦不得眠"可以参考小青龙汤证的表现。

猪苓汤有清热利尿作用，对尿路感染性疾患有很好的疗效。猪苓汤在日本研究较详细，不破坏水盐代谢而有利尿作用，对慢性肾功能不全的大白鼠的血浆中 K^+、Ca^{2+}、M^{2+} 浓度升高者，使之下降；有改善代谢性酸中毒的作用，服药后尿素氮、肌酐明显降低。猪苓汤用于特发性浮肿，使浮肿改善，同时血中血管紧张肽原酶、血管紧张新肽醛同酶降低，血压与血钙无明显变化。另外，在实践中发现猪苓汤对血尿有很好的止血疗效。血尿其中一种原因为癌，而近年研究发现猪苓有抗癌作用。

320. 少阴病，得之二三日，口燥咽干者，急下之，宜大承气汤。

大承气汤：

枳实（五枚，炙）厚朴（半斤，去皮，炙）大黄（四两，酒洗）芒硝（三合）

上四味，以水一斗，先煮二味，取五升，去滓，内大黄，更煮取二升，去滓，内芒硝，更上火令一两沸。分温再服，一服得利，止后服。

分析：此条叙证既不是少阴病，也不是阳明病，症状是少阳病的表现。应当按少阳病治疗，下之可能对于缓解病情无益。

321. 少阴病，自利清水，色纯青，心下必痛，口干燥者，可下之，宜大承气汤。

分析："下利清水，色纯青"是热结旁流，是热病，特别是肠伤寒病的后期，一般病程多在30～40天，病人极度虚衰，可以有脉微弱，但正气未亡，阳明里实未除，仍属实热证，所以当急下之。

322. 少阴病，六七日，腹胀不大便者，急下之，宜大承气汤。

分析：此条也非少阴病，是阳明病。"六七日，腹胀不大便"是其主要症状，所以"急下之，宜大承气汤"。

323. 少阴病，脉沉者，急温之，宜四逆汤。

四逆汤：

甘草（二两，炙） 干姜（一两半） 附子（一枚，生用，去皮，破八片）

上三味，以水三升，煮取一升二合，去滓，分温再服。强人可大附子一枚，干姜三两。

分析：这条只有一个"脉沉"，不足以说明用四逆汤"急温之"的道理。四逆汤证的两个危险证，表部有个手足逆冷，里部有个下利清谷。但四逆汤只能在"手足逆冷"或者"下利清谷"的一种情况应用，如果此两者都有，就应该用通脉四逆汤。

324. 少阴病，饮食入口则吐，心中温温欲吐，复不能吐。始得之，手足寒，脉弦迟者，此胸中实，不可下也，当吐之。若膈上有寒饮，干呕者，不可吐也，当温之，宜四逆汤。

分析：本条为寒饮与痰饮的鉴别，可参看355条。此条应改为"阳明病，饮食入口则吐，心中温温欲吐，复不能吐，始得之，手足寒，脉弦迟者，此胸中实，不可下也，当吐之，宜瓜蒂散。若膈上有寒饮，干呕者，不可吐也，当温之，宜四逆汤。"此说明，"寒饮"为太阴病，"痰饮"为阳明病，有的表现可能类似，但细辨还是可以区分开的。

325. 少阴病，下利，脉微涩，呕而汗出，必数更衣，反少者，当温其上，灸之。

分析：这为一个少阴病合太阴病。"反少者"指大便次数而言，应用四逆汤较好，可以结合灸法治疗。灸的穴位常为上脘、中脘、三里、百会等。

第八节　辨厥阴病脉证并治

326. 厥阴之为病，消渴，气上撞心，心中疼热，饥而不欲食，食则吐蛔，下之利不止。

分析：此条普遍认为是厥阴病的提纲。厥阴病是阴性病中病情最严重的一种类型，病人常是处在危急之中。此处对厥阴病篇是这样描述的："厥阴之为病，消渴，气上撞心，心中疼热，饥而不欲食，食则吐蛔，下之利不止。"这是一个肠虫证的表现，没有厥阴病的临床表现——手足厥冷和脉微欲绝。因此本条不能作为厥阴病的纲领。而《伤寒论》中的337条"凡厥者，阴阳气不相顺接，便为厥。厥者，手足逆冷是也"，这条既论述了厥阴病的形成机制——"阴阳气不相顺接"，又叙述了厥阴病的典型症状——"手足逆冷"。在《伤寒论》中此条才是真正的厥阴病的纲领。凡有"脉微欲绝，或无脉，手足逆冷"证，即当归四逆汤证、四逆汤证、通脉四逆汤证等皆是厥阴病的同类证，属厥阴病的辨证范畴。厥阴病篇中有方证 16 个，代表性的方剂应是当归四逆汤，而不应是乌梅丸。其中也有不合其类者，如白虎汤证、瓜蒂散证、白头翁汤证等。

327. 厥阴中风，脉微浮，为欲愈；不浮，为未愈。

分析：此条的"厥阴中风"只有脉，没有其他症状，就按厥阴病所说，"脉浮"是代表表部有热，是阴病见阳象，说明病情好转，是"为欲愈"的征兆；如果脉"不浮"，可能显示的是厥阴病的本相脉，是病情危重的表现，故曰"为未愈"。但是，在临床上厥阴病没有这样简单病情，病人常常是处于危重状态。

328. 厥阴病，欲解时，从丑至卯上。

分析："丑时"为凌晨 1～3 时，"卯时"为凌晨 5～7 时，这为阳气上升阴气消减之时。厥阴病为阴病，得阳而阴消，故曰"欲解"，但这不是临床的事实，有些病人常在此时死亡。所以必须以临床见证为辨证的依据。

329. 厥阴病，渴欲饮水者，少少与之，愈。

分析：厥阴病，当有手足逆冷与脉微欲绝之主要证的表现，此处反言"渴欲饮水"为厥阴之兼证，即兼五苓散证。可以参看 71 条的"欲得水者，少少与饮之"的道理。

330. 诸四逆厥者，不可下之，虚家亦然。

分析："诸四逆厥者"是指血液微循环障碍的患者，存在着血容量的不足与心功能的衰减，因此不能再用下法引起体液继续丢失与损害心脏功能，否则将更加重"四逆厥"的发展。"虚家"指平素体弱之人，同样不能经受"下"所造成的体液丢失。

331. 伤寒先厥，后发热而利者，必自止。见厥复利。

分析："伤寒先厥，后发热而利者，必自止"是说明厥阴病是至寒之证，如果后来出现"发热而利"的情况，说明是阴病见阳象，是病向好的方面转化，从而判断"必自止"；"见厥复利"说明这种下利是寒利，是太阴病常见的一个症状。

332. 伤寒始发热六日，厥反九日而利。凡厥利者，当不能食，今反能食者，恐为除中，食以索饼。不发热者，知胃气尚在，必愈。恐暴热来出而复去也。后日脉之，其热续在者，期之旦日夜半愈。所以然者，本发热六日，厥反九日，复发热三日，并前六日，亦为九日，与厥相应，故期之旦日夜半愈。后三日脉之，而脉数，其热不罢者，此为热气有余，必发痈脓也。

分析：此条并非临床事实，厥与热也并非按此进行，因此，只能从文意上理解：如果一个厥阴病寒热相当，可能有病愈的可能；"除中"为中气消失即消化功能耗失；"食以索饼"是病人想吃东西的表现，而且未见发热之象，即不为除中，所以称"知胃气尚在"；"脉数"是热的表现，在肠痈病常见之；"期之旦日夜半愈"是等到次日半夜病愈之意，此非临床事实。此处的推算病愈的时间很不可靠，不可因此而贻误病机。

333. 伤寒脉迟六七日，而反与黄芩汤彻其热。脉迟为寒，今与黄芩汤，复除其热，腹中应冷，当不能食，今反能食，此名除中，必死。

分析："脉迟"是里寒的表现，黄芩汤性凉，更加重了里寒，因此说"反与黄芩汤彻其热"。服黄芩汤之后，应当出现"腹中应冷，当不能食"的正常反应，但病人的表现为"今反能食"的异常反应，故曰

"此名除中，必死"。"除中"为胃气被除，即里部的消化吸收功能完全丧失，是病危的表现。这说明病人处于反常状态，是临床上的"临死不带病"的回光返照表现。

334. 伤寒先厥后发热，下利必自止，而反汗出，咽中痛者，其喉为痹。发热无汗，而利必自止，若不止，必便脓血。便脓血者，其喉不痹。

分析："喉痹"证可能与"便脓血"证的表现有时在热厥方面有相似之处，如果"下利止"则会出现"咽中痛者，其喉为痹"，"若不止者"，则成为"便脓血"。这说明此时机体处在一个热病状态，不是在上"咽中痛"，就是在下"便脓血"。这也说明当时在具体病灶的确定上是有困难的。此种情况要结合西医学的鉴别诊断予以处理。

335. 伤寒一二日至四五日，厥者必发热，前热者，后必厥，厥深者，热亦深，厥微者，热亦微。厥应下之，而反发汗者，必口伤烂赤。

分析：此条不能作为临床应用的信条，否则将延误病机。"前热者后必厥，厥深者热亦深，厥微者热亦微"非临床必定事实。"厥应下之"也为错误的治疗，如果为大承气汤证有手足逆冷时，可用下法，但必须为真阳明假厥阴证，否则不得用之。"必口伤烂赤"，在热病后期常有口伤烂赤，可能因发汗而伤津液，或为热病营养素缺乏所致，但并非一定出现。

336. 伤寒病，厥五日，热亦五日，设六日当复厥，不厥者自愈。厥终不过五日，以热五日，故知自愈。

分析：此条与上条一样，多与临床事实不符，所以不能作为临床的依据。

337. 凡厥者，阴阳气不相顺接，便为厥。厥者，手足逆冷是也。

分析：厥阴病是阴性病的末期，相当于西医各种原因所致的微循环障碍而出现的休克期或休克前期。《伤寒论》中的第326条，虽然也冠以"厥阴之为病"等，但从整个条文中找不出一个"厥"的表现，仲景在《伤寒论》的文章中，只有此一条定义与内容不符。因此，不能以326条为厥阴病之提纲，这里采用了具有厥阴病特征的337条："凡厥者，阴阳气不相顺接便为厥，厥者，手足逆冷是也。"这条既说出了厥阴证的表现——"手足逆冷"，又说出了厥阴病的形成机制——"阴阳气不相顺接"。西医学研究微循环障碍的主要原因为弥散性血管内凝血，形成"短路"，致使动静脉血液不能正常循环，即不能"顺接"，导致了微循环障碍的典型证——"手足逆冷"。所以说337条作为《伤寒论》中厥阴病纲领证是恰当的，是可以代表厥阴病共性的。另外，虚是厥阴病另一方面，"脉微欲绝或无脉"是厥阴病的常见脉，因此，在三部六病中，将厥阴的提纲定为"厥阴病，手足逆冷，脉微欲绝或无脉，或肢节痹痛"。

338. 伤寒脉微而厥，至七八日肤冷，其人躁，无暂安时者，此为脏厥，非蛔厥也。蛔厥者，其人当吐蛔。令病者静，而复时烦者，此为脏寒。蛔上入其膈，故烦，须臾复止，得食而呕，又烦者，蛔闻食臭出，其人常自吐蛔。蛔厥者，乌梅丸主之。又主久利。

乌梅丸：

乌梅（三百枚）　细辛（六两）　干姜（十两）　黄连（十六两）　当归（四两）　附子（六两，炮，去皮）　蜀椒（四两，出汗）　桂枝（去皮，六两）　人参（六两）　黄柏（六两）

上十味，异捣筛，合治之，以苦酒渍乌梅一宿，去核，蒸之五斗米下，饭熟，捣成泥，和药令相得，内臼中，与蜜杵二千下，丸如梧桐子

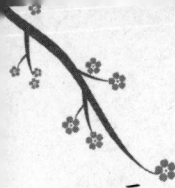

大。先食饮服十九，日三服，稍加至二十九。禁生冷、滑物、臭食等。

分析："伤寒脉微而厥，至七八日肤冷，其人躁，无暂安时者，此为脏厥，非蛔厥也。"此时的病人真正的厥阴病，是内脏衰竭引起的厥证，而不是肠蛔虫活动造成的。所以说"此为脏厥，非蛔厥也"。

"蛔厥者，其人当吐蛔。令病者静，而复时烦者，此为脏寒。蛔上入其膈，故烦，须臾复止，得食而呕，又烦者，蛔闻食臭出，其人常自吐蛔。"这是蛔虫活动引起的蛔厥阴病表现，因此用"乌梅丸主之"。

本证为肠内寄生虫的活动引起的一系列症状。本方有很好的驱虫作用。另外，本方也对慢性肠炎有很好疗效。

339. 伤寒热少厥微，指头寒，嘿嘿不欲食，烦躁数日，小便利，色白者，此热除也，欲得食，其病为愈。若厥而呕，胸胁烦满者，其后必便血。

分析："热少微厥，指头寒"为厥阴证的表现形式，但不是真厥阴病，是其他病证显厥阴病象，是一个里部太阴病的反应。"烦躁数日，小便利，色白者"，判断里部无热，所以言"此热除也"。"欲得食"是里部消化功能恢复，预测"其病为愈"。"厥而呕，胸胁烦满者，其后必便血"，虽阳复太过，亦未必便血。这仍是一个以太阴病为主的合病，要视具体病状而治之。可以见148条。

340. 病者手足厥冷，言我不结胸，小腹满，按之痛者，此冷结在膀胱关元也。

分析：此证为一个太阴病显示的厥阴病象，从"小腹满，按之痛"，"此冷结在膀胱关元也"，推断可能为下腹部肠道病变，里部之寒只有太阴病，可以灸关元，也可以用四逆汤温之。

341. 伤寒发热四日，厥反三日，复热四日，厥少热多，其病当愈。四日至七日，热不除者，必便脓血。

分析：此条与342条有相似之处，以寒热之日数，预测病的发展趋势，此不成定数，故不足为凭。"四日至七日，热不除者，必便脓血"也非临床必见事实。脓血便是菌痢的典型症状，但菌痢之利，并非发病后"四日至七日，热不除"才"便脓血"，常为发病1～2日即出现"便脓血"。

342. 伤寒厥四日，热反三日，复厥五日，其病为进。寒多热少，阳气退，故为进也。

分析：通过厥与热的交替出现，以"寒多热少"，故曰为"阳气退""为进也"。一般情况下，阳病较阴病易医，阳病说明机体抵抗力尚好，即反应性尚好，正气尚存；而阴性病，多为机体反应性弱，功能减退，治疗多感棘手。

343. 伤寒六七日，脉微，手足厥冷，烦躁，灸厥阴，厥不还者死。

分析：这是一个真厥阴证，"灸厥阴"为灸厥阴经穴位，以热祛寒。"厥不还者死"当理解为"厥不去者死"。通过灸法，如果厥证不消失，说明病情严重。应换用四逆汤或当归四逆汤治之。

344. 伤寒发热，下利厥逆，躁不得卧者死。

分析：此处的发热和317条的发热一样。三阳的热是热邪，三阴的发热是假热，是真阳外越。此时"下利"而致"厥逆"，加上"躁不得卧"，是休克前期的躁动，因此可加重休克，故曰死。

345. 伤寒发热，下利至甚，厥不止者死。

分析：这条可能为肠道传染病，因"下利至甚"引起的微循环障碍呈现厥阴病的表现，应以四逆汤治之。"厥不止者，死"是指厥逆继续发展，必死。

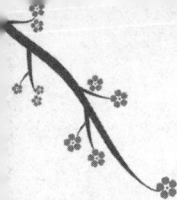

346. 伤寒六七日不利，便发热而利，其人汗出不止者死。有阴无阳故也。

分析：下利已引起体液丢失，再加之"汗出不止"，说明体液丢失更为严重，故曰"死"。在汉代没有现代的静脉给液的补充方法，这种判断是对的，但在今天的条件下，结合西医治疗方法，可能就会起死回生。"有阴无阳"是指因脱水而转化为厥阴病，脱水过度，阳随阴脱，应当为"阴阳俱失"。

347. 伤寒五六日，不结胸，腹濡，脉虚，复厥者，不可下，此亡血，下之死。

分析："脉虚复厥"可参看330条的禁忌。此为少阴厥阴合病，用下法必亡津液，也等于"此亡血"，因此，断为"死"。

348. 发热而厥，七日下利者，为难治。

分析：此条含有上条的机理，也是由于下利脱水造成"阴阳俱虚"，故曰"难治"。

249. 伤寒脉促，手足厥逆，可灸之。

分析：促脉是心功能衰竭引起心律失常的表现，加之"手足厥逆"，有厥阴病表现，所以用温热的灸法劫寒。还是四逆汤为好。

350. 伤寒脉滑而厥者，里有热也，白虎汤主之。

白虎汤：

知母（六两） 石膏（一斤，碎，绵裹） 甘草（二两，灸） 粳米（六合）

上四味，以水一斗，煮米熟汤成，去滓。温服一升，日三服。

分析：这是一个少阳病证，阳极显阴象，出现了手足逆冷的厥阴病的病象。但是，仲景根据其"脉滑"证，断为"里有热"，因此用重寒之剂白虎汤以除其热。如果为一个真厥阴病，"厥"的同时，必然为"脉微欲绝或无脉"，就不会出现阳盛的滑脉。

351. 手足厥寒，脉细欲绝者，当归四逆汤主之。

当归四逆汤：

当归（三两）桂枝（三两，去皮）芍药（三两）细辛三两 甘草（二两，炙）通草（二两）大枣（二十五枚，擘。一法，十二枚）

上七味，以水八升，煮取三升，去滓。温服一升，日三服。

分析：这一条，文字虽少，但把厥阴病的主要脉证都加以描述，"手足厥寒"与"手足逆冷"为同一含义，但寒比冷更进一层。"脉细欲绝"是微循环障碍休克期的典型脉。当归四逆汤的命名，不仅说明治病的范围是"四逆"，而且也说明了"当归"在此方中为主导，是主药。当归的西医学研究较多，具有消除中、小动脉血栓，抗凝血和强心的作用。当归一味药具备了现代西医所说用于治疗微循环障碍的药物的主要特性。用此方作为基本方，治疗雷诺现象、脉管炎等有很好的效果。另外，此方对一些冬季常感手足冷的患者，用一两剂即可见效。

352. 若其人内有久寒者，宜当归四逆加吴茱萸生姜汤。

当归四逆加吴茱萸生姜汤：

当归（三两）芍药（三两）甘草（二两，炙）通草（二两）桂枝（三两，去皮）细辛（三两）生姜（半斤，切）吴茱萸（二升）大枣（二十五枚，擘）

上九味，以水六升，清酒六升和，煮取五升，去滓，温分五服。（一方，水、酒各四升）

分析：本证为厥阴病兼太阴证，应该与351条是同一条。此条的叙述如改为"若其人内有久寒，手足厥冷，脉微，呕而吐涎沫者，当归四逆加吴茱萸生姜汤主之"，则比较能够更全面地成为应用当归四逆加吴

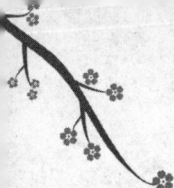

茱萸生姜汤的依据。

353. 大汗出，热不去，内拘急，四肢疼，又下利厥逆而恶寒者，四逆汤主之。

四逆汤：

甘草（二两，炙） 干姜（一两半） 附子（一枚，生用，去皮，破八片）

上三味，以水三升，煮取一升二合，去滓，分温再服。若强人可用大附子一枚，干姜三两。

分析：四逆汤证的共见之证有下利、厥逆、恶寒。在此条是又有"大汗出、热不去、内拘急、四肢疼"，这是在四逆汤证时少见之证。热不去是阳浮，真阳外脱，大汗出更加重了津液的耗损和阳气的外脱；内拘急是内寒，外寒得厉害就四肢疼，但是此时决定使用四逆汤的指征是"下利，厥逆而恶寒"。

354. 大汗，若大下利而厥冷者，四逆汤主之。

分析："大汗，若大下利"是造成体液丢失的主要原因，出现严重的循环血液不足，常常出现休克时四肢厥冷和脉微欲绝，可使用四逆汤治疗。

355. 病人手足厥冷，脉乍紧者，邪结在胸中。心下满而烦，饥不能食者，病在胸中，当须吐之，宜瓜蒂散。

瓜蒂散：

瓜蒂 赤小豆

上二味，各等分，异捣筛，合内白中，更治之，别以香豉一合，用热汤七合，煮作稀糜，去滓取汁，和散一钱匕，温顿服之。不吐者，少少加，得快利乃止。诸亡血虚家，不可与瓜蒂散。

分析：这是一个里部阳明病的瓜蒂散证，是一个里实证，虽然病人有手足厥冷，貌似厥阴证，但脉为一个正常脉而时有紧象出现。真正厥阴病之脉，是四末微循环障碍的表现，必然是"厥冷无脉"或"脉微欲绝"；又结合"心下满而烦，饥不能食者，病在胸中"即肯定了病位；又指出了治疗方法，此处的"邪结在胸中"是指病邪的痰液积聚在胃部，并非胸腔，"宜瓜蒂散"，说明瓜蒂散较好，而其他催吐之法也可以用，所以用"宜"字，而不用"主之"。

356. 伤寒厥而心下悸，宜先治水，当服茯苓甘草汤，却治其厥。不尔，水渍入胃，必作利也。茯苓甘草汤。

茯苓甘草汤：

茯苓（二两） 甘草（一两，炙） 生姜（三两，切） 桂枝（二两，去皮）

上四味，以水四升，煮取二升，去滓，分温三服。

分析："伤寒厥而心下悸者，宜先治水"，此处的"心下悸"的症状对于病人来说是比"厥"证要痛苦，所以要"宜先治水，当服茯苓甘草汤"；"却治其厥。不尔，水渍入胃，必作利也"，先治水而后治其厥，否则，水液在胃肠道停留，造成下利。茯苓甘草汤证为少阴太阴合证。

357. 伤寒六七日，大下后，寸脉沉而迟，手足厥逆，下部脉不至，喉咽不利，唾脓血，泄利不止者，为难治。麻黄升麻汤主之。

麻黄升麻汤：

麻黄（二两半，去节） 升麻（一两一分） 当归（一两一分） 知母（十八铢） 黄芩（十八铢） 葳蕤（十八铢，一作菖蒲） 芍药（六铢） 天门冬（六铢，去心） 桂枝（六铢，去皮） 茯苓（六铢） 甘草（六铢，炙） 石膏（六铢，碎，绵裹） 白术（六铢） 干姜（六铢）

上十四味，以水一斗，先煮麻黄一两沸，去上沫，内诸药，煮取三升，去滓。分温三服，相去如炊三斗米顷令尽，汗出愈。

分析：本方证是一个复杂而危重的病证，可能为化脓性扁桃腺炎或白喉之类，误用大下法造成了"寸脉沉而迟，手足厥逆，下部脉不至""泄利不止"的三阴合证与"咽喉不利，唾脓血"的原太阳少阳合证，因此断为"难治"。本方蕴含有"当归四逆汤""桂枝汤""麻黄汤""建中汤""白虎汤"的精髓，为复合性方剂。

358. 伤寒四五日，腹中痛，若转气下趋少腹者，此欲自利也。

分析：此是肠蠕动沿正常路径进行，是将要排便的征象，此条有证无方，而172条叙证太简，两者当为一条。凡腹中痛下利者，用黄芩汤必效。此证多为肠炎的表现。参考172条："太阳与少阳合病，自下利者，与黄芩汤。"

359. 伤寒本自寒下，医复吐下之，寒格，更逆吐下，若食入口即吐，干姜黄芩黄连人参汤主之。

干姜黄芩黄连人参汤：

干姜 黄芩 黄连 人参（各三两）

上四味，以水六升，煮取二升，去滓，分温再服。

分析："伤寒本自寒下"是外感病，腹中受了凉就要下利，是太阴病下利，所以叫作"寒下"。"医复吐下之，寒格"，医生反而又催吐，又泻下，造成上火下寒的病情，像个格子一样，把这种上火下寒的病情从中间隔开了；"更逆吐下"是寒格更加重了吐下；吐必有内烦，这方子是上清下温的方子，干姜、人参温下治寒，黄芩、黄连清上治火。

本方对高酸性呕吐病人有时有奇效，常一剂而止。另外，对急性胃炎也有很好疗效。

360. 下利，有微热而渴，脉弱者，今自愈。

分析：此处的"下利"是太阴病下利，当"有微热而渴，脉弱"

时，是阴病见阳象，是病机好转的表现，虽"脉弱"，但预示"今自愈"。

361. 下利，脉数，有微热汗出，今自愈。设复紧，为未解。

分析："下利，脉数，有微热汗出，今自愈。"此处叙述的"下利"可能是太阴病下利，如果出现"脉数，有微热汗出"的情况，是说明是阴病见阳象，所以判断病人"今自愈"；假如病人脉"复紧"，说明脉象显示是寒象，说明内寒仍在，这种下利是不会好的，因此判断"为未解"。

362. 下利，手足厥冷，无脉者，灸之不温，若脉不还，反微喘者，死。少阴负趺阳者，为顺也。

分析：本条是一个真厥阴病，用灸这种温热疗法尚不能使"手足厥冷"消失，而且脉不能出现，又增加"微喘"这一临终前的心肺功能衰竭的表现，故曰"死"。

"少阴负趺阳者，为顺也"，此言不好理解，存疑。

363. 下利，寸脉反浮数，尺中自涩者，必清脓血。

分析：此证也多为肠痈证，所以虽有"下利"而"寸脉反浮数"。"尺中自涩"是血容量不足的表现，可能与下利有关。如不是肠痈，不会出现"必清脓血"。当用大黄牡丹皮汤治之。

364. 下利清谷，不可攻表，汗出，必胀满。

分析：单纯的"下利清谷"谓太阴病，当用理中汤或四逆汤类等温补之剂治疗。若用汗法是原则性治疗错误。用汗法之后，更加重了体液的丢失，可能更影响消化功能，所以言"汗出必胀满"。"汗出"，更危险的是促进病性向厥阴病转化。因此，汗、下、吐三法，必须慎审病情，不可妄用。

365. 下利，脉沉弦者，下重也；脉大者，为未止；脉微弱数者，为欲自止，虽发热，不死。

分析：此为太阴病的下利，沉弦脉在慢性肠炎患者中常见之。"下重也"是常有便意感。此处的"脉大者，为未止；脉微弱数者，为欲自止"，均非临床的必然因果关系，不足为信。"虽发热不死"，是太阴病下利病人有发热，虽为阴病见阳象，是正气尚存的表现，但还要结合其他证，进行综合分析判断。

366. 下利，脉沉而迟，其人面少赤，身有微热，下利清谷者，必郁冒汗出而解，病人必微厥。所以然者，其面戴阳，下虚故也。

分析：这条是白通汤证，此时的表现可以归纳为下利、脉沉而迟、其人面少赤、身有微热、下利清谷、微厥六个症状，应该用白通汤治疗。本方是以温里为主，兼有发表的作用。干姜、附子温里，治下利和下利清谷，葱白辛温解表，疗其"其人面少赤"的"其面戴阳"证。此处的病机是"下虚故也"，就是指太阴病的下消化道虚寒。

367. 下利，脉数而渴者，今自愈。设不差，必清脓血，以有热故也。

分析：此条可参考 363 条，与其为同类病。

368. 下利后脉绝，手足厥冷，晬时脉还，手足温者生，脉不还者死。

分析：此证为由太阴病之下利，造成的微循环障碍而转化为厥阴病，"晬时"是指 24 小时；"手足温者生"是微循环障碍解除，脉还而手足温，故曰"生"；如果"脉不还者"说明病情严重，死的可能性大，这是与临床相符合的。

369. 伤寒下利，日十余行，脉反实者死。

分析："伤寒下利，日十余行"是急性肠炎或沙门菌感染，引起腹泻次数过多，导致脱水与电解质的丢失，当出现"微脉"或"涩脉"，今"脉反实者"是脉证分离现象，是病危的表现，故曰"死"。

370. 下利清谷，里寒外热，汗出而厥者，通脉四逆汤主之。

通脉四逆汤：

甘草（二两，炙） 附子（大者一枚，生，去皮，破八片） 干姜（三两，强人可四两）

上三味，以水三升，煮取一升二合，去滓。温服一升，不愈，更服一升。

分析：这是一个三阴合证的危急之证。通脉四逆汤证是手足逆冷与下利清谷同时具有，较四逆汤证为重，本方在四逆汤的基础上，使干姜量增加一倍，治疗休克有很好的效果。另外，及时补充血容量也是关键所在，要结合现代补液法抢救病人。

371. 热利下重者，白头翁汤主之。

白头翁汤：

白头翁（二两） 黄柏（三两） 黄连（三两） 秦皮（三两）

上四味，以水七升，煮取二升，去滓。温服一升，不愈，更服一升。

分析：白头翁汤治疗菌痢有特效，对阿米巴痢疾也有很好的效果。

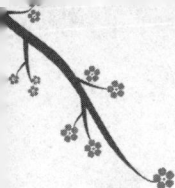

372. 下利，腹胀满，身体疼痛者，先温其里，乃攻其表。温里宜四逆汤，攻表宜桂枝汤。

桂枝汤：

桂枝（三两，去皮） 芍药（三两） 甘草（二两，炙） 生姜（三两，切） 大枣（十二枚，擘）

上五味，以水七升，煮取三升，去滓。温服一升，须臾啜热稀粥一升，以助药力。

分析： "下利，腹胀满"为太阴病的表现，"身体疼痛"是桂枝汤证。四逆汤的作用是三阴皆治，这里的太阴证是以寒为主的，若虚、寒并重时，则用理中丸类方剂为好。

373. 下利，欲饮水者，以有热故也，白头翁汤主之。

分析： 此条的下利是热利，从"欲饮水"判断为"以有热故也"。所以用纯寒凉之剂白头翁汤治疗。此条应该与371条合并为一条为好。

374. 下利，谵语者，有燥屎也，宜小承气汤。

小承气汤：

大黄（四两，酒洗） 枳实（三枚，炙） 厚朴（二两，去皮，炙）

上三味，以水四升，煮取一升二合，去滓。分二服，初一服谵语止，若更衣者，停后服，不尔，尽服之。

分析： 此条应当是大承气汤证，是一个热、实均有的阳明病。如果腹胀满为主是小承气汤证。

375. 下利后更烦，按之心下濡者，为虚烦也，宜栀子豉汤。

栀子豉汤：

肥栀子（十四个，擘） 香豉（四合，绵裹）

上二味，以水四升，先煮栀子，取二升半，内豉，更煮取一升半，去滓。分再服,一服得吐,止后服。

分析:栀子豉汤证主要为"烦",从76、77条可以看到"烦"的程度是很严重的。所以用栀子豉汤清热而除烦。可以参考207条:"阳明病,不吐不下,心烦者,可与调胃承气汤。"207条是实烦,此条"按之心下濡"所以说"为虚烦也"。

376. 呕家有痈脓者,不可治呕,脓尽自愈。

分析:"呕家有痈脓者"为热病之证。呕由痈脓引起,治呕多用生姜、半夏之辛热之品,会助痈脓之势,犹如火上加油,故曰"不可治呕"。虽不能等"脓尽自愈",可以用治痈脓之方疗之,常用方为大黄牡丹皮汤。

377. 呕而脉弱,小便复利,身有微热,见厥者难治。四逆汤主之。

分析:"呕而脉弱,小便复利"这是一个太阴病,加之小便多,可能造成体液的进一步丢失。虽然此处是"身有微热",如果出现"厥"是病情加重的表现,是厥阴病的征兆,所以说"难治"。四逆汤是三阴皆治的方剂,因此,用"四逆汤主之"。

378. 干呕吐涎沫,头痛者,吴茱萸汤主之。

吴茱萸汤:

吴茱萸(一升,汤洗七遍) 人参(三两) 大枣(十二枚,擘)生姜(六两,切)

上四味,以水七升,煮取二升,去滓。温服七合,日三服。

分析:这是一个太阴病,"干呕,吐涎沫"是内寒的表现,主要病变在胃部,头痛是由于干呕引起脑部压力增高引起的。用吴茱萸汤治疗的效果很好。可以参考309条。

379. 呕而发热者，小柴胡汤主之。

小柴胡汤：

柴胡（八两） 黄芩（三两） 人参（三两） 甘草（三两，炙） 生姜（三两，切） 半夏（半升，洗） 大枣（十二枚，擘）

上七味，以水一斗二升，煮取六升，去滓，更煎取三升。温服一升，日三服。

分析："呕而发热"是小柴胡汤证类的最简单的证。呕属于太阴，发热属于少阳，这是一个太阴少阳合证。但是其具备了使用小柴胡汤的条件，如101条所言："但见一证便是，不必悉具。"

380. 伤寒大吐大下之，极虚，复极汗者，其人外气怫郁，复与之水，以发其汗，因得哕。所以然者，胃中寒冷故也。

分析：此条的"外气"当为"短气"。"伤寒大吐大下"而造成体内水电解质大量丢失和胃肠功能的衰减，故曰"极虚"。又"复极汗者"使病人更虚，心功能衰竭，而出现"其人外气怫郁"的表现。当然，也可能为厥阴病的表现。"复与之水，以发其汗"说明是大量给水，强制性发其汗。但是，由于"大吐大下"，胃肠功能极度衰竭，出现了"胃中寒冷"而"因得哕"。这样的病人，可能会出现"一逆尚引日，再逆促命期"的情况。因此，要急用四逆加人参或五苓散合四逆汤治之。

381. 伤寒哕而腹满，视其前后，知何部不利，利之即愈。

分析："哕而腹满"是太阴病的常见证，"视其前后"指观察大小便的情况，而决定病在何部位。若"小便不利"，当用五苓散；若大便不利，则用小承气汤；若大便下利，也可用生姜泻心汤。

第九节　辨霍乱病脉证并治

382. 问曰：病有霍乱者何？答曰：呕吐而利，名曰霍乱。

分析：此条将凡"呕吐而利"都统"名曰霍乱"。"霍乱"非仅指西医学由霍乱弧菌引起的确定型"霍乱病"，而且还包括了西医学的急性胃肠炎、沙门菌感染等病证。此条将"呕吐下利"均划为霍乱范畴。因此，在临床时，要结合西医学知识予以鉴别。

383. 问曰：病发热头痛，身疼恶寒，吐利者，此属何病？答曰：此名霍乱。霍乱自吐下，又利止，复更发热也。

分析：此条也属《伤寒论》中的"霍乱"类，但此条见证有了增加，除吐利外，又有头痛、身疼、发热恶寒等症状。不过治疗是相同的，葛根芩连汤合生姜泻心汤有很好的效果。

384. 伤寒，其脉微涩者，本是霍乱，今是伤寒，却四五日，至阴经上，转入阴必利，本呕下利者，不可治也。欲似大便，而反矢气，仍不利者，此属阳明也，便必硬，十三日愈。所以然者，经尽故也。下利后，当便硬，硬则能食者愈，今反不能食，到后经中颇能食，复过一经能食，过之一日当愈。不愈者，不属阳明也。

分析：此条是《伤寒论》中真正按经络对病情进行分析的条文，但其文章欠条理性，也难与临床事实相符，故存疑以待识者。

385. 恶寒脉微，而复利，利止亡血也，四逆加人参汤主之。

四逆加人参汤：

甘草（二两，炙） 附子（一枚，生，去皮，破八片） 干姜（一两半） 人参（一两）

上四味，以水三升，煮取一升二合，去滓，分温再服。

分析："恶寒脉微，而复利"是太阴与少阴、厥阴合病，此处虽然没有说有手足逆冷，但是此时的脉微是厥阴病的脉象，是微循环不好的表现，因此，推断应该有手足冷的表现。此时病人虽然是"利止"了，但是由于"复利"而使体液丢失，必然是血容量减少，所以说"亡血也"。此时病人的心功能受到严重影响，此时病情比四逆汤证严重，因此用"四逆加人参汤主之"。人参补五脏，加人参健胃益气，以滋津液，此时应用有抢救的意义。

386. 霍乱，头痛发热，身疼痛。热多，欲饮水者，五苓散主之；寒多，不用水者，理中丸主之。

五苓散方：

猪苓（去皮） 白术 茯苓（各十八铢） 桂枝（半两，去皮） 泽泻（一两六铢）

上五味，为散，更治之。白饮和服方寸匕，日三服，多饮暖水，汗出愈。

理中丸方：

人参 干姜 甘草 白术（各三两）

上四味，捣筛，蜜和为丸，如鸡子黄许大，以沸汤数合，和一丸，研碎。温服之，日三四，夜二服。腹中未热，益至三四丸，然不及汤。**汤法：**以四物依两数切，用水八升，煮取三升，去滓。温服一升，日三服。若脐上筑者，肾气动也，去术，加桂四两；吐多者，去术，加生姜三两；下多者，还用术；悸者，加茯苓二两；渴欲得水者，加术，足前成四两半；腹中痛者，加人参，足前成四两半；寒者，加干姜，足前成四两半；腹满者，去术，加附子一枚。服汤后如食顷，饮热粥一升许，微自温，勿发揭衣被。

分析： 此条前边的证是五苓散证，所以用"五苓散主之"。后半段是"寒多，不用水"，当然此时患者无渴的症状，故不用五苓散，而用"理中丸主之"。理中丸是温补性方剂，白术促进吸收，干姜改善血液循环，人参兼补中气，甘草协调诸药。三部六病的太阴病主方苍术干姜汤与此方相类，加茯苓而易人参，促进了消化道内水分的吸收。

387. 吐利止，而身痛不休者，当消息和解其外，宜桂枝汤小和之。

桂枝汤：

桂枝（三两，去皮） 芍药（三两） 生姜（三两） 甘草（二两，炙） 大枣（十二枚，擘）

上五味，以水七升，煮取三升，去滓，温服一升。

分析： 此条是说一个太阴病或者霍乱病吐利的症状没有了，只有"身痛不休"，此时患者应当用休息和解表的方法来治疗。"解其外"的方法是桂枝汤。桂枝汤有很好的镇痛作用。"宜桂枝汤小和之"是说明此处用桂枝汤不是发汗，而是镇痛，故曰"小和之"。

388. 吐利汗出，发热恶寒，四肢拘急，手足厥冷者，四逆汤主之。

四逆汤：

甘草（二两，炙） 干姜（一两半） 附子（一枚，去皮，破八片）

上三味，以水三升，煮取一升二合，去滓，分温再服。强人可大附子一枚，干姜三两。

分析： 此时的病人是"吐利汗出，发热恶寒，四肢拘急，手足厥冷"，病情非常严重，"吐利汗出"造成体内津液大量丢失，又加之"发热”也在消耗津液，使体液严重缺乏。"四肢拘急，手足厥冷"都是血不能温养四末出现的休克症状。这是三阴合证的危重病人，三阴用"四逆汤主之"。现代临床的各种休克病人，都是以静脉补液与升压药为主来抢救。

389. 既吐且利，小便复利，而大汗出，下利清谷，内寒外热，脉微欲绝者，四逆汤主之。

分析：此条的病情比上条更加严重，又增加了一种丢失体液的情况"小便复利"，此时患者丢失体液的四种途径吐、利、汗、小便都具备了。此条患者虽然无手足逆冷，但是有"脉微欲绝"，因此病情也是十分凶险的。此处使用"四逆汤主之"，可能应用通脉四逆汤更好。

390. 吐已下断，汗出而厥，四肢拘急不解，脉微欲绝者，通脉四逆加猪胆汁汤主之。

通脉四逆加猪胆汁汤：

甘草（二两，炙）　干姜（三两，强人可四两）　附子（大者一枚，生，去皮，破八片）　猪胆汁（半合）

上四味，以水三升，煮取一升二合，去滓，内猪胆汁。分温再服，其脉即来。无猪胆，以羊胆代之。

分析：此时的病情也是十分危重的。虽然病人"吐已下断（利）"，即病人吐利停止了，但是病人症状依然凶险，"汗出而厥"是说明此时病人仍在出汗，加重了体液的丢失，同时也加重了"厥"。"四肢拘急不解，脉微欲绝"都是血不能温养四末的表现，所以用"通脉四逆加猪胆汁汤主之"。此条比上条病情严重。此时治疗加了猪胆汁，说明此处缺少了猪胆汁证，可以参考315条："少阴病，下利脉微者，与白通汤；利不止，厥逆无脉。干呕烦者，白通加猪胆汁主之。"

此证较单纯通脉四逆汤证更重，是病危的表现。据日本学者报道，此汤灌肠后，对神志不清、四肢厥冷、干呕等症都有改善作用。

391. 吐利发汗，脉平，小烦者，以新虚不胜谷气故也。

分析："吐利发汗"在388条中是指的症状，此条的"吐利发汗"是治法，是指应用了吐法、下法、汗法。"吐利发汗"造成了胃肠功能的低下，"新虚"是"吐利发汗"方法的结果，虽然从"脉平"说明机体基本康复，但是仍有"小烦"，是消化功能尚弱的表现，故曰"新虚不胜谷气故也"。宜减少食量，可参看398条。

第十节　辨阴阳易差后劳复病脉证并治

392. 伤寒阴易之为病，其人身体重，少气，少腹里急，或引阴中拘挛，热上冲胸，头重不欲举，眼中生花，膝胫拘急者，烧裈散主之。

烧裈散：

妇人中裈近隐处，取烧作灰。

上一味，水服方寸匕，日三服，小便即利，阴头微肿，此为愈矣。妇人病取男子裈烧服。

分析：病人在"伤寒"的病期已经精力大衰，此时病人又犯大忌，进行同床，造成精力更加衰减，所以出现了一系列的体力不支的症状，这是一个纯阴证。在民间称之为"汗后月"，这种人状态是全身疲软无力，称之为"活出殃"。烧裈散没有治疗作用，应以大补大热之剂方能奏效，以桂枝人参汤、桂枝加附子汤等治疗较好。

393. 大病差后，劳复者，枳实栀子汤主之。

枳实栀子汤：

枳实（三枚，炙） 栀子（十四个，擘） 豉（一升，绵裹）

上三味，以清浆水七升，空煮取四升，内枳实、栀子，煮取二升，下豉，更煮五六沸，去滓。温分再服，覆令微似汗。若有宿食者，内大黄如博棋子五六枚，服之愈。

分析： 此条"大病差后，劳复者"没有讲是什么病，又是怎样劳复的，劳复之后的症状是什么，都没有讲，这是不符合张仲景的"观其脉证，随证治之"的临床精神。此时用"枳实栀子汤主之"。按方证对应原则，此时病人应该有"腹满心烦"为主的症状，所以用此方消满除烦。

394. 伤寒差已后，更发热，小柴胡汤主之。脉浮者，以汗解之；脉沉实者，以下解之。

小柴胡汤：

柴胡（八两） 人参（二两） 黄芩（二两） 甘草（二两，炙） 生姜（二两） 半夏（半升，洗） 大枣（十二枚，擘）

上七味，以水一斗二升，煮取六升，去滓，再煎取三升。温服一升，日三服。

分析： 病好之后又出现发热，多为饮食不当或者休息不够，而引起所谓的复感，此时仅有发热，没有恶寒的表现，是半表半里的少阳病发热，所以用"小柴胡汤主之"。

"脉浮者，以汗解之；脉沉实者，以下解之"有两种解释。一是病人此时脉浮，就要用汗法治疗，如果病人脉是沉实，就要用下法来治疗。另一种解释是病人此时脉浮，服小柴胡汤后会通过出汗来使发热消除，可以参考101条"复与柴胡汤，必蒸蒸而振，却复发热，汗出而解"、149条"柴胡证仍在者，复与柴胡汤，此虽已下之，不为逆，必蒸蒸而振；却发热汗出而解"、230条"可与小柴胡汤，上焦得通，津液得下，胃气因和，身濈然汗出而解"；如果病人此时是沉实脉，病人可能通过排便来使发热解除，可以参考148条"可与小柴胡汤；设不了了者，得屎而解"。

395. 大病差后，从腰以下有水气者，牡蛎泽泻散主之。

牡蛎泽泻散：

牡蛎（熬）　泽泻　蜀漆（暖水洗，去腥）　葶苈子（熬）　商陆根（熬）　海藻（洗，去咸）　栝楼根（各等分）

上七味，异捣，下筛为散，更于白中治之。白饮和服方寸匕，日三服，小便利，止后服。

分析： 这条叙证简单，"从腰以下有水气"的症状应该是有浮肿和小便不利，这个方是很有效的利水药，对浮肿病人有效。

396. 大病差后，喜唾，久不了了，胸上有寒，当以丸药温之，宜理中丸。

理中丸：

人参　白术　甘草（炙）　干姜（各三两）

上四味，捣筛，蜜和为丸，如鸡子黄许大，以沸汤数合，和一丸，研碎。温服之，日三服。

分析： "大病差后，喜唾，久不了了"是大病损伤了胃的功能，此处分析病机是"胸上有寒"，实际是胃中有寒，治疗方法是"当以丸药温之，宜理中丸"。凡是喜唾、反酸、嗳气都是胃寒的表现，理中丸有效。

397. 伤寒解后，虚羸少气，气逆欲吐，竹叶石膏汤主之。

竹叶石膏汤：

竹叶（二把）　石膏（一斤）　半夏（半升，洗）　麦门冬（一升，去心）　人参（二两）　甘草（二两，炙）　粳米（半升）

上七味，以水一斗，煮取六升，去滓，内粳米，煮米熟汤成，去米。温服一升，日三服。

分析： 这是一个热病的后期表现，病人极其虚弱与消瘦，此处的叙

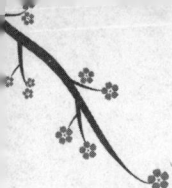

证比较简单，应该有烦热、咳嗽、咽干、脉细滑等，在肺结核病人常见。此是少阳太阴少阴合证，以少阳为主，竹叶石膏汤效果很好。此方清热凉血、止血，凡是鼻出血、咯血、手足热的病人用之必效。

398. 病人脉已解，而日暮微烦，以病新差，人强与谷，脾胃气尚弱，不能消谷，故令微烦，损谷则愈。

分析： 此条分析了一个初愈患者"脾胃气尚弱，不能消谷"，由于"人强与谷"，即饮食不当而致"日暮微烦"。不用给以药物治疗，只要"损谷则愈"，即减少饮食病就会好。此条与391条机理相同，即"新虚不胜谷气故也"。

第二章

《伤寒论》归类

　　为了指导临床，我将《伤寒论》的内容分成了两大部分，即"辨证篇"与"论述篇"，每篇的内容均按三部六病重新归类，使《伤寒论》融入了三部六病体系，目的是让学习者达到三个"便于"，即"便于学习；便于融会贯通；便于临床应用"。《伤寒论》本身的文字是简明易懂的，只因历代医家注解颇多，越注越繁，越注越玄，使初学之人苦读而不能明其要。我在"辨证篇"中，按三部六病归类，按方证而集，使同一方证聚在一起，便于互参、互解。在"论述篇"中，按条文论及的部位和疾病的性质分属于三部的各部中，使学习的人能较快地掌握《伤寒论》的理论特点。吾非才高识妙，诚因学《伤寒论》而困惑，愿将所得与同道商榷，如有不妥，万望赐教。

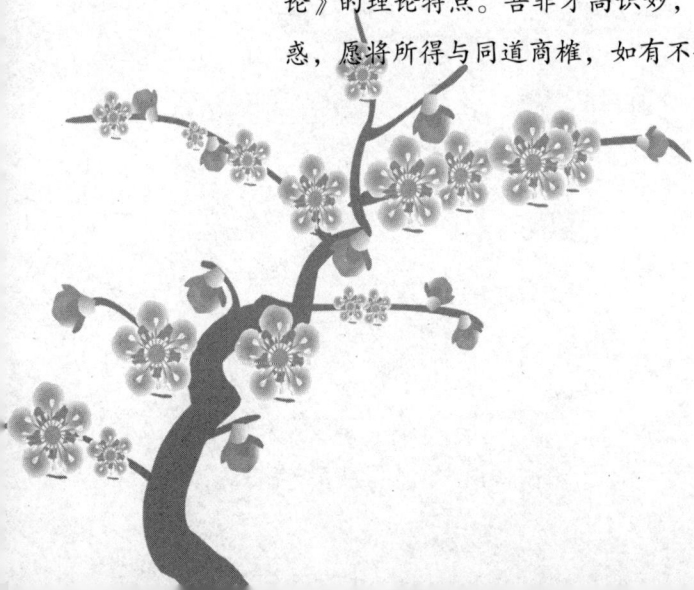

第一节　辨证篇

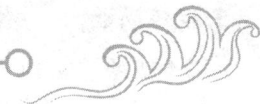

一、表部病辨证

（一）太阳病

1. 纲领证

《伤寒论》1 条："太阳之为病，脉浮，头项强痛，而恶寒。"

2. 麻杏石甘汤证

（1）《伤寒论》63 条："发汗后，不可更行桂枝汤。汗出而喘，无大热者，可与麻黄杏仁甘草石膏汤。"

（2）《伤寒论》162 条："下后，不可更行桂枝汤。若汗出而喘，无大热者，可与麻黄杏仁甘草石膏汤。"

麻黄杏仁石膏甘草汤：

麻黄 12 克，杏仁 15 克，炙甘草 6 克，石膏 24 克。

上药以水 500 毫升，煮取 150 毫升，一次服。

（二）厥阴病

1. 纲领证

《伤寒论》337 条："凡厥者，阴阳气不相顺接，便为厥。厥者，手足逆冷者是也。"

2. 当归四逆汤证

《伤寒论》351 条："手足厥寒，脉细欲绝者，当归四逆汤主之。"

当归四逆汤：

当归 10 克，桂枝 10 克，芍药 10 克，细辛 10 克，炙甘草 6 克，通草 6 克, 大枣 10 枚。

上药以水 700 毫升, 煮取 200 毫升, 分温再服。

3. 桂枝汤证

(1)《伤寒论》12 条:"太阳中风, 阳浮而阴弱。阳浮者, 热自发; 阴弱者, 汗自出。啬啬恶寒, 淅淅恶风, 翕翕发热, 鼻鸣干呕者, 桂枝汤主之。"

(2)《伤寒论》15 条:"太阳病, 下之后, 其气上冲者, 可与桂枝汤, 方用前法。若不上冲者, 不得与之。"

(3)《伤寒论》24 条:"太阳病, 初服桂枝汤, 反烦不解者, 先刺风池风府, 却与桂枝汤则愈。"

(4)《伤寒论》42 条:"太阳病, 外证未解。脉浮弱者, 当以汗解, 宜桂枝汤。"

(5)《伤寒论》44 条:"太阳病, 外证未解, 不可下也, 下之为逆。欲解外者, 宜桂枝汤。"

(6)《伤寒论》45 条:"太阳病, 先发汗不解, 而复下之, 脉浮者, 不愈。浮为在外, 而反下之, 故令不愈。今脉浮, 故在外, 当须解外则愈, 宜桂枝汤。"

(7)《伤寒论》25 条:"服桂枝汤, 大汗出, 脉洪大者, 与桂枝汤。如前法。"

(8)《伤寒论》54 条:"病人脏无他病, 时发热自汗出, 而不愈者, 此卫气不和也, 先其时发汗则愈, 宜桂枝汤。"

(9)《伤寒论》57 条:"伤寒发汗已解, 半日许复烦, 脉浮数者, 可更发汗, 宜桂枝汤。"

(10)《伤寒论》91 条:"伤寒, 医下之, 续得下利清谷不止, 身疼痛者, 急当救里; 后身疼痛, 清便自调者, 急当救表。救里宜四逆汤, 救表宜桂枝汤。"

(11)《伤寒论》95 条:"太阳病, 发热汗出者, 此为荣弱卫强, 故使汗出, 欲救邪风者, 宜桂枝汤。"

(12)《伤寒论》234 条:"阳明病, 脉迟, 微恶寒者, 表未解也。可发汗，宜桂枝汤。"

（13）《伤寒论》276条："太阴病，脉浮者，可发汗，宜桂枝汤。"

（14）《伤寒论》387条："吐利止，而身痛不休者，当消息和解其外，宜桂枝汤小和之。"

桂枝汤：

桂枝10克，芍药10克，炙甘草6克，生姜10克，大枣4枚。

上药以水500毫升，煮取200毫升，温服，一次服，取微似有汗为佳，不差，更服。

（三）部证

葛根汤证

（1）《伤寒论》31条："太阳病，项背强痛，无汗恶风，葛根汤主之。"

（2）《伤寒论》32条："太阳与阳明合病，必自下利，葛根汤主之。"

葛根汤：

葛根12克，麻黄10克，桂枝6克，生姜10克，炙甘草6克，芍药6克，大枣4枚。

上药以水500毫升，煮取200毫升，一次服。

（四）合病合证

1. 麻黄汤证

（1）《伤寒论》35条："太阳病，头痛发热，身疼腰痛，骨节疼痛，恶风无汗而喘者，麻黄汤主之。"

（2）《伤寒论》36条："太阳与阳明合病，喘而胸满者，不可下，宜麻黄汤。"

（3）《伤寒论》37条："太阳病，十日已去，脉浮细而嗜卧者，外已解也，设胸满胁痛者，与小柴胡汤，脉但浮者，与麻黄汤。"

（4）《伤寒论》46条："太阳病，脉浮紧，无汗发热，身疼痛，八九日不解，表证仍在，此当发其汗，服药已微除，其人发烦目瞑，剧者必衄，衄乃解，所以然者，阳气重故也，麻黄汤主之。"

（5）《伤寒论》51 条："脉浮者，病在表，可发汗，宜麻黄汤。"

（6）《伤寒论》52 条："脉浮而数者，可发汗，宜麻黄汤。"

（7）《伤寒论》55 条："伤寒脉浮紧，不发汗，因致衄者，麻黄汤主之。"

（8）《伤寒论》232 条："脉但浮，无余证者，与麻黄汤；若不尿，腹满加哕者，不治。"

（9）《伤寒论》235 条："阳明病，脉浮，无汗而喘者，发汗则愈，宜麻黄汤。"

麻黄汤：

麻黄 10 克，桂枝 6 克，炙甘草 3 克，杏仁 15 克。

上药以水 300 毫升，煮取 150 毫升，一次服。

2. 大青龙汤证

（1）《伤寒论》38 条："太阳中风，脉浮紧，发热恶寒，身疼痛，不汗出而烦躁者，大青龙汤主之。若脉微弱，汗出恶风者，不可服之；服之则厥逆，筋惕肉瞤，此为逆也。"

（2）《伤寒论》39 条："伤寒脉浮缓，身不疼，但重，乍有轻时，无少阴证者，大青龙汤主之。"

大青龙汤：

麻黄 18 克，桂枝 6 克，炙甘草 6 克，杏仁 12 克，生姜 10 克，大枣 10 枚，石膏 60 克。

上药以水 500 毫升，煮取 200 毫升，一次服。

3. 小青龙汤证

（1）《伤寒论》40 条："伤寒表不解，心下有水气，干呕，发热而咳，或渴，或利，或噎，或小便不利，少腹满，或喘者，小青龙汤主之。"

（2）《伤寒论》41 条："伤寒心下有水气，咳而微喘，发热不渴，服汤已，渴者，此寒去欲解也，小青龙汤主之。"

小青龙汤：

麻黄 10 克，桂枝 10 克，芍药 10 克，炙甘草 10 克，细辛 10 克，半夏 15 克，五味子 15 克，干姜 10 克。

上药以水 500 毫升，煮取 200 毫升，分温再服。

4. 葛根黄芩黄连汤证

《伤寒论》34 条："太阳病，桂枝证，医反下之，利遂不止，脉促者，表未解也，喘而汗出者，葛根黄芩黄连汤主之。"

葛根黄芩黄连汤：

葛根 15 克，炙甘草 6 克，黄芩 10 克，黄连 10 克。

上药以水 400 毫升，煮取 150 毫升，一次服。

5. 甘草附子汤证

《伤寒论》175 条："风湿相搏，骨节疼烦，掣痛不得屈伸，近之则痛剧，汗出短气，小便不利，恶风不欲去衣，或身微肿者，甘草附子汤主之。"

甘草附子汤：

炙甘草 6 克，附子 10 克，白术 6 克，桂枝 12 克。

上药以水 300 毫升，煮取 150 毫升，一次服。

6. 桂枝附子汤证

《伤寒论》174 条："伤寒八九日，风湿相搏，身体疼烦，不能自转侧，不呕不渴，脉浮虚而涩者，桂枝附子汤主之。"

桂枝附子汤：

桂枝 12 克，附子 10 克，生姜 10 克，大枣 4 枚，炙甘草 6 克。

上药以水 500 毫升，煮取 200 毫升，分温再服。

7. 桂枝二越婢一汤证

《伤寒论》27 条："太阳病，发热恶寒，热多寒少，脉微弱者，此无阳也，不可发汗，宜桂枝二越婢一汤。"

桂枝二越婢一汤：

桂枝 10 克，芍药 10 克，麻黄 10 克，炙甘草 10 克，大枣 4 枚，生姜 10 克，石膏 20 克。

上药以水 500 毫升，煮取 150 毫升，分温再服。

8. 桂枝麻黄各半汤证

《伤寒论》23条："太阳病，得之八九日，如疟状，发热恶寒，热多寒少，其人不呕，清便欲自可，一日二三度发，脉微缓者，为欲愈也；脉微而恶寒者，此阴阳俱虚，不可更发汗，更下，更吐也；面色反有热色者，未欲解也，以其不能得小汗出，身必痒，宜桂枝麻黄各半汤。"

桂枝麻黄各半汤：

桂枝5克，芍药3克，生姜3克，炙甘草3克，麻黄3克，大枣4枚，杏仁5克。

以水300毫升，煮取150毫升，分温再服。

9. 桂枝二麻黄一汤证

《伤寒论》25条："……若形似疟，一日再发者，汗出必解，宜桂枝二麻黄一汤。"

桂枝二麻黄一汤：

桂枝5克，芍药4克，麻黄2克，生姜4克，杏仁4克，炙甘草3克，大枣5枚。

上药以水300毫升，煮取150毫升，分温再服。

本证是承23条而言，两方之应用差别在于：如"疟状"的发作是"一日二三度发"还是"一日再发"。

桂枝二麻黄一汤是取桂枝汤之5/12，麻黄汤之2/9，即：（15/36）：（8/36），近似为2∶1。

以上两方，均为小发汗法，治体弱病微之外感病证。

10. 桂枝去芍药加蜀漆牡蛎龙骨救逆汤证

《伤寒论》112条："伤寒脉浮，医以火迫劫之。亡阳，必惊狂，卧起不安者，桂枝去芍药加蜀漆牡蛎龙骨救逆汤主之。"

桂枝去芍药加蜀漆牡蛎龙骨救逆汤：

桂枝10克，炙甘草6克，生姜10克，大枣12枚，牡蛎15克，蜀漆10克，龙骨12克。

上药以水500毫升，煮取200毫升，分温再服。

11. 去桂加白术汤证

《伤寒论》174 条："……若其人大便硬，小便自利者，去桂加白术汤主之。"

去桂加白术汤：

附子 10 克，白术 12 克，生姜 10 克，炙甘草 6 克，大枣 4 枚。

上药以水 500 毫升，煮取 200 毫升，分温再服。

12. 麻黄连轺赤小豆汤证

《伤寒论》262 条："伤寒瘀热在里，身必黄，麻黄连轺赤小豆汤主之。"

麻黄连轺赤小豆汤：

麻黄 6 克，连轺 6 克，杏仁 5 克，赤小豆 30 克，大枣 4 枚，生姜 6 克，炙甘草 6 克，生梓白皮 30 克。

上药以水 500 毫升，煮取 200 毫升，分温再服。

麻黄、连轺、杏仁发汗和解表，赤小豆、生梓白皮清热而利小便，生姜温中而止呕。

13. 麻黄细辛附子汤证

《伤寒论》301 条："少阴病，始得之，反发热，脉沉者，麻黄细辛附子汤主之。"

麻黄细辛附子汤：

麻黄 6 克，细辛 6 克，附子 5 克。

上药以水 300 毫升，煮取 100 毫升，一次服。

14. 麻黄附子甘草汤证

《伤寒论》302 条："少阴病，得之二三日，麻黄附子甘草汤微发汗，以二三日无证，故微发汗也。"

麻黄附子甘草汤：

麻黄 6 克，炙甘草 5 克，附子 5 克。

上药以水 300 毫升，煮取 100 毫升，一次服。

本证与上证相同，差别在于上方证为"始得之"，本方证为"得之二三日"，两方均为微发汗法，较"小发汗"更弱，实为强心而解表。

15. 麻黄升麻汤证

《伤寒论》357条："伤寒六七日，大下后，寸脉沉而迟，手足厥逆，下部脉不至，咽喉不利，唾脓血，泄利不止者，为难治，麻黄升麻汤主之。"

麻黄升麻汤：

麻黄7克，升麻4克，当归4克，知母6克，黄芩6克，玉竹6克，芍药4克，天冬4克，桂枝4克，茯苓6克，炙甘草4克，石膏12克，白术6克，干姜6克。

上药以水500毫升，煮取200毫升，分温再服。

（五）兼证

1. 桂枝加葛根汤证

《伤寒论》14条："太阳病，项背强几几，反汗出恶风者，桂枝加葛根汤主之。"

桂枝加葛根汤：

葛根12克，麻黄10克，芍药6克，生姜10克，炙甘草6克，大枣4枚，桂枝6克。

上药以水700毫升，煮取200毫升，分温再服。

2. 桂枝加厚朴杏子汤证

（1）《伤寒论》18条："喘家作，桂枝汤加厚朴杏子佳。"

（2）《伤寒论》43条："太阳病，下之微喘者，表未解故也，桂枝加厚朴杏子汤主之。"

桂枝加厚朴杏子汤：

桂枝10克，芍药10克，生姜10克，炙甘草6克，大枣12枚，厚朴6克，杏仁5克。

上药以水500毫升，煮取200毫升，分温再服。

3. 桂枝加附子汤证

《伤寒论》20条："太阳病，发汗，遂漏不止，其人恶风，小便难，四肢微急，难以屈伸者，桂枝加附子汤主之。"

桂枝加附子汤：

桂枝 10 克，芍药 10 克，生姜 10 克，炙甘草 10 克，大枣 4 枚（破），附子 5 克。

上药以水 500 毫升，煮取 200 毫升，分温再服。

4. 桂枝去芍药汤证

《伤寒论》21 条："太阳病，下之后，脉促胸满者，桂枝去芍药汤主之。"

桂枝去芍药汤：

桂枝 10 克，炙甘草 6 克，生姜 10 克，大枣 4 枚。

上药以水 300 毫升，煮取 100 毫升，一次服。

5. 桂枝去芍药加附子汤证

《伤寒论》22 条："若微寒者，桂枝去芍药加附子汤主之。"

桂枝去芍药加附子汤：

桂枝 10 克，炙甘草 6 克，生姜 10 克，大枣 4 枚，附子 5 克。

上药以水 300 毫升，煮取 100 毫升，一次服。

6. 葛根加半夏汤证

《伤寒论》33 条："太阳与阳明合病，不下利但呕者，葛根加半夏汤主之。"

葛根加半夏汤：

桂枝 6 克，芍药 6 克，炙甘草 6 克，生姜 6 克，大枣 4 枚，葛根 12 克，麻黄 10 克，半夏 15 克。

上药以水 500 毫升，煮取 200 毫升，分温再服。

7. 桂枝加芍药生姜各一两人参三两新加汤证

《伤寒论》62 条："发汗后，身疼痛，脉沉迟者，桂枝加芍药生姜各一两、人参三两新加汤主之。"

桂枝加芍药生姜各一两人参三两新加汤：

桂枝 6 克，芍药 12 克，炙甘草 6 克，生姜 12 克，大枣 4 枚，人参 10 克。

上药以水 500 毫升，煮取 200 毫升，分温再服。

释：本条说明发汗后桂枝汤证仍在，而出现了"脉沉迟"的太阴与少阴证，因而加芍药、生姜和人参。但以少阴证为重，所以人参为三两。

8. 桂枝甘草龙骨牡蛎汤证

《伤寒论》118条："火逆下之，因烧针烦躁者，桂枝甘草龙骨牡蛎汤主之。"

桂枝甘草龙骨牡蛎汤：

桂枝3克，炙甘草6克，牡蛎6克，龙骨6克。

上药以水300毫升，煮取100毫升，一次服。

9. 桂枝加桂汤证

《伤寒论》117条："烧针令其汗，针处被寒，核起而赤者，必发奔豚，气从少腹上冲心者，灸其核上各一壮，与桂枝加桂汤，更加桂二两也。"

桂枝加桂汤：

桂枝15克，芍药10克，生姜10克，炙甘草6克，大枣4枚。

上药以水300毫升，煮取100毫升，一次服。

10. 当归四逆加吴茱萸生姜汤证

《伤寒论》352条："若其人内有久寒者，宜当归四逆加吴茱萸生姜汤。"

当归四逆加吴茱萸生姜汤：

当归10克，芍药10克，炙甘草6克，通草6克，桂枝10克，细辛10克，生姜15克，吴茱萸10克，大枣10枚。

上药以水500毫升，煮取200毫升，分温再服。

二、中部病辨证

中部又称半表半里部，少阳病为中部阳性病的总称。在《伤寒论》原文中共有10条，主方是小柴胡汤。少阳病为纯阳之证，处于表里之间，非汗、下之法能解，只有清法才能清除热邪。小柴胡汤为和剂，治阴阳互杂之证。此处将凡是应用清法的方证均归属少阳病类，使其在统一的治则下论治；不少学者认为少阴病就是心病，心居表里之间，与少阳病同一部位，因此，把少阴病划入中部阴证病类。

（一）少阳病

1. 纲领证

《伤寒论》263 条："少阳之为病，口苦，咽干，目眩也。"

2. 白虎汤证

（1）《伤寒论》219 条："三阳合病，腹满身重，难以转侧，口不仁，面垢，谵语遗尿，发汗则谵语，下之则额上生汗，手足逆冷，若自汗出者，白虎汤主之。"

（2）《伤寒论》176 条："伤寒脉浮滑，此以表有热，里有寒，白虎汤主之。"

（3）《伤寒论》350 条："伤寒脉滑而厥者，里有热，白虎汤主之。"

白虎汤：

知母 18 克，石膏 30 克，炙甘草 6 克，粳米 30 克。

上药以水 500 毫升，煮取 200 毫升，分温再服。

3. 栀子豉汤证

（1）《伤寒论》76 条："发汗后，水药不得入口为逆，若更发汗，必吐下不止，发汗吐下后，虚烦不得眠，若剧者，必反复颠倒，心中懊恼，栀子豉汤主之……"

（2）《伤寒论》77 条："发汗若下之，而烦热，胸中窒者，栀子豉汤主之。"

（3）《伤寒论》78 条："伤寒五六日，大下之后，身热不去，心中结痛者，未欲解也，栀子豉汤主之。"

（4）《伤寒论》221 条："阳明病，脉浮而紧，咽燥口苦，腹满而喘，发热汗出，不恶寒，反恶热，身重，若发汗则躁，心愦愦反谵语；若加温针，心怵惕烦躁不得眠；若下之，则胃中空虚，客气动膈，心中懊恼，舌上胎者，栀子豉汤主之。"

（5）《伤寒论》228 条："阳明病，下之，其外有热，手足温，不结胸，心中懊憹不能食，但头汗出者，栀子豉汤主之。"

（6）《伤寒论》375条："下利后更烦，按之心下濡者，为虚烦也，宜栀子豉汤。"

栀子豉汤：

栀子15克，香豉10克。

上药以水300毫升，煮取100毫升，一次服。

4. 栀子柏皮汤证

《伤寒论》261条："伤寒身黄发热，栀子柏皮汤主之。"

栀子柏皮汤：

栀子6克，炙甘草3克，黄柏6克。

上药以水300毫升，煮取100毫升，一次服。

5. 黄连阿胶汤证

《伤寒论》303条："少阴病，得之二三日以上，心中烦，不得卧，黄连阿胶汤主之。"

黄连阿胶汤：

黄连15克，黄芩6克，芍药6克，鸡子黄2枚，阿胶10克。

上药以水500毫升，煮取200毫升，纳胶烊尽，分温再服。

6. 猪苓汤证

（1）《伤寒论》319条："少阴病，下利六七日，咳而呕渴，心烦不得眠者，猪苓汤主之。"

（2）《伤寒论》223条："若脉浮发热，渴欲饮水，小便不利者，猪苓汤主之。"

猪苓汤：

猪苓10克，茯苓10克，阿胶10克，泽泻10克，滑石10克。

上药以水500毫升，煮取200毫升，纳胶烊尽，分温再服。

7. 芍药甘草汤证

《伤寒论》29条："伤寒脉浮，自汗出，小便数，心烦，微恶寒，脚挛急。反与桂枝欲攻其表，此误也，得之便厥，咽中干，烦躁吐逆者，作甘草干姜汤与之，以复其阳。若厥愈足温者，更作芍药甘草汤与之，其脚即伸；若胃气不和谵语者，少与调胃承气汤；若重发汗，复加烧针者，四逆汤主之。"

芍药甘草汤：

芍药 15 克，炙甘草 15 克。

上药以水 300 毫升，煮取 100 毫升，一次服。

8. 甘草汤证

《伤寒论》311 条："少阴病，二三日咽痛者，可与甘草汤。"

甘草汤：

甘草 6 克。

上药以水 200 毫升，煮取 70 毫升，顿服。

9. 桔梗汤证

《伤寒论》311 条："……不差者，与桔梗汤。"

桔梗汤：

桔梗 3 克，甘草 6 克。

上药以水 200 毫升，煮取 80 毫升，顿服。

10. 苦酒汤证

《伤寒论》312 条："少阴病，咽中伤生疮，不能语言，声不出，苦酒汤主之。"

苦酒汤：

半夏 5 克，鸡子 1 枚去黄内上苦酒于蛋壳中。

上二味，内半夏苦酒中，以鸡子壳置刀环中，安火上，令三沸，去滓，少少与含咽之，不差，更作三剂。

11. 枳实栀子汤证

《伤寒论》393 条："大病差后，劳复烦热者，枳实栀子汤主之。"

枳实栀子汤：

枳实 5 克，栀子 7 克，豆豉 3 克。

上药以水 300 毫升，煮取 100 毫升，顿服。

12. 牡蛎泽泻散证

《伤寒论》395 条："大病差后，从腰以下有水气者，牡蛎泽泻散主之。"

牡蛎泽泻散：

牡蛎，泽泻，蜀漆，葶苈子，商陆根，海藻，栝楼根。

上药各等分，为散，每服 10 克，白水送服。

（二）少阴病

1. 纲领证

《伤寒论》281 条："少阴之为病，脉微细，但欲寐也。"

2. 附子汤证

（1）《伤寒论》304 条："少阴病得之一二日，口中和，其背恶寒者，当灸之，附子汤主之。"

（2）《伤寒论》305 条："少阴病，身体痛，手足寒，骨节痛，脉沉者，附子汤主之。"

附子汤：

附子 10 克，茯苓 10 克，人参 6 克，白术 12 克，芍药 10 克。

上药以水 500 毫升，煮取 200 毫升，分温再服。

3. 炙甘草汤证

《伤寒论》177 条："伤寒脉结代，心动悸，炙甘草汤主之。"

炙甘草汤：

炙甘草 12 克，生姜 10 克，人参 6 克，生地黄 30 克，桂枝 10 克，阿胶 6 克，麦冬 15 克，麻仁 15 克，大枣 30 枚。

上药以水 500 毫升，煮取 200 毫升，分温再服。

（三）部证

小柴胡汤证

（1）《伤寒论》37 条："太阳病，十日以去，脉浮细而嗜卧者，外已解也。设胸满胁痛者，与小柴胡汤……"

（2）《伤寒论》96 条："伤寒五六日中风，往来寒热，胸胁苦满，嘿嘿不欲饮食，心烦喜呕，或胸中烦而不呕，或渴，或腹中痛，或胁下痞硬，或心下悸，小便不利，或不渴，身有微热，或咳者，小柴胡汤主之。"

（3）《伤寒论》97条："血弱气尽，腠理开，邪气因入，与正气相搏，结于胁下，正邪分争，往来寒热，休作有时，嘿嘿不欲饮食，脏腑相连，其痛必下，邪高痛下，故使呕也，小柴胡汤主之，服柴胡汤已，渴者属阳明，以法治之。"

（4）《伤寒论》99条："伤寒四五日，身热恶风，颈项强，胁下满，手足温而渴者，小柴胡汤主之。"

（5）《伤寒论》144条："妇人中风，七八日续得寒热，发作有时，经水适断者。此为热入血室，其血必结，故使如疟状，发作有时，小柴胡汤主之。"

（6）《伤寒论》229条："阳明病，发潮热，大便溏，小便自可，胸胁满不去者，与小柴胡汤。"

（7）《伤寒论》230条："阳明病，胁下硬满，不大便而呕，舌上白苔者，可与小柴胡汤，上焦得通，津液得下，胃气因和，身濈然汗出而解。"

（8）《伤寒论》231条："阳明中风，脉弦浮大而短气，腹都满，胁下及心痛，久按之气不通，鼻干不得汗，嗜卧，一身及目悉黄，小便难，有潮热，时时哕，耳前后肿，刺之小差，外不解，病过十日。脉续浮者，与小柴胡汤。"

（9）《伤寒论》266条："本太阳病不解，转入少阳者，胁下硬满，干呕不能食。往来寒热，尚未吐下，脉沉紧者，与小柴胡汤。"

（10）《伤寒论》379条："呕而发热者，小柴胡汤主之。"

（11）《伤寒论》394条："伤寒差以后，更发热，小柴胡汤主之，脉浮者，以汗解之，脉沉实者，以下解之。"

（12）《伤寒论》148条："伤寒五六日，头汗出，微恶寒，手足冷，心下满，口不欲食，大便硬，脉细者，此为阳微结，必有表，复有里也。脉沉亦在里也，汗出，为阳微。假令纯阴结，不得复有外证，悉入在里，此为半在里半在外也。脉虽沉紧，不得为少阴病。所以然者，阴不得有汗，今头汗出，故知非少阴也，可与小柴胡汤；设不了了者，得屎而解。"

小柴胡汤：

柴胡 24 克，黄芩 10 克，人参 10 克，半夏 15 克，甘草 10 克，生姜 10 克，大枣 4 枚。

上药以水 500 毫升，煮取 200 毫升，去渣再煎，分温再服。

（四）合病合证

1. 栀子厚朴汤证

《伤寒论》79 条："伤寒下后，心烦腹满，卧起不安者，栀子厚朴汤主之。"

栀子厚朴汤：

栀子 5 克，厚朴 12 克，枳实 6 克。

上药以水 300 毫升，煮取 100 毫升，顿服。

2. 栀子干姜汤证

《伤寒论》80 条："伤寒，医以丸药大下之，身热不去，微烦者，栀子干姜汤主之。"

栀子干姜汤：

栀子 5 克，干姜 6 克。

上药以水 200 毫升，煮取 70 毫升，顿服。

3. 干姜附子汤证

《伤寒论》61 条："下之后，复发汗，昼日烦躁不得眠，夜而安静，不呕不渴，无表证，脉沉微，身无大热者，干姜附子汤主之。"

干姜附子汤：

干姜 3 克，附子 5 克。

上药以水 200 毫升，煮取 70 毫升，顿服。

4. 真武汤证

（1）《伤寒论》82 条："太阳病发汗，汗出不解，其人仍发热，心下悸，头眩身瞤动，振振欲擗地者，真武汤主之。"

（2）《伤寒论》316条："少阴病，二三日不已，至四五日，腹痛，小便不利，四肢沉重疼痛，自下利者，此为有水气，其人或咳，或小便利，或下利，或呕者，真武汤主之。"

真武汤：

茯苓 10 克，白芍 10 克，白术 6 克，生姜 10 克，附子 5 克。

上药以水 500 毫升，煮取 200 毫升，分温再服。

5. 柴胡桂枝汤证

《伤寒论》146条："伤寒六七日，发热微恶寒，支节烦痛，微呕，心下支结，外证未去者，柴胡桂枝汤主之。"

柴胡桂枝汤：

桂枝 10 克，黄芩 45 克，人参 45 克，炙甘草 3 克，半夏 10 克，芍药 45 克，大枣 6 枚，生姜 5 克，柴胡 12 克。

上药以水 700 毫升，煮取 200 毫升，分温再服。

6. 柴胡桂枝干姜汤证

《伤寒论》147条："伤寒五六日，已发汗而复下之，胸胁满微结，小便不利，渴而不呕，但头汗出，往来寒热，心烦者，此为未解也，柴胡桂枝干姜汤主之。"

柴胡桂枝干姜汤：

柴胡 15 克，桂枝 10 克，干姜 6 克，栝楼根 12 克，黄芩 10 克，牡蛎 6 克，炙甘草 6 克。

上药以水 500 毫升，煮取 200 毫升，分温再服。

7. 大柴胡汤证

（1）《伤寒论》103条："太阳病，过经十余日，反二三下之，后四五日，柴胡证仍在者，先与小柴胡汤；呕不止，心下急，郁郁微烦者，为未解也，与大柴胡汤，下之则愈。"

（2）《伤寒论》136条："伤寒十余日，热结在里，复往来寒热者，与大柴胡汤。"

（3）《伤寒论》165条："伤寒发热。汗出不解，心中痞硬，呕吐而下利者，大柴胡汤主之。"

大柴胡汤：

柴胡 24 克，黄芩 10 克，芍药 10 克，半夏 15 克，生姜 5 克，枳实 12 克，大枣 4 枚。

8. 柴胡加龙骨牡蛎汤证

《伤寒论》107 条："伤寒八九日，下之胸满烦惊，小便不利，谵语，一身尽重。不可转侧者，柴胡加龙骨牡蛎汤主之。"

柴胡加龙骨牡蛎汤：

柴胡 15 克，龙骨 5 克，黄芩 5 克，生姜 5 克，铅丹 5 克，人参 5 克，桂枝 5 克，茯苓 5 克，半夏 12 克，大黄 6 克，牡蛎 5 克，大枣 6 枚。

上药以水 500 毫升，煮取 200 毫升，分温再服。

9. 茵陈蒿汤证

（1）《伤寒论》236 条："阳明病，发热汗出者，此为热越，不能发黄也，但头汗出，身无汗，剂颈而还，小便不利，渴引水浆者，此为瘀热在里，身必发黄，茵陈蒿汤主之。"

（2）《伤寒论》260 条："伤寒七八日，身黄如橘子色，小便不利，腹微满者，茵陈蒿汤主之。"

茵陈蒿汤：

茵陈蒿 24 克，栀子 5 克，大黄 6 克。

上药以水 500 毫升，煮取 150 毫升，顿服。可一日两剂。

10. 半夏汤证

《伤寒论》313 条："少阴病，咽中痛，半夏散及汤主之。"

半夏散：

半夏 12 克，桂枝 10 克，炙甘草 6 克。

上药研末，取 10 克，煮汤服，日再服。

11. 四逆散证

《伤寒论》318 条："少阴病，四逆，其人或咳，或悸，或小便不利，或腹中痛，或泄利下重者，四逆散主之。"

四逆散：

炙甘草，炙枳实，柴胡，芍药。

上药各等分，为散，每服 10 克，日三服。可加减应用。

12. 竹叶石膏汤证

《伤寒论》397 条："伤寒解后，虚羸少气，气逆欲吐，竹叶石膏汤主之。"

竹叶石膏汤：

竹叶 10 克，石膏 30 克，半夏 15 克，麦冬 30 克，人参 6 克，炙甘草 6 克，粳米 30 克。

上药以水 500 毫升，煮取 200 毫升，分温再服。

13. 猪肤汤证

《伤寒论》310 条："少阴病，下利，咽痛，胸满心烦，猪肤汤主之。"

猪肤汤：

猪肤 500 克。

上一味，以水 1000 毫升，煮取 300 毫升，去渣，加白蜜 100 毫升，白粉 30 克，熬香，和令相得，温分六服。

（五）兼证

1. 芍药甘草附子汤证

《伤寒论》68 条："发汗病不解，反恶寒者，虚故也，芍药甘草附子汤主之。"

芍药甘草附子汤：

芍药 10 克，炙甘草 10 克，附子 5 克。

上药以水 300 毫升，煮取 100 毫升，顿服。

2. 栀子生姜豉汤证

《伤寒论》76 条："若呕者，栀子生姜豉汤主之。"

栀子生姜豉汤：

栀子 5 克，生姜 15 克，香豉 15 克。

上药以水 300 毫升，煮取 100 毫升，顿服。

3. 白虎加人参汤证

（1）《伤寒论》26条："服桂枝汤，大汗出后，大烦渴不解，脉洪大者，白虎加人参汤主之。"

（2）《伤寒论》168条："伤寒若吐若下后，七八日不解，热结在里，表里俱热，时时恶风，大渴舌上干燥而烦，欲饮水数升者，白虎加人参汤主之。"

（3）《伤寒论》169条："伤寒无大热，口燥渴，心烦，背微恶寒者，白虎加人参汤主之。"

（4）《伤寒论》170条："伤寒脉浮，发热无汗，其表不解，不可与白虎汤，渴欲饮水，无表证者，白虎加人参汤主之。"

（5）《伤寒论》222条："若渴欲饮水，口干舌燥者，白虎加人参汤主之。"

白虎加人参汤：

知母18克，石膏30克，炙甘草6克，粳米30克，人参10克。

上药以水500毫升，煮取200毫升，分温再服。

三、里部病辨证

（一）阳明病

1. 纲领证

《伤寒论》180条："阳明之为病，胃家实是也。"

2. 大承气汤证

（1）《伤寒论》208条："阳明病，脉迟，虽汗出不恶寒者，其身必重，短气，腹满而喘，有潮热者，此外欲解，可攻里也，手足濈然汗出者，此大便已硬也，大承气汤主之。若汗多，微发热恶寒者，外未解也，其热不潮，若腹大满不通者，可与小承气汤，微和胃气，勿令至大泄下。"

（2）《伤寒论》212条："伤寒若吐、若下后不解，不大便五六日，上至十余日，日晡所发潮热，不恶寒，独语如见鬼状，若剧者，发则不识人，循衣摸床，惕而不安，微喘直视，脉弦者生，涩者死。微者，但发热谵语者，大承气汤主之。若一服利，则止后服。"

（3）《伤寒论》215条："阳明病，谵语有潮热，反不能食者，胃中必有燥屎五六枚也，若能食者，但硬耳，宜大承气汤下之。"

（4）《伤寒论》217条："汗出谵语者，以有燥屎在胃中，此为风也，须下者，过经乃可下之，下之若早，语言必乱，以表虚里实故也。下之愈，宜大承气汤。"

（5）《伤寒论》220条："二阳并病，太阳证罢，但发潮热，手足漐漐然汗出，大便难而谵语者，下之则愈，宜大承气汤。"

（6）《伤寒论》238条："阳明病，下之，心中懊憹而烦，胃中有燥屎者，可攻；腹微满，初头硬，后必溏，不可攻之；若有燥屎者，宜大承气汤。"

（7）《伤寒论》240条："病人烦热，汗出则解，如疟状，日晡所发热者，属阳明也。脉实者，宜下之，脉浮虚者，宜发汗。下之与大承气汤，发汗宜桂枝汤。"

（8）《伤寒论》241条："大下后，六七日不大便，烦不解，腹满痛者，此有燥屎也，所以然者，本有宿食故也。宜大承气汤。"

（9）《伤寒论》242条："病人小便不利，大便乍难乍易，时有微热，喘冒不能卧者，有燥屎也。宜大承气汤。"

（10）《伤寒论》251条："得病二三日，脉弱，无太阳柴胡证，烦躁心下硬，至四五日，虽能食，以小承气汤少少与微和之，令小安。至六日，与承气汤一升，若不大便六七日，小便少者，虽不受食，但初头硬，后必溏，未定成硬，攻之必溏，须小便利，屎定硬，乃可攻之，宜大承气汤。"

（11）《伤寒论》252条："伤寒六七日，目中不了了，睛不和，无表里证，大便难，身微热者，此为实也，急下之，宜大承气汤。"

（12）《伤寒论》253条："阳明病，发热汗多者，急下之，宜大承气汤。"

（13）《伤寒论》254条："发汗不解，腹满痛者，急下之，宜大承气汤。"

（14）《伤寒论》255条："腹满不减，减不足言，当下之，宜大承气汤。"

（15）《伤寒论》256条："阳明少阳合病，必下利。其脉不负者，为顺也；负者，失也。互相克贼，名为负也。脉滑而数者，有宿食也，当下之，宜大承气汤。"

（16）《伤寒论》320条："少阴病，得之二三日，口燥咽干者，急下之，宜大承气汤。"

（17）《伤寒论》321条："少阴病，自利清水，色纯青，心下必痛，口干燥者，可下之，宜大承气汤。"

（18）《伤寒论》322条："少阴病，六七日，腹胀不大便者，急下之，宜大承气汤。"

大承气汤：

大黄15克，芒硝10克，枳实6克，厚朴15克。

上药以水300毫升，煮取100毫升，顿服。取下为度。

3. 小承气汤证

（1）《伤寒论》209条："阳明病，潮热，大便微硬者，可与大承气汤，不硬者，不可与之；若不大便六七日，恐有燥屎。欲知之法，少与小承气汤，汤入腹中，转矢气者，此有燥屎也，乃可攻之；若不转矢气者，此但初头硬，后必溏，不可攻之，攻之必胀满，不能食也；欲饮水者，与水则哕。其后发热者，必大便复硬而少也，以小承气汤和之；不转矢气者，慎不可攻也。"

（2）《伤寒论》213条："阳明病，其人多汗，以津液外出，胃中燥，大便必硬；硬则谵语。小承气汤主之。若一服谵语止者，更莫复服。"

（3）《伤寒论》214条："阳明病，谵语，发潮热，脉滑而疾者，小承气汤主之。因与承气汤一升，腹中转气者，更服一升；若不转气者，勿更与之；明日又不大便，脉反微涩者，里虚也，为难治，不可更与承气汤也。"

（4）《伤寒论》250条："太阳病，若吐，若下，若发汗后，微烦，小便数；大便因硬者，与小承气汤和之愈。”

（5）《伤寒论》374 条："下利谵语者，有燥屎也，宜小承气汤。"

小承气汤：

大黄 15 克，枳实 5 克，厚朴 6 克。

上药以水 300 毫升，先煮后二味，取 200 毫升，再入大黄煮 100 毫升，顿服。

4. 调胃承气汤证

（1）《伤寒论》70 条："发汗后，恶寒者，虚故也。不恶寒但热者，实也。当和胃气，与调胃承气汤。"

（2）《伤寒论》94 条："太阳病未解，脉阴阳俱停，必先振栗汗出而解。但阳脉微者，先汗出而解；但阴脉微者，下之而解。若欲下之，宜调胃承气汤。"

（3）《伤寒论》105 条："伤寒十三日，过经谵语者，以有热也，当以汤下之；若小便利者，大便当硬，而反下利，脉调和者，知医以丸药下之，非其治也；若自下利者，脉当微厥，今反和者，此为内实也，调胃承气汤主之。"

（4）《伤寒论》123 条："太阳病，过经十余日，心下温温欲吐而胸中痛，大便反溏，腹微满，郁郁微烦，先此时自极吐下者，与调胃承气汤。若不尔者，不可与。但欲呕，胸中痛，微溏者，此非柴胡汤证，以呕故知极吐下也。"

（5）《伤寒论》207 条："阳明病，不吐不下，心烦者，可与调胃承气汤。"

（6）《伤寒论》248 条："太阳病三日，发汗不解，蒸蒸发热者，属胃也，调胃承气汤主之。"

（7）《伤寒论》249 条："伤寒吐后，腹胀满者，与调胃承气汤。"

调胃承气汤：

大黄 15 克，芒硝 15 克，炙甘草 6 克。

上药以水 200 毫升，煮取 100 毫升，顿服。

5. 瓜蒂散证

（1）《伤寒论》166 条："病如桂枝证，头不痛，项不强，寸脉微浮，胸中痞硬，气上冲喉咽不得息者，此为有寒也，当吐之，宜瓜蒂散。"

（2）《伤寒论》355 条："病人手足厥冷，脉乍紧者，邪结在胸中，心下满而烦，饥不能食者，病在胸中，当须吐之，宜瓜蒂散。"

瓜蒂散：

瓜蒂、赤小豆各等分。

上二味，为散，每服 3 克，以豆豉煎汤送服。不吐者，少少加，得快吐乃止。诸亡血虚家，不可与瓜蒂散。

6. 麻子仁丸证

《伤寒论》247 条："趺阳脉浮而涩，浮则胃气强，涩则小便数，浮涩相搏，大便则硬，其脾为约，麻子仁丸主之。"

麻子仁丸：

麻仁 60 克，芍药 15 克，枳实 15 克，大黄 30 克，厚朴 15 克，杏仁 30 克。

依法制为丸，每服 10 克，以大便通顺为宜。

7. 大陷胸丸、汤证

（1）《伤寒论》131 条："病发于阳，而反下之，热入因作结胸；病发于阴，而反下之，因作痞也；所以成结胸者，以下之太早故也。结胸者项亦强，如柔痉状，下之则和，宜大陷胸丸。"

（2）《伤寒论》134 条："太阳病，脉浮而动数，浮则为风，数则为热，动则为痛，数则为虚，头痛发热，微盗汗出，而反恶寒者，表未解也。医反下之，动数变迟，膈内拒痛，胃中空虚，客气动膈，短气躁烦，心中懊憹，阳气内陷，心下因硬，则为结胸，大陷胸汤主之。若不结胸，但头汗出，余处无汗，剂颈而还，小便不利，身必发黄。"

（3）《伤寒论》135 条："伤寒六七日，结胸热实，脉沉而紧，心下痛，按之石硬者，大陷胸汤主之。"

（4）《伤寒论》137 条："太阳病，重发汗而复下之，不大便五六日，舌上燥而渴，日晡所小有潮热，从心下至少腹硬满而痛，不可近者，大陷胸汤主之。"

（5）《伤寒论》149条："伤寒五六日，呕而发热者，柴胡汤证具，而以他药下之，柴胡证仍在者，复与柴胡汤，此虽已下之，不为逆。必蒸蒸而振，却发热汗出而解。若心下满而硬痛者，此为结胸也，大陷胸汤主之。"

大陷胸丸：

大黄20克，炒葶苈子20克，芒硝10克，杏仁20克，甘遂1克。

依法为丸，每服10克，取下为效。

大陷胸汤：

大黄10克，芒硝10克，甘遂1克。

以水200毫升，煮取100毫升，顿服。取下为度。

注意：应用此方时，体弱之人要慎用，否则，常导致虚脱。

8. 十枣汤证

《伤寒论》152条："太阳中风，下利呕逆，表解者，乃可攻之，其人汗出，发作有时，头痛，心下痞硬满，引胁下痛，干呕短气，汗出不恶寒者，此表解里未和也，十枣汤主之。"

十枣汤：

芫花、甘遂、大戟各等分，大枣10枚。

为散，每服3克，得快下利后，糜粥自养。

9. 蜜导煎方证

《伤寒论》233条："阳明病，自汗出，若发汗，小便自利者，此为津液内竭，虽硬不可攻之，当须自欲大便，宜蜜导煎而通之，若土瓜根及大猪胆汁，皆可为导。"

食蜜700毫升，外用。各药依法制取。

10. 白头翁汤证

（1）《伤寒论》371条："热利下重者，白头翁汤主之。"

（2）《伤寒论》373条："下利欲饮水者，以有热故也，白头翁汤主之。"

白头翁汤：

白头翁6克，黄柏10克，黄连10克，秦皮10克。

上药以水500毫升，煮取200毫升，分温再服，日二服。

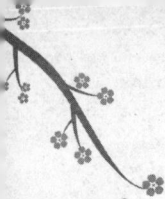

11. 大黄黄连泻心汤证

（1）《伤寒论》154 条："心下痞，按之濡，其脉关上浮者，大黄黄连泻心汤主之。"

（2）《伤寒论》164 条："伤寒大下后，复发汗，心下痞，恶寒者，表未解也，不可攻痞，当先解表，表解乃可攻痞。解表宜桂枝汤，攻痞宜大黄黄连泻心汤。"

大黄黄连泻心汤：

大黄 6 克，黄连 3 克。

上药以沸水 150 毫升冲渍 10 分钟，分温再服。

12. 黄芩汤证

《伤寒论》172 条："太阳与少阳合病，自下利者，与黄芩汤。"

黄芩汤：

黄芩 10 克，芍药 6 克，炙甘草 6 克，大枣 4 枚。

上药以水 300 毫升，煮取 150 毫升，分温再服。

（二）太阴病

1. 纲领证

《伤寒论》273 条："太阴之为病，腹满而吐，食不下，自利益甚，时腹自痛，若下之，必胸下结硬。"

2. 理中丸证

（1）《伤寒论》386 条："霍乱，头痛发热，身疼痛，热多欲饮水者，五苓散主之；寒多不用水者，理中丸主之。"

（2）《伤寒论》396 条："大病差后，喜唾，久不了了，胸上有寒，当以丸药温之，宜理中丸。"

理中丸：

人参、干姜、白术、炙甘草各 10 克，依法制丸。

每服 10～20 克，日二服。

3. 旋覆代赭石汤证

《伤寒论》161 条："伤寒发汗，若吐下，解后，心下痞硬，噫气不除者，旋覆代赭汤主之。"

旋覆代赭汤：

旋覆花 10 克，人参 6 克，生姜 15 克，代赭石 3 克，炙甘草 10 克，半夏 15 克，大枣 4 枚。

上药以水 500 毫升，煮取 200 毫升，分温再服。

4. 吴茱萸汤证

（1）《伤寒论》243 条："食谷欲呕，属阳明也，吴茱萸汤主之。得汤反剧者，属上焦也。"

（2）《伤寒论》309 条："少阴病，吐利，手足逆冷，烦躁欲死者，吴茱萸汤主之。"

（3）《伤寒论》378 条："干呕吐涎沫，头痛者，吴茱萸汤主之。"

吴茱萸汤：

吴茱萸 10 克，人参 6 克，生姜 18 克，大枣 4 枚。

上药以水 300 毫升，煮取 100 毫升，顿服。

5. 五苓散证

（1）《伤寒论》71 条："太阳病，发汗后，大汗出，胃中干，烦躁不得眠，欲得饮水者，少少与饮之，令胃气和则愈；若脉浮，小便利，微热消渴者，五苓散主之。"

（2）《伤寒论》72 条："发汗已，脉浮数，烦渴者，五苓散主之。"

（3）《伤寒论》74 条："中风发热，六七日不解而烦，有表里证。水入则吐者，名曰水逆，五苓散主之。"

（4）《伤寒论》141 条："病在阳，应以汗解之，反以冷水潠之，若灌之，其热被劫不得去，弥更益烦，肉上粟起，意欲饮水，反不渴者，服文蛤散，若不差者，与五苓散。"

（6）《伤寒论》156 条："本以下之，故心下痞，与泻心汤。痞不解，其人渴而口燥烦，小便不利者，五苓散主之。"

（7）《伤寒论》244 条："太阳病，寸缓，关浮，尺弱，其人发热汗出，复恶寒，不呕。但心下痞者，此以医下之也，如其不下者，病人不恶寒而渴者，此转属阳明也。小便数者，大便必硬，不更衣十日，无所苦也，渴欲饮水，少少与之，但以法救之。渴者，宜五苓散。"

五苓散：

猪苓10克，白术10克，茯苓10克，泽泻5克，桂枝5克。

上药以水500毫升，煮取200毫升，分温再服。

6. 小建中汤证

（1）《伤寒论》100条："伤寒阳脉涩，阴脉弦，法当腹中急痛。先与小建中汤，不差者，小柴胡汤主之。"

（2）《伤寒论》102条："伤寒二三日，心中悸而烦者，小建中汤主之。"

小建中汤：

炙甘草6克，大枣4枚，芍药18克，生姜10克，饴糖30克。

上药以水500毫升，煮取200毫升，纳饴糖消解，分温再服。

7. 赤石脂禹余粮汤证

《伤寒论》159条："伤寒，服汤药。下利不止，心下痞硬，服泻心汤已。复以他药下之，利不止，医以理中与之，利益甚。理中者，理中焦，此利在下焦。赤石脂禹余粮汤主之。复不止者，当利其小便。"

赤石脂禹余粮汤：

赤石脂100克，太一禹余粮100克。

上药以水600毫升，煮取300毫升，分温三服，日三服。

8. 茯苓桂枝甘草大枣汤证

《伤寒论》65条："发汗后，其人脐下悸者，欲作奔豚。茯苓桂枝甘草大枣汤主之。"

茯苓桂枝甘草大枣汤：

茯苓15克，桂枝12克，炙甘草6克，大枣15枚。

上药以水300毫升，煮取100毫升，顿服。可日再服。

9. 厚朴生姜半夏甘草人参汤证

《伤寒论》66条："发汗后，腹胀满者，厚朴生姜半夏甘草人参汤主之。"

厚朴生姜半夏甘草人参汤：

厚朴15克，生姜15克，半夏15克，甘草6克，人参3克。

上药以水 500 毫升，煮取 150 毫升，分温再服。

10. 茯苓甘草汤证

（1）《伤寒论》73 条："伤寒汗出而渴者，五苓散主之；不渴者，茯苓甘草汤主之。"

（2）《伤寒论》356 条："伤寒厥而心下悸，宜先治水，当服茯苓甘草汤，却治其厥。不尔，水渍入胃，必作利也。"

茯苓甘草汤：

茯苓 6 克，桂枝 6 克，炙甘草 3 克，生姜 10 克。

上药以水 300 毫升，煮取 100 毫升，顿服。

11. 文蛤散证、白散证

《伤寒论》141 条："病在阳，应以汗解之。反以冷水潠之，若灌之，其热被劫不得去，弥更益烦，肉上粟起，意欲饮水，反不渴者，服文蛤散；若不差者，与五苓散；寒实结胸，无热证者，与三物小陷胸汤，白散亦可服。"

文蛤散：

文蛤 15 克，为散剂冲服。

白散：

桔梗 3 克，巴豆 1 克，贝母 3 克。

上三味为散，内巴豆，更于白中杵之，以白饮和服。强人半钱匕，羸者减之。病在膈上必吐，在膈下必利，不利，进热粥一杯，利过不止，进冷粥一杯。身热皮粟不解，欲引衣自覆，若以水潠之、洗之，益令热却不得出，当汗而不汗，则烦。假令汗出已，腹中痛，与芍药三两如上法。

12. 桃花汤证

（1）《伤寒论》306 条："少阴病，下利便脓血者，桃花汤主之。"

（2）《伤寒论》307 条："少阴病，二三日至四五日，腹痛，小便不利，下利不止，便脓血者，桃花汤主之。"

桃花汤：

赤石脂 50 克，干姜 3 克，粳米 50 克。

上药以水 300 毫升，煮取 100 毫升，顿服。

13. 四逆汤证

《伤寒论》372 条："下利腹胀满，身体疼痛者，先温其里，乃攻其表。温里宜四逆汤，攻表宜桂枝汤。"

四逆汤：

炙甘草 6 克，干姜 4.5 克，附子 5 克。

上药以水 300 毫升，煮取 100 毫升，顿服。

（三）部证

1. 生姜泻心汤证

《伤寒论》157 条："伤寒，汗出解之后，胃中不和，心下痞硬，干噫食臭，胁下有水气，腹中雷鸣下利者，生姜泻心汤主之。"

生姜泻心汤：

人参 10 克，生姜 12 克，炙甘草 10 克，干姜 3 克，黄芩 10 克，半夏 15 克，黄连 3 克，大枣 4 枚。

上药以水 500 毫升，煮取 200 毫升，分温再服。

2. 甘草泻心汤证

《伤寒论》158 条："伤寒中风，医反下之，其人下利日数十行，谷不化，腹中雷鸣，心下痞硬而满，干呕心烦不得安，医见心下痞，谓病不尽，复下之，其痞益甚，此非结热，但以胃中虚，客气上逆，故使硬也，甘草泻心汤主之。"

甘草泻心汤：

炙甘草 12 克，黄芩 10 克，干姜 10 克，半夏 15 克，大枣 4 枚，黄连 3 克。

上药以水 500 毫升，煮取 200 毫升，分温再服。

3. 半夏泻心汤证

《伤寒论》149 条："伤寒五六日，呕而发热者，柴胡汤证具，而以他药下之，柴胡证仍在者，复与柴胡汤。此虽已下之，不为过，必蒸蒸而振，却发热，汗出而解；若心下满而硬痛者，此为结胸也，大陷胸汤主之；但满而不痛者，此为痞，柴胡不中与之，宜半夏泻心汤。"

半夏泻心汤：

半夏 15 克，黄芩 10 克，干姜 10 克，人参 10 克，炙甘草 10 克，黄连 3 克，大枣 4 枚。

上药以水 500 毫升，煮取 200 毫升，分温再服。

（四）合病合证

1. 黄连汤证

《伤寒论》173 条："伤寒胸中有热，胃中有邪气，腹中痛。欲呕者，黄连汤主之。"

黄连汤：

黄连 10 克，炙甘草 10 克，干姜 10 克，桂枝 10 克，人参 6 克，半夏 15 克，大枣 4 枚。

上药以水 500 毫升，煮取 200 毫升，分温再服。

2. 桂枝去桂加茯苓白术汤证

《伤寒论》28 条："服桂枝汤，或下之，仍头项强痛，翕翕发热，无汗，心下满微痛，小便不利者，桂枝去桂加茯苓白术汤主之。"

桂枝去桂加茯苓白术汤：

芍药 10 克，甘草 6 克，生姜 10 克，白术 10 克，茯苓 10 克，大枣 4 枚。

上药以水 500 毫升，煮取 200 毫升，分温再服。

3. 茯苓桂枝白术甘草汤证

《伤寒论》67 条："伤寒若吐若下后，心下逆满，气上冲胸，起则头眩，脉沉紧，发汗则动经，身为振振摇者，茯苓桂枝白术甘草汤主之。"

茯苓桂枝白术甘草汤：

茯苓 12 克，白术 6 克，桂枝 10 克，炙甘草 6 克。

上药以水 300 毫升，煮取 100 毫升，顿服。

4. 柴胡加芒硝汤证

《伤寒论》104 条："伤寒十三日不解，胸胁满而呕，日晡所发潮热，

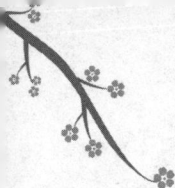

已而微利，此本柴胡证，下之以不得利，今反利者，知医以丸药下之，此非其治也。潮热者，实也，先宜服小柴胡汤以解外，后以柴胡加芒硝汤主之。"

柴胡加芒硝汤：

柴胡8克，黄芩3克，人参3克，炙甘草3克，生姜3克，半夏5克，大枣4枚，芒硝6克。

上药以水500毫升，煮取200毫升，分温再服。

5. 桃核承气汤证

《伤寒论》106条："太阳病不解，热结膀胱，其人如狂，血自下，下者愈。其外不解者，尚未可攻，当先解其外。外解已，但少腹急结者，乃可攻之，宜桃核承气汤。"

桃核承气汤：

桃仁20克，大黄16克，桂枝6克，炙甘草6克，芒硝6克。

上药以水300毫升，煮取100毫升，顿服。

6. 抵当汤证

（1）《伤寒论》124条："太阳病，六七日，表证仍在，脉微而沉，反不结胸，其人发狂者，以热在下焦，少腹当硬满。小便自利者，下血乃愈，所以然者，以太阳随经，瘀热在里故也，抵当汤主之。"

（2）《伤寒论》125条："太阳病身黄，脉沉结，少腹硬，小便不利者，为无血也。小便自利，其人如狂者，血证谛也，抵当汤主之。"

（3）《伤寒论》126条："伤寒有热，少腹满，应小便不利，今反利者，为有血也，当下之，不可余药，宜抵当丸。"

（4）《伤寒论》237条："阳明证，其人喜忘者，必有蓄血。所以然者，本有久瘀血，故令喜忘，屎虽硬，大便反易，其色必黑者，宜抵当汤下之。"

（5）《伤寒论》257条："病人无表里证，发热七八日，虽脉浮数者，可下之。假令已下，脉数不解，合热则消谷喜饥，至六七日，不大便者，有瘀血，宜抵当汤。"

抵当汤：

水蛭、虻虫各 10 个，桃仁 10 克，大黄 10 克。

上药以水 500 毫升，煮取 200 毫升，分温再服。

7. 小陷胸汤证

《伤寒论》138 条："小结胸病，正在心下，按之则痛，脉浮滑者，小陷胸汤主之。"

小陷胸汤：

黄连 3 克，半夏 15 克，栝楼实 20 克。

上药以水 300 毫升，煮取 150 毫升，分温再服。

8. 桂枝人参汤证

《伤寒论》163 条："太阳病，外证未除，而数下之，遂协热而利，利下不止，心下痞硬，表里不解者，桂枝人参汤主之。"

桂枝人参汤：

桂枝 15 克，炙甘草 12 克，白术 10 克，人参 10 克，干姜 10 克。

上药以水 300 毫升，煮取 100 毫升，顿服。

9. 乌梅丸证

《伤寒论》338 条："伤寒脉微而厥，至七八日，肤冷，其人躁无暂安时者，此为脏厥，非蛔厥也。蛔厥者，其人当吐蛔，今病者静，而复时烦者，此为脏寒，蛔上入其膈，故烦，须臾复止，得食而呕，又烦者，蛔闻食臭出，其人常自吐蛔。蛔厥者，乌梅丸主之。又主久利。"

乌梅丸：

乌梅 300 枚，细辛 18 克，干姜 30 克，黄连 48 克，当归 12 克，附子 18 克，蜀椒 12 克，桂枝 18 克，人参 18 克，黄柏 18 克。

研末蜜丸，每丸重 10 克，日服 2 丸。

10. 干姜黄芩黄连人参汤证

《伤寒论》359 条："伤寒本自寒下，医复吐下之，寒格更逆吐下，若食入口即吐，干姜黄芩黄连人参汤主之。"

干姜黄芩黄连人参汤：

干姜 10 克，黄芩 10 克，黄连 10 克，人参 10 克。

上药以水 300 毫升, 煮取 100 毫升, 顿服。

11. 四逆汤证

（1）《伤寒论》91 条："伤寒, 医下之, 续得下利, 清谷不止, 身疼痛者, 急当救里, 后身疼痛; 清便自调者, 急当救表, 救里宜四逆汤, 救表宜桂枝汤。"

（2）《伤寒论》92 条："病发热头痛, 脉反沉, 若不差, 身体疼痛, 当救其里, 四逆汤方。"

（3）《伤寒论》225 条："脉浮而迟, 表热里寒, 下利清谷者, 四逆汤主之。"

（4）《伤寒论》323 条："少阴病, 脉沉者, 急温之, 宜四逆汤。"

（5）《伤寒论》353 条："大汗出, 热不去, 内拘急, 四肢疼, 又下利厥逆而恶寒者, 四逆汤主之。"

（6）《伤寒论》354 条："大汗若大下利, 而厥冷者, 四逆汤主之。"

（7）《伤寒论》377 条："呕而脉弱, 大便复利, 身有微热, 见厥者, 难治, 四逆汤主之。"

（8）《伤寒论》388 条："吐利汗出, 发热恶寒, 四肢拘急, 手足厥冷者, 四逆汤主之。"

（9）《伤寒论》389 条："既吐且利, 小便复利, 而大汗出, 下利清谷, 内寒外热, 脉微欲绝者, 四逆汤主之。"

四逆汤:

炙甘草 6 克, 干姜 45 克, 附子 5 克。

上药以水 300 毫升, 煮取 100 毫升, 顿服。

12. 白通汤证

《伤寒论》314 条："少阴病, 下利, 白通汤主之。"

白通汤:

葱白 4 茎, 干姜 3 克, 附子 5 克。

上药以水 300 毫升, 煮取 100 毫升, 顿服。

释: 白通汤的作用与四逆汤作用相似, 除下利外, 当有脉微和肢冷的表现。

13. 通脉四逆汤证

（1）《伤寒论》317条："少阴病，下利清谷，里寒外热，手足厥逆，脉微欲绝，身反不恶寒，其人面色赤，或腹痛，或干呕，或咽痛，或利止脉不出者，通脉四逆汤主之。"

（2）《伤寒论》370条："下利清谷，里寒外热，汗出而厥者，通脉四逆汤主之。"

通脉四逆汤：

炙甘草6克，附子5克，干姜10克。

上药以水300毫升，煮取100毫升，顿服。

14. 烧裈散证

《伤寒论》392条："伤寒阴阳易之为病，其人身体重，少气，少腹里急，或引阴中拘挛，热上冲胸，头重不欲举，眼中生花，膝胫拘急者，烧裈散主之。"

烧裈散：

妇人中裤，近隐处，取烧作灰。

（五）兼证

1. 附子泻心汤证

《伤寒论》155条："心下痞，而复恶寒汗出者，附子泻心汤主之。"

附子泻心汤：

大黄6克，黄连3克，黄芩5克，附子5克（炮，别煮取汁）。

上药以麻沸汤200毫升渍之须臾，绞去滓，内附子汁，分温再服。

2. 桂枝加大黄汤证

《伤寒论》279条："……大实痛者，桂枝加大黄汤主之。"

桂枝加大黄汤：

桂枝10克，大黄6克，芍药18克，生姜10克，炙甘草6克，大枣4枚。

上药以水300毫升，煮取100毫升，顿服。

3. 黄芩加半夏生姜汤证

《伤寒论》172 条："……若呕者，黄芩加半夏生姜汤主之。"

黄芩加半夏生姜汤：

黄芩 10 克，芍药 6 克，炙甘草 6 克，大枣 4 枚，半夏 15 克，生姜 10 克。

上药以水 500 毫升，煮取 200 毫升，分温再服。

4. 桂枝加芍药汤证

《伤寒论》279 条："本太阳病，医反下之，因尔腹满时痛者，属太阴也，桂枝加芍药汤主之。"

桂枝加芍药汤：

桂枝 10 克，芍药 18 克，炙甘草 6 克，大枣 4 枚，生姜 10 克。

上药以水 300 毫升，煮取 100 毫升，顿服。

5. 白通加猪胆汁汤证

《伤寒论》315 条："少阴病，下利，脉微者，与白通汤。利不止，厥逆无脉，干呕烦者，白通加猪胆汁汤主之。服汤脉暴出者死，微续者生。"

白通加猪胆汁汤：

葱白 4 茎，干姜 3 克，附子 5 克。

水煎，人尿 10 毫升、猪胆汁 5 毫升纳入，顿服。

6. 四逆加人参汤证

《伤寒论》385 条："恶寒脉微而复利，利止，亡血也，四逆加人参汤主之。"

四逆加人参汤：

炙甘草 6 克，附子 5 克，干姜 45 克，人参 3 克。

上药以水 300 毫升，煮取 100 毫升，顿服。

7. 通脉四逆加猪胆汁汤证

《伤寒论》390 条："吐已下断，汗出而厥，四肢拘急不解，脉微欲绝者，通脉四逆加猪胆汁汤主之。"

通脉四逆加猪胆汁汤：

炙甘草6克，干姜10克，附子5克，猪胆汁3毫升。

上药以水300毫升，煮取100毫升，顿服。

8. 茯苓四逆汤证

《伤寒论》69条："发汗，若下之，病仍不解，烦躁者，茯苓四逆汤主之。"

茯苓四逆汤：

茯苓15克，人参3克，附子5克，炙甘草6克，干姜5克。

上药以水300毫升，煮取100毫升，顿服。

第二节　论述篇

一、名称与概念

张仲景在《伤寒论》中，对该书所涉及的名称与概念自己做了规定，确立了这些名称与概念的范畴。因此，我们在学习《伤寒论》时，要尊重作者的原意，按作者所规定的标准去研究与讨论问题，不要节外生枝或移花接木，否则将违背作者的本意，而失去它的真实含义。

在本节中，对《伤寒论》中涉及名称与概念的条文按三部六病中的归类法将其进行归纳，使学习的人能更清楚地认识张仲景在《伤寒论》中的用意。另外，通过这样的归类分析，也可以看出有些概念仍不够清晰。

（一）表部

1.《伤寒论》1条："太阳之为病，脉浮，头项强痛而恶寒。"

2.《伤寒论》2条："太阳病，发热汗出，恶风脉缓者，名为中风。"

3.《伤寒论》3 条："太阳病，或已发热，或未发热，必恶寒，体痛，呕逆，脉阴阳俱紧者，名为伤寒。"

4.《伤寒论》6 条："太阳病，发热而渴，不恶寒者为温病。若发汗已，身灼热者，名风温。"

5.《伤寒论》114 条："太阳病以火熏之，不得汗，其人必躁，到经不解，必清血，名为火邪。"

6.《伤寒论》337 条："凡厥者，阴阳气不相顺接，便为厥，厥者，手足逆冷者是也。"

（二）中部

1.《伤寒论》263 条："少阳之为病，口苦，咽干，目眩也。"

2.《伤寒论》281 条："少阴之为病，脉微细，但欲寐也。"

3.《伤寒论》178 条："脉按之来缓，时一止复来者，名曰结。又脉来，动而中止，更来小数，中有还者反动，名曰结，阴也。脉来动而中止，不能自还，因而复动者，名曰代，阴也。得此脉者，必难治。"

（三）里部

1.《伤寒论》180 条："阳明之为病，胃家实是也。"

2.《伤寒论》215 条："阳明病，谵语有潮热，反不能食者，胃中必有燥屎五六枚也……"

3.《伤寒论》273 条："太阴之为病，腹满而吐，食不下，自利益甚，时腹自痛，若下之，必胸下结硬。"

4.《伤寒论》108 条："伤寒腹满谵语，寸口脉浮而紧，此肝乘脾也，名曰纵，刺期门。"

5.《伤寒论》109 条："伤寒发热，啬啬恶寒，大渴欲饮水，其腹必满，自汗出，小便利，其病欲解，此肝乘肺也，名曰横，刺期门。"

6.《伤寒论》128 条："问曰：病有结胸，有脏结，其状何如？答曰：按之痛，寸脉浮，关脉沉，名曰结胸也。"

7.《伤寒论》129 条："何谓脏结？答曰：如结胸状，饮食如故，时时下利，寸脉浮，关脉小细沉紧，名曰脏结。舌上白苔滑者，难治。"

8.《伤寒论》167条："病胁下素有痞，连在脐旁，痛引少腹，入阴筋者，此名脏结，死。"

9.《伤寒论》179条："问曰：病有太阳阳明，有正阳阳明，有少阳阳明，何谓也？答曰：太阳阳明者，脾约是也；正阳阳明者，胃家实是也；少阳阳明者，发汗利小便已，胃中燥、烦、实，大便难是也。"

10.《伤寒论》182条："问曰：阳明病外证云何？答曰：身热，汗自出，不恶寒，反恶热也。"

11.《伤寒论》190条："阳明病，若能食，名中风；不能食，名中寒。"

12.《伤寒论》326条："厥阴之为病，消渴，气上撞心，心中疼热，饥而不欲食，食则吐蛔，下之利不止。"

13.《伤寒论》382条："问曰：病有霍乱者何？答曰：呕吐而利，此名霍乱。"

14.《伤寒论》383条："问曰：病发热头痛，身疼恶寒，吐利者，此属何病？答曰：此名霍乱。霍乱，自吐下，又利止，复更发热也。"

二、病机分析

本部分就《伤寒论》中病的转化（传变）病理、论治依据等病机方面的问题予以分析，通过学习这部分的有关条文，可以更进一步看到张仲景不仅是一个临床实践家，同时也是一个卓越的医学理论家。其以质朴的语言，对不同的病证进行了精辟的剖析论述，被称为千古医家之良师是当之无愧的。

（一）表部病

1.《伤寒论》4条："伤寒一日，太阳受之，脉若静者，为不传，颇欲吐，若躁烦，脉数急者，为传也。"

2.《伤寒论》5条："伤寒二三日，阳明少阳证不见者，为不传也。"

3.《伤寒论》8条："太阳病，头痛至七日以上自愈者，以行其经尽故也；若欲作再经者，针足阳明，使经不传则愈。"

4.《伤寒论》9 条："太阳病，欲解时，从巳至未上。"

5.《伤寒论》10 条："风家，表解而不了了者，十二日愈。"

6.《伤寒论》11 条："病人身大热，反欲得衣者，热在皮肤，寒在骨髓也；身大寒，反不欲近衣者，寒在皮肤，热在骨髓也。"

7.《伤寒论》30 条："问曰：证象阳旦，按法治之而增剧，厥逆，咽中干，两胫拘急而谵语。师曰：言夜半手足当温，两脚当伸，后如师言，何以知此？答曰：寸口脉浮而大，浮为风，大为虚，风则生微热，虚则两胫挛，病形象桂枝，因加附子参其间，增桂令汗出，附子温经，亡阳故也，厥逆咽中干，烦躁，阳明内结，谵语烦乱，更与甘草干姜汤。夜半阳气还，两足当热，胫尚微拘急。重与芍药甘草汤，尔乃胫伸，以承气汤微溏，则止其谵语，故知病可愈。"

8.《伤寒论》47 条："太阳病，脉浮紧，发热身无汗，自衄者愈。"

9.《伤寒论》49 条："脉浮数者，法当汗出而愈，若下之，身重心悸者，不可发汗，当自汗出乃解，所以然者，尺中脉微，此里虚，须表里实，津液自和，便自汗出愈。"

10.《伤寒论》50 条："脉浮紧者，法当身疼痛，宜以汗解之，假令尺中迟者，不可发汗，何以知然，以荣气不足，血少故也。"

11.《伤寒论》53 条："病常自汗出者，此为荣气和，荣气和者，外不谐，以卫气不共荣气谐和故尔。以荣行脉中，卫行脉外，复发其汗，荣卫和则愈，宜桂枝汤。"

12.《伤寒论》90 条："本发汗，而复下之，此为逆也；若先发汗，治不为逆。本先下之，而反汗之为逆；若先下之，治不为逆。"

13.《伤寒论》113 条："形作伤寒，其脉不弦紧而弱，弱者必渴，被火必谵语，弱者发热脉浮，解之当汗出愈。"

14.《伤寒论》116 条："微数之脉，慎不可灸，因火为邪，则为烦逆，追虚逐实，血散脉中，火气虽微，内攻有力，焦骨伤筋，血难复也；脉浮宜以汗解，用火灸之，邪无从出，因火而盛，病从腰以下，必重而痹，名火逆也，欲自解者，必当先烦，烦乃有汗而解，何以知之，脉浮故知汗出解。"

15.《伤寒论》153 条:"太阳病,医发汗,遂发热恶寒,因复下之,心下痞,表里俱虚,阴阳气并竭,无阳则阴独,复加烧针,因胸烦,面色青黄,肤瞤者,难治,今色微黄,手足温,易愈。"

16.《伤寒论》227 条:"脉浮,发热,口干,鼻燥,能食者则衄。"

17.《伤寒论》75 条:"未持脉时,病人叉手自冒心,师因教试令咳而不咳者,此必两耳聋无闻也,所以然者,以重发汗虚故如此,发汗后,饮水多必喘,以水灌之亦喘。"

18.《伤寒论》111 条:"太阳病中风,以火劫发汗,邪风被火热,血气流溢,失其常度。两阳相熏灼,其身发黄。阳盛则欲衄,阴虚小便难。阴阳俱虚竭,身体则枯燥,但头汗出,剂颈而还,腹满微喘,口干咽烂,或不大便,久则谵语,甚者至哕,手足躁扰,捻衣摸床,小便利者,其人可治。"

19.《伤寒论》19 条:"凡服桂枝汤吐者,其后必吐脓血也。"

20.《伤寒论》121 条:"太阳病吐之,但太阳病当恶寒,今反不恶寒,不欲近衣,此为吐之内烦也。"

21.《伤寒论》327 条:"厥阴中风,脉微浮为欲愈,不浮为未愈。"

22.《伤寒论》328 条:"厥阴病,欲解时,从丑至卯上。"

23.《伤寒论》331 条:"伤寒先厥,后发热而利者,必自止。见厥复利。"

24.《伤寒论》332 条:"伤寒始发热六日,厥反九日而利,凡厥利者,当不能食者,恐为除中。食以索饼,不发热者,知胃气尚在,必愈。恐暴热未出而复去也,后日,脉之,其热续在者,期之旦日夜半愈。所以然者,本发热六日,厥反九日,复发热三日,并前六日亦为九日,与厥相应,故期之旦日夜半愈,后三日脉之,而脉数,其热不罢者,此为热气有余,必发痈脓也。"

25.《伤寒论》335 条:"伤寒一二日至四五日厥者,必发热,前热者后必厥,厥深者,热亦深,厥微者,热亦微。厥应下之,而反发汗者,必口伤烂赤。"

26.《伤寒论》336 条："伤寒病，厥五日，热亦五日，设六日当复厥，不厥者自愈。厥终不过五日，以热五日，故知自愈。"

27.《伤寒论》342 条："伤寒厥四日，热反三日，复厥五日，其病为进，寒多热少，阳气退，故为进也。"

28.《伤寒论》343 条："伤寒六七日，脉微，手足厥冷，烦躁，灸厥阴，厥不还者，死。"

29.《伤寒论》344 条："伤寒发热，下利厥逆，躁不得卧者，死。"

30.《伤寒论》345 条："伤寒发热，下利至甚，厥不止者，死。"

31.《伤寒论》346 条："伤寒六七日不利，便发热而利，其人汗出不止者，死。有阴无阳故也。"

32.《伤寒论》348 条："发热而厥，七日下利者，为难治。"

33.《伤寒论》349 条："伤寒脉促，手足厥逆可灸之。"

34.《伤寒论》362 条："下利手足厥冷，无脉者，灸之不温；若脉不还，反微喘者，死。少阴负趺阳者，为顺也。"

35.《伤寒论》211 条："发汗多，重发汗者，亡其阳，谵语，脉短者死，脉自和者不死。"

36.《伤寒论》339 条："伤寒热少微厥，指头寒，嘿嘿不欲食，烦躁，数日小便利，色白者，此热除也，欲得食，其病为愈；若厥而呕，胸胁烦满者，其后必便血。"

37.《伤寒论》340 条："病者手足厥冷，言我不结胸，小腹满，按之痛者，此冷结在膀胱关元也。"

38.《伤寒论》341 条："伤寒发热四日，厥反三日，复热四日，厥少热多者，其病当愈。四日至七日，热不除者，必便脓血。"

39.《伤寒论》368 条："下利后脉绝，手足厥冷，晬时脉还，手足温者生，脉不还者死。"

（二）中部病

1.《伤寒论》101 条："伤寒中风，有柴胡证，但见一证便是，不必悉具。凡柴胡汤病证而下之，若柴胡证不罢者，复与柴胡汤，必蒸蒸而振，却复发热，汗出而解。"

2.《伤寒论》143 条："妇人中风，发热恶寒，经水适来，得之七八日，热除而脉迟身凉，胸胁下满，如结胸状，谵语者，此为热入血室也，当刺期门，随其实而取之。"

3.《伤寒论》145 条："妇人伤寒，发热，经水适来，昼日明了，暮则谵语，如见鬼状者，此为热入血室，无犯胃气及上二焦，必自愈。"

4.《伤寒论》149 条："伤寒五六日，呕而发热者，柴胡汤证具，而以他药下之。柴胡证仍在者，复与柴胡汤，此虽已下之，不为逆，必蒸蒸而振；却发热汗出而解，若心下满而硬痛者，此为结胸也，大陷胸汤主之。但满而不痛者，此为痞，柴胡不中与之，宜半夏泻心汤。"

5.《伤寒论》150 条："太阳少阳并病，而反下之，成结胸，心下硬，下利不止，水浆不下，其人心烦。"

6.《伤寒论》267 条："若已吐下、发汗、温针，谵语，柴胡证罢，此为坏病，知犯何逆，以法治之。"

7.《伤寒论》271 条："伤寒三日，少阳脉小者，欲已也。"

8.《伤寒论》272 条："少阳病，欲解时，从寅至辰上。"

9.《伤寒论》282 条："少阴病，欲吐不吐。心烦但欲寐，五六日自利而渴者，属少阴也。虚故引水自救，若小便色白者，少阴病形悉具。小便白者，以下焦虚有寒，不能制水，故令色白也。"

10.《伤寒论》283 条："病人脉阴阳俱紧，反汗出者，亡阳也，此属少阴，法当咽痛，而复吐利。"

11.《伤寒论》284 条："少阴病，咳而下利谵语者，被火气劫故也，小便必难，以强责少阴汗也。"

12.《伤寒论》287 条："少阴病脉紧，至七八日，自下利，脉暴微，手足反温，脉紧反去者，为欲解也，虽烦下利，必自愈。"

13.《伤寒论》288 条："少阴病下利，若利自止，恶寒而蜷卧，手足温者，可治。"

14.《伤寒论》289 条："少阴病，恶寒而蜷，时自烦，欲去衣被者，可治。"

15.《伤寒论》290条："少阴中风，脉阳微阴浮者，为欲愈。"

16.《伤寒论》292条："少阴病，吐利，手足不逆冷，反发热者，不死。脉不至者，灸少阴七壮。"

17.《伤寒论》293条："少阴病，八九日，一身手足尽热者，以热在膀胱，必便血也。"

18.《伤寒论》294条："少阴病，但厥无汗，而强发之。必动其血，未知从何道出，或从口鼻，或从目出者，是名下厥上竭，为难治。"

19.《伤寒论》295条："少阴病，恶寒身蜷而利，手足逆冷者，不治。"

20.《伤寒论》296条："少阴病，吐利躁烦，四逆者死。"

21.《伤寒论》297条："少阴病，下利止，而头眩，时时自冒者，死。"

22.《伤寒论》298条："少阴病，四逆恶寒而身蜷，脉不至，不烦而躁者，死。"

23.《伤寒论》299条："少阴病，六七日，息高者，死。"

24.《伤寒论》300条："少阴病，脉微细沉，但欲卧，汗出不烦，自欲吐，至五六日自利，复烦躁不得卧寐者，死。"

25.《伤寒论》308条："少阴病，下利便脓血，可刺。"

26.《伤寒论》325条："少阴病，下利，脉微涩，呕而汗出，必数更衣，反少者，当温其上，灸之。"

（三）里部病

1.《伤寒论》48条："二阳并病，太阳初得病时，发其汗，汗先出不彻，因转属阳明，续自微汗出，不恶寒；若太阳病证不罢者，不可下，下之为逆，如此可小发汗；设面色缘缘正赤者，阳气怫郁在表，当解之熏之；若发汗不彻，不足言，阳气怫郁不得越，当汗不汗，其人躁烦，不知痛处，乍在腹中，乍在四肢，按之不可得，其人短气，但坐，以汗出不彻故也，更发汗则愈。何以知汗出不彻？以脉涩故知也。"

2.《伤寒论》56条："伤寒不大便六七日，头痛有热者，与承气汤，其小便清者，知不在里，仍在表也，当须发汗。若头痛者必衄，宜桂枝汤。"

3.《伤寒论》89 条："病人有寒，复发汗，胃中冷，必吐蛔。"

4.《伤寒论》98 条："得病六七日，脉迟浮弱，恶风寒，手足温，医二三下之。不能食，而胁下满痛，面目及身黄，颈项强，小便难，与柴胡汤。后必下重，本渴饮水而呕者，柴胡汤不中与也，食谷者哕。"

5.《伤寒论》110 条："太阳病，二日反躁，凡熨其背，而大汗出，大热入胃，胃中水竭，躁烦必发谵语，十余日振栗下利者，此为欲解也，故其汗从腰以下不得汗，欲小便不得，反呕欲失溲，足下恶风，大便硬，小便当数，而反不数及不多，大便已，头卓然而痛，其人足心必热，谷气下流故也。"

6.《伤寒论》120 条："太阳病，当恶寒发热，今自汗出，反不恶寒发热，关上脉细数者，以医吐之过也。一二日吐之者，腹中饥，口不能食；三四日吐之者，不喜糜粥，欲食冷食，朝食暮吐，以医吐之所致也，此为小逆。"

7.《伤寒论》122 条："病人脉数，数为热，当消谷引食，而反吐者，此为发汗，令阳气微，膈气虚，脉乃数也，数为客热，不能消谷，以胃中虚冷，故吐也。"

8.《伤寒论》274 条："太阴中风，四肢烦疼，脉阳微阴涩而长者，为欲愈。"

9.《伤寒论》275 条："太阴病，欲解时，从亥至丑上。"

10.《伤寒论》277 条："自利不渴者，属太阴，以其脏有寒故也。当温之，宜服四逆辈。"

11.《伤寒论》278 条："伤寒脉浮而缓，手足自温者，系在太阴，太阴当发身黄，若小便自利者，不能发黄，至七八日，虽暴烦下利日十余行，必自止，以脾家实，腐秽当去故也。"

12.《伤寒论》280 条："太阴为病，脉弱，其人续自便利，设当行大黄芍药者，宜减之，以其人胃气弱，易动故也。"

13.《伤寒论》130 条："脏结无阳证，不往来寒热，其人反静，舌

第二章 《伤寒论》归类

225

上苔滑者，不可攻也。"

14.《伤寒论》133 条："结胸证悉具，烦躁者亦死。"

15.《伤寒论》140 条："太阳病，下之，其脉促，不结胸者，此为欲解也；脉浮者，必结胸；脉紧者，必咽痛；脉弦者，必两胁拘急；脉细数者，头痛未止；脉沉紧者，必欲呕；脉沉滑者，协热利；脉浮滑者，必下血。"

16.《伤寒论》151 条："脉浮而紧，而复下之，紧反入里，则作痞，按之自濡，但气痞耳。"

17.《伤寒论》160 条："伤寒吐下后，发汗，虚烦，脉甚微，八九日心下痞硬，胁下痛，气上冲咽喉，眩冒，经脉动惕者，久而成痿。"

18.《伤寒论》270 条："伤寒三日，三阳为尽，三阴当受邪，其人反能食而不呕，此为三阴不受邪也。"

19.《伤寒论》391 条："吐利发汗，脉平，小烦者，以新虚不胜谷气故也。"

20.《伤寒论》333 条："伤寒脉迟六七日，而反与黄芩汤彻其热，脉迟为寒，今与黄芩汤，复除其热，腹中应冷，当不能食，今反能食，此名除中，必死。"

21.《伤寒论》334 条："伤寒先厥后发热，下利必自止，而反汗出，咽中痛者，其喉为痹，发热无汗，而利必自止，若不止，必便脓血，便脓血者，其喉不痹。"

22.《伤寒论》181 条："问曰：何缘得阳明病？答曰：太阳病，若发汗，若下，若利小便，此亡津液，胃中干燥，因转属阳明，不更衣，内实，大便难者，此名阳明也。"

23.《伤寒论》183 条："问曰：病有得之一日，不发热而恶寒者，何也？答曰：虽得之一日，恶寒将自罢，即汗出而恶热也。"

24.《伤寒论》184 条："问曰：恶寒何故自罢？答曰：阳明居中，主土也，万物所归，无所复传，始虽恶寒，二日自止，此为阳明病也。"

25.《伤寒论》185 条："本太阳，初得病时，发其汗。汗先出不彻，因转属阳明也，伤寒发热，无汗，呕不能食。而反汗出濈濈然者，是转属阳明也。"

26.《伤寒论》186 条："伤寒三日，阳明脉大。"

27.《伤寒论》187 条："伤寒脉浮而缓，手足自温者，是为系在太阴。太阴者，身当发黄，若小便自利者，不能发黄，至七八日，大便硬者，为阳明病也。"

28.《伤寒论》188 条："伤寒转系阳明者，其人濈然微汗出也。"

29.《伤寒论》189 条："阳明中风，口苦咽干，腹满微喘，发热恶寒，脉浮而紧，若下之则腹满小便难也。"

30.《伤寒论》191 条："阳明病，若中寒者，不能食，小便不利，手足濈然汗出，此欲作固瘕，必大便初硬后溏，所以然者，以胃中冷。水谷不别故也。"

31.《伤寒论》192 条："阳明病，初欲食，小便反不利，大便自调，其人骨节疼，翕翕如有热状，奄然发狂，濈然汗出而解者，此水不胜谷气，与汗共并，脉紧则愈。"

32.《伤寒论》193 条："阳明病，欲解时从申至戌上。"

33.《伤寒论》194 条："阳明病，不能食，攻其热必哕，所以然者，胃中虚冷故也。以其人本虚，攻其热必哕。"

34.《伤寒论》195 条："阳明病，脉迟，食难用饱，饱则微烦头眩，必小便难，此欲作谷疸，虽下之腹满如故，所以然者，脉迟故也。"

35.《伤寒论》196 条："阳明病，法多汗，反无汗，其身如虫行皮中状者，此以久虚故也。"

36.《伤寒论》197 条："阳明病，反无汗，而小便利，二三日呕而咳，手足厥者，必苦头痛，若不咳不呕，手足不厥者，头不痛。"

37.《伤寒论》198 条："阳明病，但头眩不恶寒，故能食而咳，其人咽必痛。若不咳者，咽不痛。"

38.《伤寒论》199 条："阳明病，无汗，小便不利，心中懊侬者，身必发黄。"

39.《伤寒论》200 条："阳明病，被火，额上微汗出，而小便不利者，必发黄。"

40.《伤寒论》201 条："阳明病，脉浮而紧者，必潮热，发作有时。但浮者，必盗汗出。"

41.《伤寒论》202 条:"阳明病,口燥但欲漱水不欲咽者,此必衄。"

42.《伤寒论》203 条:"阳明病,本自汗出。医更重发汗,病已差,尚微烦不了了者,此必大便硬故也。以亡津液胃中干燥,故令大便硬,当问其小便日几行,若本小便日三四行,今日再行,故知大便不久出,今为小便数少,以津液当还入胃中,故知不久必大便也。"

43.《伤寒论》210 条:"夫实则谵语,虚则郑声。郑声者,重语也。直视谵语,喘满者死,下利者亦死。"

44.《伤寒论》216 条:"阳明病,下血谵语者,此为热入血室。但头汗出者,刺期门,随其实而泻,濈然汗出则愈。"

45.《伤寒论》239 条:"病人不大便五六日,绕脐痛,烦躁,发作有时者,此有燥屎,故使不大便故也。"

46.《伤寒论》245 条:"脉阳微而汗出少者,为自和也;汗出多者,为太过。阳脉实,因发其汗出多者,亦为太过,太过者,为阳绝于里,亡津液,大便因硬也。"

47.《伤寒论》246 条:"脉浮而芤,浮为阳,芤为阴,浮芤相搏,胃气生热,其阳则绝。"

48.《伤寒论》258 条:"若脉数不解,而下不止,必协热,便脓血也。"

49.《伤寒论》259 条:"伤寒发汗已,身目为黄。所以然者,以寒湿在里不解故也,以为不可下也。于寒湿中求之。"

50.《伤寒论》358 条:"伤寒四五日,腹中痛,若转气下趋少腹者,此欲自利也。"

51.《伤寒论》360 条:"下利有微热而渴,脉弱者,今自愈。"

52.《伤寒论》363 条:"下利,寸脉反浮数,尺中自涩者,必清脓血。"

53.《伤寒论》365 条:"下利,脉沉弦者,下重也;脉大者,为未止;脉微弱数者,为欲自止,虽发热不死。"

54.《伤寒论》367 条:"下利,脉数而渴者,今自愈。设不差,必清脓血,以有热故也。"

55.《伤寒论》369 条:"伤寒下利日十余行,脉反实者,死。"

56.《伤寒论》380 条："伤寒大吐大下之，极虚，复极汗者，其人外气怫郁，复与之水，以发其汗，因得哕。所以然者，胃中寒冷故也。"

57.《伤寒论》381 条："伤寒哕而腹满，视其前后，知何部不利，利之即愈。"

58.《伤寒论》384 条："伤寒，其脉微涩者，本是霍乱，今是伤寒，却四五日，至阴经上，转入阴必利。本呕下利者，不可治也。欲似大便，而反矢气，仍不利者，此属阳明也，便必硬，十三日愈。所以然者，经尽故也，下利后当便硬，硬则能食者，愈。今反不能食，到后经中，颇能食，复过一经能食，过之一日当愈；不愈者，不属阳明也。"

59.《伤寒论》398 条："病人脉已解，而日暮微烦，以病新差，人强与谷，脾胃气尚弱，不能消谷，故令微烦，损谷则愈。"

60.《伤寒论》127 条："太阳病，小便利者，以饮水多，必心下悸。小便少者，必苦里急也。"

61.《伤寒论》139 条："太阳病，二三日，不能卧，但欲起，心下必结，脉微弱者，此本有寒分也。反下之，若利止，必作结胸；未止者，四日复下之，此作协热利也。"

62.《伤寒论》150 条："太阳少阳并病，而反下之，成结胸，心下硬，下利不止，水浆不下，其人心烦。"

63.《伤寒论》218 条："伤寒四五日，脉沉而喘满。沉为在里，而反发其汗，津液越出，大便为难，表虚里实，久则谵语。"

64.《伤寒论》226 条："若胃中虚冷，不能食者，饮水则哕。"

65.《伤寒论》361 条："下利，脉数，有微热汗出，今自愈。设复紧，为未解。"

66.《伤寒论》366 条："下利，脉沉而迟，其人面少赤，身有微热，下利清谷者，必郁冒汗出而解，病人必微厥。所以然者，其面戴阳，下虚故也。"

（四）整体病

1.《伤寒论》7 条："病有发热恶寒者，发于阳也；无热恶寒者，发于阴也。发于阳七日愈；发于阴六日愈。以阳数七、阴数六故也。"

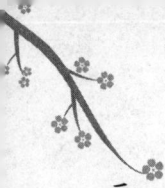

2.《伤寒论》11 条："病人身大热，反欲得衣者，热在皮肤，寒在骨髓也；身大寒，反不欲近衣者，寒在皮肤，热在骨髓也。"

3.《伤寒论》58 条："凡病若发汗，若吐，若下，若亡血，亡津液，阴阳自和者，必自愈。"

4.《伤寒论》60 条："下之后，复发汗，必振寒脉微细，所以然者，以内外俱虚故也。"

5.《伤寒论》268 条："三阳合病，脉浮大，上关上，但欲眠睡，目合则汗。"

6.《伤寒论》269 条："伤寒六七日，无大热，其人躁烦者，此为阳去入阴故也。"

三、误治分析

误治是医生对病情判断失误，治疗措施不当而出现的病情变化，常导致病情加重。因此，通过对误治病人的分析，可以提高医生对疾病的识别力和判断力，从而更好地针对病情，恰当施治。

1.《伤寒论》6 条："……风温为病，脉阴阳俱浮，自汗出，身重，多眠睡，鼻息必鼾，语言难出。若被下者，小便不利，直视失溲；若被火者，微发黄色，剧则如惊痫，时瘛疭；若火熏之。一逆尚引日，再逆促命期。"

2.《伤寒论》16 条："太阳病三日，已发汗，若吐，若下，若温针，仍不解者，此为坏病，桂枝不中与之也。观其脉证，知犯何逆，随证治之。桂枝本为解肌，若其人脉浮紧，发热汗不出者，不可与之也，常须识此，勿令误也。"

3.《伤寒论》17 条："若酒客病，不可与桂枝汤，得之则呕，以酒客不喜甘故也。"

4.《伤寒论》59 条："大下之后，复发汗，小便不利者，亡津液故也，勿治之，得小便利，必自愈。"

5.《伤寒论》93 条："太阳病，先下而不愈，因复发汗，以此表里俱虚，其人因致冒，冒家汗出自愈，所以然者，汗出表和故也。里未和，然后复下之。"

6.《伤寒论》115 条："脉浮热甚，而反灸之，此为实，实以虚治，因火而动，必咽燥吐血。"

7.《伤寒论》29 条："伤寒脉浮，自汗出，小便数，心烦，微恶寒，脚挛急，反与桂枝欲攻其表，此误也。"

四、禁忌证

禁忌证是医生在临床工作中要避免的一些引起疾病加重的情况。通过对禁忌证的掌握，从而使患者在正确的治疗措施下，尽快康复。仲景在《伤寒论》中提及较多的是对汗、下、吐三法的应用不当的论述。这三法应用不当，是造成体液丢失和心功能衰减的主要原因。因此，凡临床工作者，不可不慎。

（一）不可汗

1.《伤寒论》83 条："咽喉干燥者，不可发汗。"

2.《伤寒论》84 条："淋家，不可发汗，发汗必便血。"

3.《伤寒论》85 条："疮家虽身疼痛，不可发汗，汗出则痓。"

4.《伤寒论》86 条："衄家，不可发汗，汗出必额上陷脉急紧，直视不能眴，不得眠。"

5.《伤寒论》87 条："亡血家，不可发汗，发汗则寒栗而振。"

6.《伤寒论》88 条："汗家，重发汗，必恍惚心乱，小便已阴疼，与禹余粮丸。"

7.《伤寒论》142 条："太阳与少阳并病，头项强痛，或眩冒，时如结胸，心下痞硬者，当刺大椎第一间、肺俞、肝俞，慎不可发汗。发汗则谵语脉弦。五日谵语不止，当刺期门。"

8.《伤寒论》364 条："下利清谷，不可攻表，汗出必胀满。"

9.《伤寒论》265 条："伤寒脉弦细，头痛发热者，属少阳。少阳不可发汗，发汗则谵语，此属胃，胃和则愈，胃不和，烦而悸。"

10.《伤寒论》285 条："少阴病，脉细沉数，病为在里，不可发汗。"

（二）不可下、吐

1.《伤寒论》130 条："脏结无阳证，不往来寒热，其人反静，舌上苔滑者，不可攻也。"

2.《伤寒论》330 条："诸四逆厥者，不可下之，虚家亦然。"

3.《伤寒论》347 条："伤寒五六日，不结胸，腹濡，脉虚复厥者，不可下，此亡血，死。"

4.《伤寒论》171 条："太阳少阳并病，心下硬，颈项强而眩者，当刺大椎、肺俞、肝俞，慎勿下之。"

5.《伤寒论》264 条："少阳中风，两耳无所闻，目赤，胸中满而烦者，不可吐下，吐下则悸而惊。"

6、《伤寒论》286 条："少阴病，脉微，不可发汗，亡阳故也。阳已虚，尺脉弱涩者，复不可下之。"

7.《伤寒论》132 条："结胸证，其脉浮大者，不可下，下之则死。"

8.《伤寒论》204 条："伤寒呕多，虽有阳明证，不可攻之。"

9.《伤寒论》205 条："阳明病，心下硬满者，不可攻之。攻之利遂不止者，死；利止者，愈。"

10.《伤寒论》206 条："阳明病，面合色赤，不可攻之。攻之必发热，色黄者小便不利也。"

11.《伤寒论》324 条："少阴病，饮食入口则吐，心中温温欲吐，复不能吐，始得之手足寒，脉弦迟者，此胸中实，不可下也，当吐之；若膈上有寒饮，干呕者，不可吐也，当温之，宜四逆汤。"

（三）其他不可之法

1.《伤寒论》224 条："阳明病，汗出多而渴者，不可与猪苓汤，以汗多，胃中燥，猪苓汤复利其小便也。"

2.《伤寒论》376 条："呕家有痈脓者，不可治呕，脓尽自愈。"

3.《伤寒论》119 条："太阳伤寒者，加温针，必惊也。"

4.《伤寒论》81 条："凡用栀子汤，病人旧微溏者，不可与服之。"

第三章

"三部六病"精粹

　　"三部六病"的创新思维主要表现在按照人体的解剖结构与生理功能来划分病位，按照疾病的阴阳属性来确定病性。同时将《伤寒论》的条文进行了重新归类，使中医临床医生便于学习与应用。局部病辨证的创立，是中医与现代西医沟通的桥梁，为医学的大同世界指出了方向。现将《三部六病》的精粹部分归纳为十三节叙述于后。

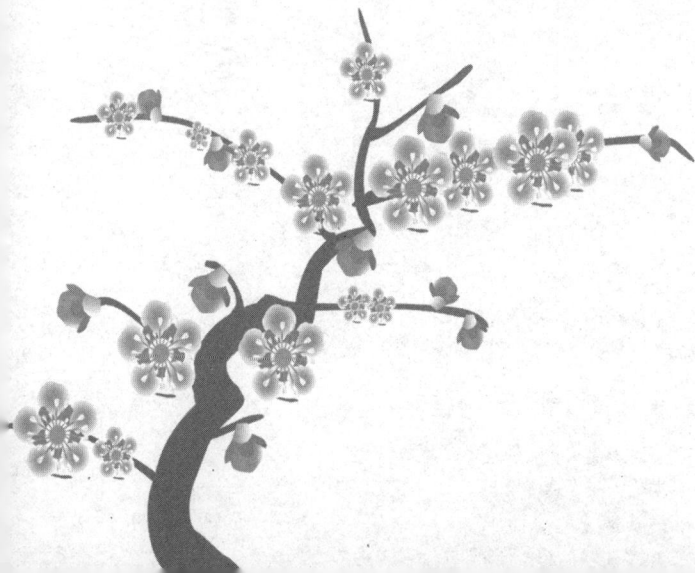

第一节　三部的划分

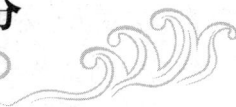

"三部六病"学说，把整体划分为三个部分，或称三大系统，即表部、中部（或称半表半里部）、里部。三部的划分来源于《伤寒论》，但较《伤寒论》有了明确的概念与范畴。

一、表部

凡机体与大气层接触并与之发生关系的部分，属表部范畴。包括体表与呼吸系统、神经系统、感官系统。

表部的主要功能：司呼吸而进行气体交换；司汗腺开阖而维持体温相对稳定；卫外而防止病邪侵害；传信息而参与机体阴阳平衡的调节。

二、里部

凡机体与饮食接触并与之发生关系的部分，属里部范畴。包括整个消化系统。

里部的主要功能是摄入食物并进行消化、吸收、排泄，供给机体所需要的营养物质，同时也具有防御病邪入侵和参与机体阴阳平衡调节的作用。

三、中部

中部也称半表半里部，除上述表、里两部的机体剩余部分均属中部范畴。中部以血液循环系统为主，包括心血管、生殖、肾、骨骼、肌肉等。

中部的主要功能是通过血液的循行，供给机体从表、里两部所摄取的养分，运送各组织的代谢产物，经特定的脏器排出体外；同时还防止表、里两部外邪的入侵和消除已经进入血液的有害物质。中部为沟通表里，使机体成为一个有机整体的中介与纽带。机体的整体性也只有在血液循行中表现出来。机体一旦失去这种有序的循行，疾病就会发生。

"三部六病"学说对机体三部的划分既不同于古代《伤寒论》，也不同于西医学，它是具有自己特点的一种与临床紧密结合的划分法。

第二节　六病的确立

按三部的划分标准，在表、中、里三部中，每部的病性都会出现阴阳性质不同的两种表现，在三部就会有 6 种不同性质的阴阳表现，这 6 种类型的证，称为六病，具体病名如下。

表部　
阳性病——太阳病
阴性病——厥阴病

中部　
阳性病——少阳病
阴性病——少阴病

里部　
阳性病——阳明病
阴性病——太阴病

这里的六病名称是沿用《伤寒论》中的六病名称，但在划属部位上却与《伤寒论》有所不同，很多古今学者把"厥阴病"划在半表半里部，把"少阴病"划在表部，他们是按经络的表里关系来判定的。而"三部六病"学说则是按《伤寒论》中"少阴病"与"厥阴病"的实际临床主证来确定的。"少阴病"的主证为心动悸，不少学者都认为"少阴病"就是心病，心居半表半里的中部；"厥阴病"的主证为手足逆冷，表现在四末，属表部范畴。因此，"三部六病"学说做了这样的修改。

第三节　六病的证

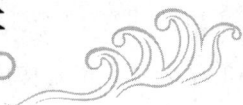

六病的证包括纲领证、核心证、单证、类证。

一、六病的纲领证

纲领证是六病的提纲，也称六病主证，是划分疾病属性的标准，也是临床辨证的依据。六病的纲领证如下。

太阳病：头项强痛，发热恶寒，无汗，脉浮，或咳，或喘。

少阳病：心中热烦，胸满，发热或往来寒热，咽干，口苦，小便黄赤。

阳明病：胃家实，发潮热，自汗出，大便难。

太阴病：腹满，时腹冷痛，或吐，或利。

少阴病：心动悸，短气，背恶寒，或脉微细。

厥阴病：脉微欲绝或无脉，手足逆冷，或肢节痹痛。

二、六病的核心证

核心证是纲领证中一个具有代表性的症状或体征，是决定六病病位的主要依据。据此医师能很快地对疾病做出定位与定性的辨证结果。

太阳病——头项强痛

少阳病——心中热烦

阳明病——胃家实

太阴病——腹满

少阴病——心动悸

厥阴病——脉微欲绝或无脉

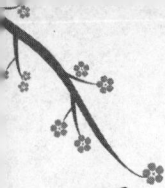

三、六病的单证

单证共有 12 个,即三阳病的热、实和三阴病的虚、寒,是构成六病的基础证,也是构成一切疾病的基础证。十二单证代表着 12 类单一性矛盾的证（表 3–1）。

表 3–1　十二单证表

		热	实	虚	寒
阳证	太阳病	头项强痛 发热恶寒	无汗 咳喘		
	少阳病	心中热烦 发热或往来寒热 咽干	胸满 口苦 小便黄赤		
	阳明病	潮热 自汗出	胃家实 大便难		
阴证	太阴病			腹满 脉沉迟	时腹冷痛 或吐或利
	少阴病			心动悸 短气 脉微细	背恶寒
	厥阴病			脉微欲绝 或无脉	手足逆冷 肢节痹痛

四、六病的类证

六病的类证是指除纲领证外的六病的每一病类的其他证,在这里只将每病的类证名称概述一下,具体详见"辨证篇"。

（一）表部病类证

1. 太阳病类证

（1）麻黄杏仁石膏甘草汤证

（2）葛根甘草汤证

（3）麻黄甘草汤证

2.厥阴病类证

（1）桂枝汤证

（2）当归四逆汤证

（3）当归甘草汤证

（4）桂枝甘草汤证

（二）中部病类证

1.少阳病类证

（1）黄连阿胶鸡子黄汤证

（2）栀子豉汤证

（3）猪苓汤证

（4）芍药甘草汤证

（5）小陷胸汤证

（6）栀子柏皮汤证

（7）大黄黄连泻心汤证

（8）黄芩甘草汤证

（9）柴胡甘草汤证

2.少阴病类证

（1）炙甘草汤证

（2）甘麦大枣汤证

（3）团鱼丸证

（4）生脉散证

（5）独参汤证

（6）附子甘草汤证

（三）里部病类证

1. 阳明病类证

（1）小承气汤证

（2）调胃承气汤证

（3）十枣汤证

（4）麻仁丸证

（5）大陷胸汤证

（6）瓜蒂散证

（7）大黄甘草汤证

（8）芒硝甘草汤证

2. 太阴病类证

（1）旋覆代赭汤证

（2）吴茱萸汤证

（3）五苓散汤证

（4）桃花汤证

（5）苍术甘草汤证

（6）干姜甘草汤证

第四节　六病的交渗与复合

　　在临床中，单一性的病证是少见的，而更多的是复合性病证。由于单证的交渗与复合，形成各种各样的病证，"三部六病"学说将其分为并病（部病）、合病、合证、兼证、整体病、局部病等。这些病证的辨证仍按六病辨证原则进行，在以后的辨证篇中细讲，这里只将其概念叙述如下。

一、并病（部病）

并病（部病）是指同一部位在感受病邪后表现出的寒、热、虚、实均有的错综复杂的证候反应。这种情况下，寒热并存，虚实共见，只能定位而不能定性，要辨清其属性是困难的，只要按模糊逻辑辨清部位就可以了，不必强辨其病性。这样就可以使医师迅速从复杂证的迷雾中解放出来，从而很快地找到解决矛盾的方法。

并病也称部病，每部只有一种类型，分别为表部的葛根汤证，中部的小柴胡汤证，里部的大黄生姜泻心汤证。

二、合病

合病是指不同部位的六病中2种以上病的同时出现。合病的治疗原则为构成各病治疗原则的相合。一个合病必须具备3个方面的条件，即病相合、治则相合、药物相合，缺一不可为合病。

三、合证

合证指同一部位上阴阳属性不同的单证或不同部位上2个以上单证的同时出现。同一部位上，阴阳属性相同的2个单证构成了六病中的某病，这已不属合证的范畴。

合证的组方原则为证与证相合，药与药相合。

四、兼证

兼证指六病的每个病与同部上的不同属性单证同时出现或异部上单证的同时出现或为某一固定方证的加证。

兼证的治疗原则为在治主证的同时，兼用单证的药，一般为某方加某药。如桂枝加葛根汤证等。

五、整体证

整体证为三部证的扩大，病证已不能在单一部位定位，而成为三部皆病的整体病证。整体证有 3 个,即整体阳证、整体阴证与整体并病（部病）或称整体体证。具体辨证有整体阳证（也可称为三阳合证）的清热饮证;整体阴证（也可称为三阴合证）的急救汤证;整体体证的四脉汤证。

六、局部病

局部是指在整体的三部中,凡具有独立结构和特殊功能的部分而言。局部病是三部证在各部的局限,虽然常与整体发生着密切的联系,也有寒、热、虚、实的变化,但局部病的病理变化和功能障碍以局部为主,而且这些病的病程相对较长,常数月、数年不变。局部病的病位虽是局部的,但与全身又发生着紧密联系。因此,局部病的治疗原则是"协调整体、突出局部",方剂特性是具有双向调控性。对局部病也是只辨病位,不须强辨病性,应用这种辨证方法,不仅能使医师很快做出定位诊断,而且能取得很好疗效。局部病将按三部划类,详见后述。

第五节 六病的转化

六病的转化,也可称六病的传变。六病的转化是绝对的、经常的,是六病发展的必然过程。六病转化是有条件的,大致有下列三方面因素:一是机体的自我调控能力;二是致病因子的强度和频率;三是治疗措施的正误。

如果机体自我调控能力好,致病因子的强度和频率都没有超过机体的耐受性,且治疗措施得当;那么,疾病将向康复方面转化,否则向恶化方面转化。在六病范围内,六病的转化是经常发生的,现以《伤寒论》为例,说说转化的情况。

一、由阳向阴转化

279 条："本太阳病，医反下之，因尔腹满时痛者，属太阴也，桂枝加芍药汤主之；大实痛者，桂枝加大黄汤主之。"

82 条："太阳病发汗，汗出不解，其人仍发热，心下悸，头眩、身𣚩动，振振欲擗地者，真武汤主之。"

279 条为太阳病因误下而造成里部功能低下，转化为太阴病；82 条虽然治则不错，但是汗出不解，说明了汗法用法不当，因而太阳病之发热仍然存在，且增加了"心下悸，头眩、身𣚩动，振振欲擗地者"的真武汤证，演化为少阴病。

二、由阴向阳转化

187 条："伤寒脉浮而缓，手足自温者，是为系在太阴。太阴者，身当发黄，若小便自利者，不能发黄。至七八日，大便硬者，为阳明病也。"

303 条"少阴病，得之二三日以上，心中烦，不得卧，黄连阿胶汤主之。"

这里的两种情况，均未叙出其转化的条件，也可能为自然转化，也可能为机体调控能力增强，一个由太阴病转化为阳明病，一个由少阴病转化为少阳病。

三、由一阳转他阳

48 条："二阳并病，太阳初得病时，发其汗，汗先出不彻，因转属阳明。"

220 条："二阳并病，太阳证罢，但发潮热，手足漐漐汗出，大便难而谵语者，下之则愈，宜大承气汤。"

这两条均叙述了由太阳病转化为阳明病的临床过程。

四、由一阴转他阴

296 条："少阴病，吐利，躁烦，四逆者，死。"

298 条："少阴病，四逆，恶寒而身蜷，脉不至，不烦而躁者，死。"
这两例均为少阴病转化为厥阴病的例证。

五、复合转化

六病之间的相互转化，有单一的表现形式，也有复合的形式，一部一病在一定条件下，可以转化为多部多病。例如《伤寒论）357 条："伤寒六七日，大下后，寸脉沉而迟，手足厥逆，下部脉不至，咽喉不利，唾脓血，泄利不止者，为难治。麻黄升麻汤主之。"

这里"大下"成为转化的条件，使一个表部的太阳病转化为"手足厥逆，下部脉不至"的厥阴证与"咽喉不利，唾脓血"的少阳证及"泄利不止"的太阴证复合证，形成一个危险证。

转化是一个必然的过程，我们对疾病正是利用了转化的这种可行性而达到治疗的目的。一切好的、恰当的治疗方法，都可以使疾病通过转化达到好转、康复的目的。在《伤寒论》中，叙述转化例证很多，在每个临床工作者的实践中遇到的例证也很多，有的人是认识到了这一点，有的人是还未认识到这一点，这种辨证观点是每个医务工作者必须具备的。

第六节　六病的阶段性

任何疾病的转化都是绝对的，但也有相对的阶段性。即在某一时间内，疾病不发生明显的变化，特别是不发生质的变化，表现出了相对的稳定性，这就为人们认识它的特征、摸清它的规律提供了可靠的保证。

六病也正是因为疾病有了阶段性，才能区分开来而进行定位定性的辨证与论治。现仍以《伤寒论》为例，说说六病的阶段性。

4 条："伤寒一日，太阳受之，脉若静者，为不传。"

5 条："伤寒二三日，阳明少阳证不见者，为不传也。"

149 条："伤寒五六日，呕而发热者，柴胡汤证具。而以他药下之，柴胡证仍在者，复与柴胡汤。"

"定证、定方、定疗程"也正是依据了六病阶段性而采取的证不变，方也不变的治疗方法。

第七节　六病的鉴别

在临床过程中，六病的表现形式是各式各样的，有时也会出现假象，阳病显阴象，阴病显阳象，热病显寒象，寒病显热象，实病显虚象，虚病显实象。因此，在辨证时，就要分清证的本质与现象，抓住本质，排除假象，做到正确辨证，恰当施治。在西医的鉴别诊断中也是讲如何认识疾病的本质问题。现以《伤寒论》为例，说说六病鉴别的重要性。

一、真阳假阴证

350 条："伤寒，脉滑而厥者，里有热，白虎汤主之。"

这是一个阳证，阳极显阴象，出现了手足逆冷的病象。但是，仲景根据其"脉滑"证，断为"里有热"，因此用重寒之剂白虎汤以除其热。如果为一个真厥阴病，"厥"的同时，必然为脉微欲绝或无脉，就不会出现阳盛的滑脉。

355 条："病人手足厥冷，脉乍紧者，邪结在胸中，心下满而烦，饥不能食者，病在胸中，当须吐之，宜瓜蒂散。"

这是一个里部阳明病的瓜蒂散证，是一个里实证。虽然病人有手足厥冷，貌似厥阴证，但脉为一个正常脉而时有紧象出现。真正厥阴病之脉是微循环障碍的表现，必然是"厥冷无脉"或"脉微欲绝"的情况；又结合"心下满而烦，饥不能食者，病在胸中"，既肯定了病位，又指出了治疗方法。"宜瓜蒂散"说明瓜蒂散较好，而其他催吐之法也可以用，所以用"宜"字，而不用"主之"。

二、真阴假阳证

317 条："少阴病，下利清谷，里寒外热，手足厥冷，脉微欲绝，身反不恶寒，其人面色赤，或腹痛，或干呕，或咽痛，或利止脉不出者，通脉四逆汤主之。"

这是一个三阴合证的通脉四逆汤证，但是出现了"身反不恶寒，其人面色赤"的阳盛表现，如不从"下利清谷""手足厥冷""脉微欲绝"辨出其阴证本质，被其假象所迷惑，按阳证治，则危在顷刻。

352 条："大汗出，热不去，内拘急，四肢疼又下利厥逆而恶寒者，四逆汤主之。"

这条更像阳证，"大汗出"而仍"热不去"，但是以"又下利厥逆而恶寒"的阴证中得出本证为一个阴极似阳的证。因此，用了大热之剂四逆汤回阳。

三、阴阳难辨证

《伤寒论》在对阴阳难辨证时，常采用稳妥的试探之法，以期求出真正的证。

214 条："阳明病，谵语，发潮热，脉滑而疾者，小承气汤主之。因与承气汤一升，腹中转（矢）气者，更服一升。若不转（矢）气者，勿更与之；明日又不大便，脉反微涩者，里虚也，为难治，不可更与承气汤也。"

本条很像一个阳明病的大承气汤证，但从"脉滑而疾"的"疾"中，预示了有阴证的可能，因此，不用大承气汤，恐其凶猛，伤人太重，故采用了小承气汤以较缓的下法试探之。服后原证即露出了真相，脉由"滑而疾"变成了"涩"，这是少阴病的脉象，因此，断为"难治"而"不可更与承气汤"。

另外，在病人危重情况下，从三个方面可决人之生死。

脑死： 如果病人瞳孔散大，为脑死之预兆。病人不久即死。

心死： 趺阳脉绝者是心死的先兆，若遇此脉绝时病显得似乎不重或病有好转，这是回光返照，如不注意积极抢救，很快会出现死亡。

肺死： 指病人呼吸短促，呈潮式呼吸或不规则呼吸，均为呼吸衰竭的表现，也为危险之候。

通过上述六病的鉴别，可以使医师分清病的真伪和病情的轻重，以便做出恰当的选择而进行正确治疗。

第八节　六病的重点辨证部位

在辨证过程中，反应在三部广泛面积上的六病，必然有其重点部位，每病的核心证所在的部位，就是该病的重点辨证部位。

一、表部病重点辨证部位

太阳病： "头项强痛"为太阳病的核心证。头部成为太阳病的重点辨证部位，故有"太阳诊头"之说。

厥阴病： "脉微欲绝或无脉"为厥阴病的核心证，表现此证的手与足就成为厥阴病的重点辨证部位，故称"厥阴诊手足"。

二、中部病重点辨证部位

少阳病： "胸中热烦"为少阳病的核心证，胸中为其重点辨证部位，故有"少阳诊胸"之说。

少阴病:"心动悸"为少阴病的核心证,心脏部位就成为少阴病的重点辨证部位,"少阴诊心"之说正是此理。

三、里部病重点辨证部位

阳明病:"胃家实"为阳明病的核心证,下腹部成为其重点辨证部位,故有"阳明诊下腹"之说。

太阴病:"腹满"为太阴病的核心证,上腹部成为太阴病的重点辨证部位,故有"太阴诊上腹"之说。

医者了解了六病的重点辨证部位,就能对每类病做出准确而迅速的辨证结果和论治措施。

第九节　六病的治则

六病总的治则是以阴制阳、以阳制阴,即热病寒之、寒病热之、虚病补之、实病泻之的中医传统治疗原则。但具体到每一病,具体的治疗原则又不相同。现将六病治则分述如下。

一、太阳病的治疗原则

太阳病为表部阳性病,使用汗法是治疗表部阳性病的通用原则。辛凉解表为其主要治疗方法。辛温解表法是表部合证的治疗方法,因此,不能作为表部太阳病的治疗原则。在《伤寒论》中,以桂枝汤为主的辛温补剂作为太阳病的主要方法是不恰当的。众所周知,桂枝汤证是一个表虚证,属表部阴证范畴,桂枝汤是一个补性的热剂,因此,桂枝汤证不是太阳病,而桂枝汤也不能作为治疗表部阳病之方剂。王叔和曾说:"桂枝下咽,阳盛则毙。"正是说明了阳性病不能用桂枝汤的道理。

二、少阳病的治疗原则

少阳病为中部阳性疾病的总称，清法是治疗少阳病的根本治则。清法包括了清热、解毒、滋阴、利尿等方面，用西医学的观点讲，清法具有调节体温中枢、抑菌或杀菌、解毒、提高免疫力、增加腺体分泌、增加体液、抑制过亢功能、利尿等方面作用，所以清法是一个治疗面很广的治疗方法。

三、阳明病的治疗原则

阳明病为里部热实性疾病，下法和吐法是其治疗原则。利用泻下药与催吐药，攻逐体内积滞物——新陈代谢的障碍物，从而恢复里部的正常功能。

四、太阴病的治疗原则

太阴病为里部阴性病，消化和吸收功能障碍为其主要表现形式，补与温是其治疗大法。太阴之补，就是提高消化系统对食物的消化吸收能力；太阴之温，就是改善消化道的血液循环状态，从而使整个消化系统的功能恢复正常。

五、少阴病的治疗原则

少阴病为中部阴性病，心功能不足是其主要表现形式，补与温也是其治疗原则，但与太阴病的治疗有所不同。少阴病的治则为提高心脏的功能，强心成为治疗少阴病的主要方面。

六、厥阴病的治疗原则

厥阴病是表部阴性病的总称，微循环障碍是其主要表现形式，"阴阳气不相顺接"为其产生机制，因此，补与温也是表部阴性病的治疗原则。不过厥阴病的补与温主要为温通血脉、回阳救逆，即消除微循环障碍为其主要治疗方法。

七、合病、合证、兼证的治疗原则

合病的治疗原则见前述，是构成合病的各病的治疗原则的相合。将在后文引出实例。

合证的治疗原则是合药，有斯证用斯药。

兼证的治疗原则是在治主要病的同时用兼证之药。后述之。

八、整体病与局部病的治疗原则

从治疗总的原则讲，整体病与局部病均遵从六病的治疗原则，但是也有其特点，现分述于下。

整体证只有三个：整体阳证，取清热饮重寒之剂，以除其热；整体阴证，则取急救汤温补之剂，以复其阳；整体体证，则以四脉汤协调之法，调和阴阳。

局部病以"协调整体，突出局部"的治疗原则而施治，也包含在六病治则之中，因其已成为固定形式，因而可视为另一治疗方法。

六病的治疗原则，与传统的八法是相符合的。消法这里并未列出，但六病中排除新陈代谢障碍物的各法，均含有"消"的意义，所以没有赘述。

第十节　六病的主方

在六病中，三阳病属热属实，三阴病属虚属寒。在三阳病中，每病的主方以治疗热实的主要药作为方剂的名称；在三阴病中，每病的主方以治疗虚寒的主要药作为方剂的名称，现将方剂名称与组成列表如下（表3-2）。

表 3-2　六病主方

病名	主方名	方剂组成
太阳病	葛根麻黄汤	葛根、麻黄、石膏、杏仁、甘草
少阳病	黄芩柴胡汤	黄芩、柴胡、石膏、知母、竹叶、甘草
阳明病	大黄芒硝汤	大黄、芒硝、白芍、枳实、厚朴
太阴病	苍术干姜汤	苍术、干姜、茯苓、甘草
少阴病	人参附子汤	人参、附子、茯苓、麦冬、五味子
厥阴病	当归桂枝汤	当归、桂枝、细辛、通草、赤芍、甘草、生姜、大枣

在六病的主方中，三阳病的方性属寒性，其作用为除热泻实；三阴病的方性属热性，其作用为补虚祛寒。因此，主方的阴阳属性非常明确，在六病各类证的汤方中，也都遵守这个原则。在六病分类的方剂中，无病性属阳而方性属热、病性属阴而方性属寒的证方矛盾治疗情况出现，完全是以寒除热，以热祛寒，以泻去实，以补治虚的治疗原则。如果病证含有寒、热、虚、实，那么论治的方剂也是热、寒、补、泻均有的复合方剂，具体因证而定。

第十一节　六病的主药

六病的主要药有十二味，即太阳病的葛根与麻黄；少阳病的黄芩与柴胡；阳明病的大黄与芒硝；太阴病的苍术与干姜；少阴病的人参与附子；厥阴病的当归与桂枝。这十二味药，代表着十二类不同的药物属性，也是用六病观点归纳药物的依据。用此去分析古人的方剂，将会找出其规律性，使其更好地为今天的临床实践服务。

一、太阳病的主药

太阳病的主药是葛根与麻黄。葛根除热解头痛，麻黄发汗定喘咳，由其组成的主方是葛根麻黄汤，治疗太阳病期的外感证，常为一剂而愈。

二、少阳病的主药

少阳病的主药是黄芩与柴胡。黄芩清热而止烦，柴胡疏导而除胸满，由两者组成的主方黄芩柴胡汤，对热病几乎不无收效。只要辨证在中部少阳，投之则愈，其应用面广，清热作用明显。以此两药为主组成的方剂小柴胡汤应用面之大、疗效之奇也是为人之共知的。

三、阳明病的主药

阳明病的主药为大黄与芒硝。大黄泻热而通下，芒硝软坚而涤肠。阳明病之热，多为热病之后期，由于长期发热，造成肠内津液缺乏，形成大便干结。另外，肠内有毒物质被吸收又加重了发热，形成恶性循环。大黄芒硝汤在通便之后，常使发热也随之消失。

四、太阴病的主药

太阴病的主药为苍术与干姜。苍术渗湿而除满，干姜温中而止痛，两者组成的主方能提高肠道的消化吸收能力，上可以止呕，下可以止利，中可除满。常见的一些里部虚寒证的患者，用之则愈。

五、少阴病的主药

少阴病的主药是人参与附子。人参居诸补药之首。《神农本草经》曾载："人参味甘微寒，主补五脏，安精神，止惊悸，定魂魄，明目，清心益智，久服能延年益寿。"近代的研究也表明其能提高心肌的收缩力，甚至可以使得停跳的心脏复苏。据日本小菅卓夫报道，附子中含有一种消旋去甲基乌药碱，十亿分之一克即可以有明显的强心作用。少阴病就是心功能不足的种种表现，这两味主药的作用，非今日之西药可比。关于人参、附子的研究很多，不能一一详述。

六、厥阴病的主药

厥阴病是表部虚寒性疾病的总称，主要表现为微循环障碍与末梢供血不足。西药常为扩张血管药、扩容药、抗凝药配合使用，但疗效欠佳，而厥阴病主药当归与桂枝具有明显的效果。据报道，当归具有消炎、止痛、扩张周围血管和冠状血管、增加血流量、抑制血小板凝聚、减少末梢血管的通透性、恢复正常心律等作用。而桂枝又能刺激汗腺分泌、扩张皮肤血管，并有强心、镇痛、健胃解痉作用。临床中用两者为主组成的方剂治疗血栓性脉管炎、雷诺征等多能取得治愈的效果。

以上只是以单味药形式简述了一下六病主药的作用，其方剂的效果更为神奇，因为方剂具有了"系统值"，因此疗效更好。

第十二节　脉　象

脉象学说，是中医学中一门独特的技术，通过平脉可以帮助医师得知疾病性质的真伪。临床有时舍证而从脉，一脉定乾坤。因此，平脉有时具有重要的诊断价值。在以后局部病的论治中，脉象的诊断更具有重要的意义。

平脉是一门技术，而不是空洞的理论，无论历代医家把脉象描绘得如何尽善尽美，但具体平起脉来往往是"心中了了，指下难明"。同一脉象，多人平之，常是结论不一，难以说到一起，而不能统一。根据多年实践，认为脉象应分三类，首先掌握脉象的分类，才能正确地区别脉象，做出准确诊断。现就三类脉象的具体内容一一分述。先认识基础脉象，再认识复合脉象，在此基础上再平奇形脉。这样循序渐进，才能完成脉象从必然到自然的认识过程。

一、基础脉

基础脉分 7 类 14 种，根据脉象形成的机制和临床脉象的变化，平诊时要注意 7 个方面。

长度　以等身寸量之，正常人脉长一寸九分。按脉时，上不盈寸，下不及尺者，叫作短脉，主夭；反之，如寸尺两端有余和缓者，为长脉，主寿。

宽度　正常寸口脉宽，以等身寸量之，为 1/10 ～ 2/10 寸。宽度以巨细分。超出正常宽度 1/2 叫巨脉；仅占正常脉之宽 1/3 时，称为细脉。巨脉主气盛，细脉主血虚。

深度　脉之深浅以浮、沉分。轻取明显，按之稍减，称为浮脉；轻取不显，重按而明显，称为沉脉。浮脉主病在表，常为外感病；沉脉主病在里，常为内脏病。

硬度　脉之硬度则以弦、软分。紧而弹性差者，谓之弦脉；柔而弹性好者，谓之软。硬度是血管弹性的反映。弦脉主病久，软脉主病近，或为正常。

频率　平脉时，频率以迟、数分。一息四至以下为迟；一息五至以上为数。数脉主热，主病进；迟脉主寒，主病退。临床要结合具体情况并观察心脏的功能状态而确定脉率的意义。

充盈度　脉之充盈度以虚、实分。主要平脉管内血液量的充盈状态。脉管内血液充实有力谓之实脉；瘪而无力为虚脉。实脉主病实，虚脉主血虚。

节律　脉的节律以常脉、涩脉分。主要观察脉跳动是否规律。脉跳动规整，无明显停者，称为常脉，或曰脉平；若表现为"三伍不调"，即脉跳大小不等，有力无力不等，快慢不等者谓之涩脉，提示心脏功能性变化与器质性病变。

上述 7 类 14 脉是单纯脉，各代表着一个方面。医师按脉时，心中必须安静，对每个病人就诊切脉时，都要仔细辨出这 7 个方面的不同情况。不能如仲景在《伤寒论》序言所说"按寸不及尺，握手不及足，人迎、趺阳三部不参；动数发息不满五十"的敷衍态度，这样是学不好脉学的。在这 7 个方面，需要医者沉下心来认真体会。

二、复合脉

复合脉是临床诊断中常遇到的脉象。病者的脉象多为复合脉，单一脉较少见。复合脉中，凡是 7 类基础脉中，除自身对立的脉象不能相合外，7 个基础脉的任何一类都可以和其他种脉象相复合，构成多种多样的脉象，现举出十余种复合脉，供大家参考，从中得出一般的规律，以通过脉象对病证有所了解。

洪脉　洪脉是由浮脉、巨脉、实脉复合而成。浮为深度，巨为宽度，实为充盈度，脉来若"洪波"之势，主热盛。急性高热患者常见之。

滑脉　滑脉由软脉、实脉复合而成。软者，为血管柔软；实脉为充盈度好，脉流利如珠。主热。在妇女怀孕或生殖系统有炎症、肿瘤时也常为滑脉。

紧脉　紧脉由弦脉、实脉复合而成。弦为硬度，实为充盈度，脉管有收紧之感。常主寒邪束表。麻黄汤证、大青龙汤证见之。

牢脉　牢脉由弦脉、沉脉、实脉复合组成。弦为硬度，实为充盈度，沉为深度，脉如拉紧之胶管，按之不绝，肾性高血压时可有此脉。

芤脉　芤脉由浮脉、虚脉复合而组成。浮为深度，虚为充盈度，脉浮而中空。新失血之人见之。

革脉　革脉由弦脉、浮脉、虚脉复合组成。弦为硬度，浮为深度，虚为充盈度，脉硬而中空。主久病血虚。

微脉　微脉由细脉、涩脉复合组成。细为宽度，涩为节律。在休克时常见。

结脉 结脉由迟脉、涩脉复合而成。迟为速度，涩为节律。在房室传导阻滞时可见。

促脉 促脉由数脉、涩脉组成。数为速度，涩为节律。常见于心动过速。

濡脉 濡脉由浮脉、细脉、迟脉组成。浮为深度，细为宽度，迟为速率。常见体虚之人。

弱脉 弱脉由软脉、细脉、虚脉复合组成。软为硬度，细为宽度，虚为充盈度。主病久而气血虚。

大脉 大脉由长脉、巨脉复合组成。长为长度，巨为宽度。主气盛。

小脉 小脉由短脉、细脉复合组成。短为长度，细为宽度。常为病久气衰。

复合脉可以有几千种，此处仅举常见的几种。脉象对判断人体的正气与病邪变化有重要的意义，对全面衡量病情有很大的帮助，临证时，要细心体会，方不致误人。

三、奇形脉

奇形之脉之所以谓奇，就是不能完全按上述的基础脉象平之而形成其特有的形状。奇形脉有病理性奇形脉和生理性奇形脉之分。生理性奇形脉一般在临床无特殊诊断意义；病理性奇形脉对于局部病的诊断和疑难病的认识有重要的意义，病理性奇形脉有时提供可靠的诊断依据，对治疗起决定性的指导作用。

（一）生理性奇形脉

双管脉 平脉时，寸口脉初按始觉宽大，仔细体验，方能感觉到有两条动脉血管并行经过桡侧，一般无诊断意义。

神门脉 平脉时，寸口无脉，而在神门穴处有动脉通过，叫神门脉，属生理变异，无临床诊断意义。

反关脉　平脉时,寸口无脉,脉管从尺部绕至手背侧,其脉搏显而可见,属生理性改变。

六阴脉　凭寸口脉时,脉搏特别细小,难以摸到,其人表现如常,其人迎、趺阳脉搏动如常人者,称"六阴脉"。此类脉多与反关脉并见,属生理性。一般无临床意义。

（二）病理性奇形脉

上鱼际脉　平脉时,寸口脉在腕横纹以上可以摸到。甚者,脉充皮下,可见其搏动,直达手掌大鱼际,故称"上鱼际脉"。多由肝阳上亢（交感神经亢奋）而致。此脉又命名为"溢脉"。

聚关脉　平脉时,寸口部,关脉独大,甚者犹如豆状,搏动明显,高出皮肤,寸尺俱弱,其脉搏显于关部,故称"聚关脉"。多由肝气郁结（迷走神经偏盛）所致。

长弦脉　尺脉脉管弦而长,超出尺部向肘后方向延续数寸。脉弦紧有力,多为腹满寒疝所致,根据其长弦程度,常可判断腹满寒疝病变的程度,对消化系疾病的诊断有重要意义。

涩脉　涩脉是"三五不调"之脉象,家父将其定义为"三不等",即脉之大小不等、快慢不等、强弱不一。正常之人可以有之,在青年人中,常常没有明显症状,但是,在中老年人中出现此脉时,要引起注意,特别要对心脏的供血情况进行深入的检查,在临床中,此类病人常常有心脏供血不足的心电图改变。另外,有此脉的人,常常心情不太舒畅。

晃脉　平脉时,脉的搏动与正常人有别,指下之脉有纵行跳动之感,关前一下,关后一下,其脉呈晃动不安之状。我们称为"晃脉"。多年经验提示这类病者曾受到大的惊吓,有惕惕不安之感。"晃脉"也可称为"动脉"。

临床根据病理性脉象,可帮助医师找到致病的原因。常能把患者隐藏很深的致病因素探出。见其脉可以用其方,均能收到良效,这也是临证时舍证从脉的依据。

【病案举例】

一患者，感到心烦不宁，脉见涩脉，脉形聚关，在几个医院均诊断不出其病变，我们则根据其脉象诊断为心脏病变，令其做进一步检查，后经二阶梯试验，诊断为"隐性冠心病"，处以调心汤合调胃汤，服20剂，症状大减，嘱其回家认真用药，直至病愈。

另一患者来门诊就医时，疑心自己是心肌炎、肝硬化，思想负担沉重。平脉时，见聚关脉与上鱼际脉并见，提示情绪不佳，属自主神经功能紊乱，处以调神汤合调胃汤，令其服用80剂，脉恢复正常而愈。

通过对脉象的分析，可以更深地理解脉象在辨证论治中的意义，同时，也应明白，脉象学有待于进一步的规范和统一。

第十三节 舌 象

舌象辨证又称舌诊，是中医辨证论治的依据之一，在某些疾病中，舌象具有重要的意义。舌象的变化常为病态机体病理信息在舌部的反映，与脉象变化有着同样的意义。舌象的研究是多方面的，从形成原因到病理解剖，从宏观到微观，尚处在一个不断深化分析的阶段，我们这里主要从宏观的观察与疾病的关系做一粗略的分析，拟订了下列七方面观察指标：

舌苔（苔色——白、黄、褐、黑、灰；苔面——薄、厚、斑、光）。

舌色（淡、红、绛、紫、暗、瘀）。

舌体（胖、瘦、肿、裂、萎）。

舌液（润、燥、清、腻）。

舌活动度（灵、僵、卷、伸、缩）。

舌脉（充盈度、色泽）。

舌味（苦、甜、咸、酸、淡、辛）。

正常舌象为味觉无异常感。舌苔薄白，舌淡色红，舌体胖瘦适中而无裂纹，舌液润而清，舌活动灵活，舌脉淡紫而无怒张，隐显于舌黏膜下。

舌象的变化，随不同的疾病和不同的机体状态变化而变化，可以有下列的几种情况：病同舌象同、病同舌象异、病异舌象同、病异舌象异，同一病人的不同阶段舌苔也可以不同。因此，舌象辨证必须与脉证相结合，才能做出最后的诊断。舌象的变化是有规律可循的，专门论述舌诊的书籍很多，希欲深究者，请读之。

一、舌苔

舌苔主要为舌之丝状乳头的末梢分化为角化树，在角化树分枝空隙中渗出的白细胞和唾液等构成。可从苔色和苔面两方面观察。

1. 苔色

（1）白苔：苔白而薄，常见于正常人或外感初期的患者；苔白而厚，常见于热病后期或平素有胃肠病患者。

（2）黄苔：常见于热病的中后期或肠道有积滞物者。

（3）褐苔：多见于热病的后期。

（4）黑苔：常见于热病后期或肠道慢性疾病患者，常由褐苔转化而来。

（5）灰苔：常见于阴病后期，是病情恶化的表现。

2. 苔面

苔面指舌苔覆盖舌表面的面积或厚薄而言。

（1）薄苔：常见于正常人或热病初期。

（2）厚苔：常见于热病后期或慢性胃肠病患者。

（3）斑苔：常见于慢性胃肠病患者。

（4）光苔：光苔也称无苔，常见于甲状腺功能亢进和肝病后期患者。

二、舌色

舌色是指舌质的颜色，正常色红而稍淡。

淡舌 舌质淡白，常见于低血红蛋白性贫血患者。

红舌 舌质红艳，常见于脱水病人或高血钾患者。

绛舌 舌质绛红，常见于高热缺液的患者，血液可能处于高凝状态。

紫舌 舌质青紫，常见于缺氧性疾病的患者。

暗舌 舌质暗无光泽，为病危之象，常有紫舌相伴。

瘀舌 舌质有瘀血斑点，常见于气滞血瘀的患者，如肝病、癌症、冠心病、高血压等。

三、舌体

舌体指舌的整个外观轮廓而言。

胖舌 舌体胖大而无齿印，常见于慢性胃肠病患者。

瘦舌 舌体瘦小，常见于肝昏迷患者或重度脱水患者。

肿舌 舌体肿胀而有齿印，常见于慢性胃肠病或体液代谢障碍患者。

裂舌 舌体表面有裂纹，深者可有出血，常见于慢性胃肠病患者。

萎舌 舌体部分肌肉有萎缩，侧索硬化患者可见舌肌萎缩。

四、舌液

舌液是指舌表面津液状态，正常舌液润而清。

润 润是指舌液有一定黏度，但清利而滑，正常人多为此种情况。

燥 燥是舌液明显减少，呈干燥缺水状态，常见于热病后期或肠道有积滞物时。

清 正常舌液清而润，如果清而淡、量多常主胃肠虚寒，慢性胃病患者易出现。

腻 舌液黏稠，常见于慢性胃肠功能失常患者，在热病后期也可以见到。

五、舌的活动度

舌活动度指舌运动的灵活性，正常舌活动自如，无论吞咽或说话均无不适感。

灵　正常人舌的活动灵活自如。

僵　舌活动僵硬不自如，常见于脑病患者，如老年痴呆病人。

卷　舌体卷曲，活动性差，常见于脑病患者。

伸　舌体伸出口外不能回缩，常见于脑病患儿。

缩　舌缩于口内，不能伸展，也常见于脑病患者。

六、舌脉

舌脉指舌下静脉而言。正常舌脉隐显于舌下黏膜，呈淡紫色无怒张。心衰或缺氧病人，常出现怒张或青紫，若舌脉淡而不显常见于重度脱水病人。

七、舌味

舌味是人的主观味觉反应，此处指在不进食或不品尝某些有味食品时的异常味觉，常有下列几种。

苦味　口苦是一些热性病中后期的常见异常味觉主诉，也可以见于慢性胃肠病患者。

咸味　咸味常见于慢性胃病患者。

酸味　酸味常为溃疡病患者的表现之一。

甜味　甜味多见于胃肠道有积滞的患者。

辛味　辛味为外感初期常见的症状之一。

涩味　涩味常为胃肠热病后期的表现。

通过对舌象的粗浅分析，说明舌象的变化是错综复杂的。若按组合规律推演，可以有几万种，不能一一尽述。从临床经验体会，似以消化道病变引起舌象变化为多，其次如心血管病、癌症、内分泌疾病等也有

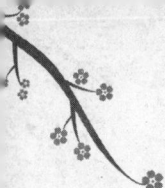

较大意义。一般而言，舌象由异常向正常转变是病愈的象征，否则反之。如果将舌象辨证进入精确而通用的阶段，尚须制定统一的观察标准和项目，必须进行深入而细致的实验室与临床结合的研究工作，以便总结经验，广泛推广，指导实践。

第四章

"三部六病"辨证

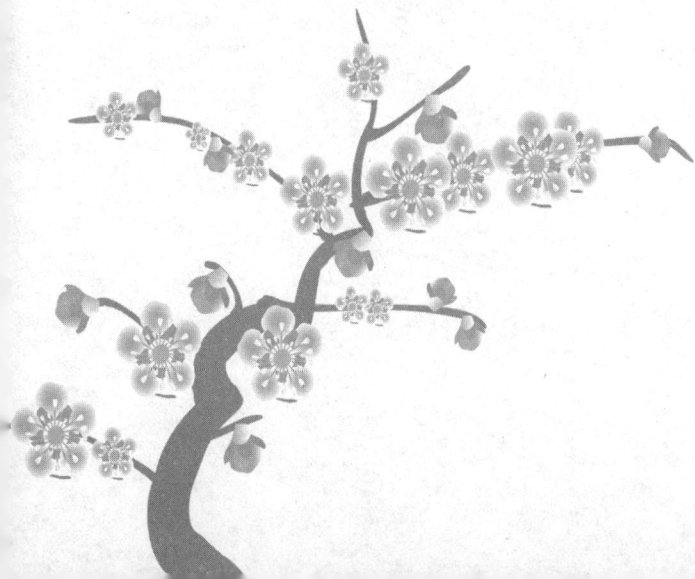

第一节　表部病

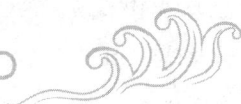

一、太阳病

1. 葛根麻黄汤证

（1）太阳病：头项强痛，发热恶寒，无汗，脉浮，或咳，或喘者，葛根麻黄汤主之。

（2）病人或头痛，或口眼㖞斜，或牙痛者，葛根麻黄汤亦主之。

（3）病人头痛，发热恶寒，或抽搐者，葛根麻黄汤亦主之。

葛根麻黄汤：

葛根 60 克，杏仁 15 克，麻黄、甘草各 10 克，石膏 50 克。

加水 500 毫升，煎取 200 毫升，去渣。温服 100 毫升，取小汗出为佳。若初服药 15 ～ 30 分钟无汗者，可进热饮一杯，以助药力。一服愈，止后服，不愈，更服之。

2. 麻杏石甘汤证

（1）无热而咳，脉浮者，麻黄杏仁甘草石膏汤主之。

（2）《伤寒论》63 条："发汗后，不可更行桂枝汤，汗出而喘，无大热者，可与麻黄杏仁甘草石膏汤。

麻黄杏仁甘草石膏汤：

麻黄 12 克，杏仁 15 克，甘草 6 克，石膏 24 克。

加水 500 毫升，煎取 200 毫升，去渣，每日 1 剂，分 2 次温服。

3. 葛根甘草汤证

太阳病，但项背强几几，或但头痛者，葛根甘草汤主之。

葛根甘草汤：

葛根 30 克，甘草 10 克。

加水 300 毫升，煎取 100 毫升，顿服之。不差，再服。

4. 麻黄甘草汤证

太阳病，无汗，喘咳者，麻黄甘草汤主之。

麻黄甘草汤：

麻黄、甘草各 10 克。

加水 300 毫升，煎取 100 毫升，去渣。每日 1 剂，分 2 次温服。

二、厥阴病

1. 当归桂枝汤证

（1）厥阴病：手足逆冷，脉微欲绝或无脉，或肢节痹痛者，当归桂枝汤主之。

（2）厥阴病，或手足冷痛，或四肢脉沉微者，当归桂枝汤亦主之。

（3）厥阴病，手足常冷者，当归桂枝汤亦主之。

当归桂枝汤：

当归 15 克，桂枝、赤芍、细辛、通草、甘草、生姜各 10 克，大枣 12 枚（破）。

加水 1000 毫升，煎取 300 毫升，去渣。每日 1 剂，分 2 次温服。

2. 当归四逆汤证

《伤寒论》351 条："手足厥寒，脉细欲绝者，当归四逆汤主之。"

当归四逆汤：

当归、桂枝、芍药、细辛各 10 克，甘草、炙通草各 6 克，大枣 4 枚（破）。

加水 1000 毫升，煎取 300 毫升，去渣。每日 1 剂，分 2 次温服。

3. 桂枝汤证

（1）《伤寒论》12 条："太阳中风，阳浮而阴弱。阳浮者，热自发；阴弱者，汗自出。啬啬恶寒，淅淅恶风，翕翕发热，鼻鸣干呕者，桂枝汤主之。"

（2）《伤寒论》13 条："太阳病，头痛发热，汗出恶风，桂枝汤主之。"

（3）《伤寒论》387 条："吐利止而身痛不休者，当消息和解其外，宜桂枝汤小和之。"

（4）《伤寒论》53 条："病常自汗出者，此为荣气和。荣气和者，外不谐，以卫气不共荣气谐和故尔，以荣行脉中，卫行脉外，复发其汗，荣卫和则愈。宜桂枝汤。"

（5）《伤寒论》54条："病人脏无他病，时发热，自汗出而不愈者，此卫气不和也，先其时发汗则愈，宜桂枝汤。"

桂枝汤：

桂枝、白芍、甘草、生姜各10克，大枣4枚（破）。

加水300毫升，煎取100毫升，去渣。顿服。服后15～30分钟无汗者，以热饮一杯助之，取微似有汗为佳，不可令汗流漓，病必不除。一服病愈，止后服。

按：桂枝汤为热性方剂，厥阴表虚证，自汗出是其主治证。本方虽小，用之得当，神效无比。为保存原文之貌，故原文所谓"太阳病"等词，虽不妥，但暂且保留。

4. 当归甘草汤证

脉微细，手足冷者，当归甘草汤主之。

当归甘草汤：

当归15克，甘草10克。

以上二味加水300毫升，煎取100毫升，去渣。每日1剂，分2次温服。

5. 桂枝甘草汤证

（1）肢节痹痛或身疼痛，桂枝甘草汤主之。

（2）《伤寒论》64条："发汗过多，其人叉手自冒心，心下悸，欲得按者，桂枝甘草汤主之。"

桂枝甘草汤：

桂枝12克，甘草6克。

上药两味加水300毫升，煎取100毫升，去渣。每日1剂，分2次温服。

三、并病

1. 葛根汤证

（1）头项强痛，发热恶寒，无汗，身疼痛者，葛根汤主之。

（2）《金匮要略·痉湿暍病脉证并治》篇："太阳病，无汗，而小便反少，气上冲胸，口噤不得语，欲作刚痓，葛根汤主之。太阳病，发热，无汗反恶寒者，名曰刚痓。"

（3）肩背强痛者，葛根汤亦主之。

葛根汤：

葛根12克，麻黄、生姜各9克，白芍、桂枝、甘草各6克，大枣4枚。

加水500毫升，煎取200毫升，去渣。每日1剂，分2次温服。取微似有汗佳。

2. 理心复脉汤证

肢节冷痛，无脉，或脉微欲绝，或肢节溃烂者，理心复脉汤主之。

理心复脉汤：

当归、赤芍各15克，桂枝、川椒、牛膝、细辛、通草各10克，葛根60克，王不留行、鸡血藤、玄参、金银花各30克，大枣10枚。

加水1000毫升，煎取300毫升，去渣。每日1剂，分3次温服。禁忌：奶、蛋、肉、烟、酒、辛辣及房事。

按：本方对西医的血栓闭塞性脉管炎和静脉炎及无脉证有良好的效果，甚至有些肢节脱落者，也可以治愈。

四、表部合病合证

1. 清喉汤证

（1）咽喉肿痛，心烦、头痛、发热恶寒、脉浮者，此为太阳少阳合病，清喉汤主之。

（2）但咽部疼痛或不适者，清喉汤亦主之。

清喉汤：

葛根、金银花、连翘、玄参各30克，薄荷、牛蒡子各5克，王不留行20克，郁金15克，桔梗、甘草各10克。

加水1000毫升，煎取300毫升，去渣。每日1剂，分3次温服。

2. 葛根黄芩黄连汤证

头痛、发热、恶寒、热利者，此为太阳阳明合证，葛根黄芩黄连汤主之。

葛根黄芩黄连汤：

葛根 24 克，黄芩、黄连各 10 克，甘草 6 克。

加水 500 毫升，煎取 300 毫升，去渣。每日 1 剂，分 3 次服。

按：此证在胃肠型感冒常见，即外感之头痛发热又有下利，在夏季尤为常见。

3. 大青龙汤证

（1）发热恶寒，身疼痛，不汗出而烦躁者，此为太阳厥阴合证，大青龙汤主之。

（2）无汗身痒，诸法不效者，大青龙汤也主之。

（3）《伤寒论》38 条："太阳中风，脉浮紧，发热恶寒身疼痛，不汗出而烦躁者，大青龙汤主之。若脉微弱，汗出恶风者，不可服之。服之则厥逆，筋惕肉眴，此为逆也。"

（4）《伤寒论》39 条："伤寒，脉浮缓，身不疼，但重，乍有轻时，无少阴证者，大青龙汤主之。"

大青龙汤：

麻黄 18 克，杏仁 10 克，石膏 60 克，桂枝、甘草各 6 克。

加水 700 毫升，煎取 200 毫升，去渣。分 2 次服，取大汗出；不汗出者，再服，还不汗者，可以 200 毫升 1 次服，取汗出为度。

按：常为 1 剂 1 次服，取汗出解。

4. 麻黄汤证

（1）发热恶寒，身疼痛，无汗而喘，脉浮紧者，此为太阳厥阴合证，麻黄汤主之。

（2）《伤寒论》35 条："太阳病，头痛，发热，骨节疼痛，恶风，无汗而喘者，麻黄汤主之。"

麻黄汤：

麻黄 10 克，桂枝 6 克，杏仁 15 克，甘草 3 克。

加水 500 毫升，煎取 200 毫升，去渣。每日 1 剂，分 2 次温服。取汗出为度。

5. 小青龙汤证

（1）咳喘吐涎沫者，此为太阳太阴合证，小青龙汤主之。

（2）《伤寒论》40条："伤寒表不解，心下有水气，干呕，发热而咳，或渴，或利，或噎，或小便不利，少腹满，或喘者，小青龙汤主之。"

小青龙汤：

桂枝、麻黄、白芍、干姜、细辛、甘草各10克，五味子、半夏各15克。

上药加水800毫升，煎取200毫升。每日1剂，分2次温服。

6. 射干麻黄汤证

（1）喉炎为病，或咳，或嘶哑，或呼吸紧迫者，此为太阳太阴合证，射干麻黄汤主之。

（2）《金匮要略·肺痿肺痈脉证并治》篇："咳而上气，喉中水鸡声，射干麻黄汤主之。"

射干麻黄汤：

射干、细辛、紫菀、款冬花各10克，麻黄、生姜各12克，五味子、半夏各15克，大枣12枚（破）。

上药加水800毫升，煎取300毫升。每日1剂，分3次温服。

7. 麻黄升麻汤证

《伤寒论》357条："伤寒六七日，大下后，寸脉沉而迟，手足厥逆，下部脉不至，喉咽不利，唾脓血，泄利不止者，为难治。麻黄升麻汤主之。"

麻黄升麻汤：

升麻、当归各4克，知母、黄芩、葳蕤各3克，白芍、天冬、桂枝、茯苓、甘草、石膏、白术、干姜各1克。

上药加水500毫升，煎取150毫升。顿服，取汗为佳，不差再服，可1日进2剂。

按：此为太阳、少阳、少阴、太阴、厥阴合证。

8. 补阳还五汤证

半身不遂者或肢体运动障碍者，此为厥阴少阴合证，补阳还五汤主之。

补阳还五汤：

黄芪120克，赤芍、川芎、归尾各5克，地龙1克，桃仁、红花各

10克。

加水 1000 毫升，煎取 300 毫升。去渣，每日 1 剂，分 3 次温服。

9. 麻黄细辛附子汤证

《伤寒论》301 条："少阴病，始得之，反发热脉沉者，麻黄细辛附子汤主之。"

麻黄细辛附子汤：

麻黄、细辛各 6 克，附子 10 克。

加水 300 毫升，煎取 100 毫升。每日 1 剂，分 2 次温服。

10. 麻黄附子甘草汤证

《伤寒论》302 条："少阴病，得之二三日，麻黄附子甘草汤微发汗。以二三日无里证，故发汗也。"

麻黄附子甘草汤：

麻黄、甘草各 6 克，附子 10 克。

加水 500 毫升，煎取 100 毫升。温顿服。

按：本文言"以二三日无里证"指除前边麻黄细辛附子汤证外，无其他证而言，只因日子多了"二三日"，所以用了本方。此两条均为太阳少阴合证。

11. 桂枝麻黄各半汤证

《伤寒论）23 条："太阳病，得之八九日，如疟状，发热恶寒，热多寒少。其人不呕，清便欲自可，一日二三度发。脉微缓者，为欲愈也；脉微而恶寒者，此阴阳俱虚，不可更发汗，更下、更吐也；面色反有热色者，未欲解也，以其不能得小汗出，身必痒，宜桂枝麻黄各半汤。"

桂枝麻黄各半汤：

桂枝 5 克，白芍、生姜、甘草、麻黄各 3 克，大枣 4 枚（破）。

加水 500 毫升，煎取 200 毫升，去渣，温顿服。

12. 桂枝二麻黄一汤证

《伤寒论》25 条："服桂枝汤，大汗出，脉洪大者，与桂枝汤，如前法；若形似疟，一日再发者，汗出必解，宜桂枝二麻黄一汤。"

桂枝二麻黄一汤：

桂枝、杏仁各 5 克，白芍 4 克，麻黄 2 克，生姜 10 克，甘草 3 克，大枣5枚（破）。

加水500毫升，煎取200毫升，每日1剂，分2次温服。

按：《伤寒论》23条为典型的夹叙夹议文，文简意赅，如此文者，在《伤寒论》中已不多见。本条叙述了一个病的整个病发过程，治疗情况与目前的病状，凡读《伤寒论》者均应细读而思其味。25条后半段应接在23条之后，与桂枝麻黄各半汤证相似，只是"如疟状"发作次数不同，因而两方比例不同，可见仲景辨证精细入微。此两条属太阳厥阴合证。病微体弱之人多见。

五、兼证

1.桂枝加葛根汤证

（1）汗出恶风，项背强几几者，桂枝加葛根汤主之。

（2）《伤寒论》14条："太阳病，项背强几几，反汗出恶风者，桂枝加葛根汤主之。"

桂枝加葛根汤：

桂枝、白芍、甘草各10克，大枣4枚（破），葛根12克。

加水500毫升，煎取200毫升。每日1剂，取微似有汗。

2.桂枝加附子汤证

（1）汗出漏下不止，小便难，恶风，四肢微急，口不渴者，桂枝加附子汤主之。

（2）《伤寒论》20条："太阳病，发汗，遂漏不止，其人恶风，小便难，四肢微急，难以屈伸者，桂枝加附子汤主之。"

桂枝加附子汤：

桂枝、白芍、生姜、甘草、附子各10克，大枣4枚（破）。

加水500毫升，煎取200毫升。每日1剂，分2次温服。

3.葛根加半夏汤证

（1）头项强痛，无汗而呕者，葛根加半夏汤主之。

（2）《伤寒论》32条："太阳与阳明合病，不下利，但呕者，葛根加半夏汤主之"。

葛根加半夏汤：

葛根 12 克，麻黄 10 克，甘草、白芍、桂枝、生姜各 6 克，半夏 15 克，大枣 4 枚（破）。

加水 500 毫升，煎取 200 毫升，去渣。每日 1 剂，分 2 次温服。

4. 当归四逆加吴茱萸生姜汤证

手足逆冷，脉微欲绝，干呕吐涎沫者，当归四逆加吴茱萸生姜汤主之。

当归四逆加吴茱萸生姜汤：

当归、白芍、桂枝、细辛各 10 克，通草、甘草各 6 克，生姜 15 克，大枣 10 枚（破），吴茱萸 20 克。

加水、酒各 300 毫升，煎取 200 毫升，去渣。每日 1 剂，分 2 次温服。

5. 小青龙加石膏汤证

咳喘吐涎沫，心烦者，小青龙加石膏汤主之。

小青龙加石膏汤：

桂枝 10 克，麻黄 10 克，干姜 10 克，细辛 10 克，白芍 10 克，五味子 15 克，半夏 15 克，炙甘草 10 克，石膏 30 克。

加水 1000 毫升，煎取 300 毫升，去渣。每日 1 剂，分 2 次温服。

六、局部病证

1. 调神汤证

脉溢，心烦，易怒，头昏，失眠，记忆力减退，或谵语或狂躁，调神汤主之。

调神汤：

柴胡、黄芩各 15 克，苏子、党参、牡蛎、车前子各 30 克，石膏 60 克，代赭石、川椒、大黄、甘草各 10 克，杏仁 5 克，大枣 10 枚（破）。

加水 1500 毫升，煎取 500 毫升，去渣，再煎取 300 毫升，每日 1 剂，分 3 次温服。

2. 调肺汤证

咳喘，或发热，或咯痰者，调肺汤主之。

调肺汤：

柴胡、黄芩、五味子、杏仁各15克，苏子、党参、沙参、麦冬、瓜蒌各30克，麻黄、川椒、甘草各10克，大枣10枚（破），石膏60克，粟壳5克。

加水1500毫升，煎取500毫升，再加水500毫升，再煎取200毫升，去渣，两药相合，再煎取500毫升。每日1剂，分3次温服，以空腹为宜。麻黄过敏者，以苏叶15克取代之。

3. 理目汤证

眼之为病，或视物不清，或目赤流泪，或头痛，或眼底有病变者，理目汤主之。

理目汤：

柴胡、决明子、黄芩各15克，苏子、党参、茺蔚子、白蒺藜、知母、桃仁各30克，桂枝、川椒、大黄、甘草各10克，大枣10枚（破），石膏60克，芒硝6克。

加水1200毫升，煎取300毫升，倒出药汁，再加水500毫升，煎取200毫升，去渣，两药相合，再煎取500毫升，每日1剂，分3次温服，空腹为宜。

4. 理鼻汤证

鼻之为病，流涕，头痛，或鼻塞者，理鼻汤主之。

理鼻汤：

葛根、苏子、党参、陈皮、白芍、王不留行、苍耳子、苏子、党参、陈皮、白芍各30克，麻黄、辛夷、川椒、甘草、大黄各10克，柴胡、黄芩各15克，大枣10枚（破）。

加水1500毫升，煎取500毫升，再加水500毫升，煎取200毫升，去渣，两药相合，再煎取500毫升，每日1剂，分3次温服，空腹为宜。

5. 除风利湿汤证

皮肤为病，或身痒，或皮疹者，除风利湿汤主之。

除风利湿汤：

苍耳子、浮萍、土茯苓、苦参、陈皮、白芍、苏子、党参各30克，柴胡、黄芩各15克，大黄、川椒、甘草各10克，大枣10枚（破）。

加水 1500 毫升，煎取 500 毫升，再加水 500 毫升，煎取 200 毫升，两药相合，再煎取 500 毫升，每日 1 剂，分 3 次温服，空腹为宜。

6. 消斑解毒汤证

皮肤红斑，或肿，或痛，或发热者，消斑解毒汤主之。

消斑解毒汤：

苍耳子、浮萍、土茯苓、苦参、党参、夏枯草、王不留行、牡蛎、金银花、车前子各 30 克，柴胡、黄芩、丝瓜络各 15 克，大黄、川椒、甘草各 10 克，大枣 10 枚（破），石膏、茵陈各 60 克。

加水 2000 毫升，煎取 500 毫升，再加水 500 毫升，煎取 200 毫升。去渣，两药相合，再煎取 500 毫升，每日 1 剂，分 3 次温服，空腹为宜。

禁忌：奶、鱼、虾、蛋、辣之物。

7. 调滋汤证

肺痨为病，或发热，或咯血，或咳，脉数者，调滋汤主之。

调滋汤：

柴胡、黄芩、麦冬、知母、竹叶各 15 克，苏子、粳米、青蒿、党参各 30 克，川椒、甘草各 10 克，大枣 10 枚（破），石膏 60 克。

加水 1500 毫升，煎取 500 毫升，再加水 500 毫升，煎取 200 毫升，去渣，两药相合，再煎取 500 毫升，每日 1 剂，分 3 次温服，空腹为宜。

第二节　中部病

一、少阳病

1. 黄芩柴胡汤证

少阳病：心中烦热，胸满，发热或往来寒热，咽干口苦，小便黄赤，黄芩柴胡汤主之。

黄芩柴胡汤：

黄芩、石膏各30克，柴胡、知母、甘草各15克，竹叶10克，大枣10枚（破）。

加水1000毫升，煎取300毫升，再加水500毫升，煎取200毫升，去渣，两煎相合，煎取300毫升，每日1剂，分3次温服。

2.黄连阿胶汤证

（1）心中热烦，或心悸，或肢体抽搐，或谵语者，黄连阿胶汤主之。

（2）《伤寒论》303条："少阴病，得之二三日，心中烦，不得卧，黄连阿胶汤主之。"

黄连阿胶汤：

黄连12克，黄芩、白芍各6克，鸡子黄2枚，阿胶10克。

上药加水600毫升，先煎前三物，取水200毫升，去渣，纳胶烊尽，分2次温服，每次100毫升，调鸡子黄一枚，搅匀。每日1剂。

3.栀子豉汤证

（1）胸中烦，或心下结痛者，栀子豉汤主之。

（2）《伤寒论》76条："发汗后，水药不得入口为逆，若更发汗，吐下不止，发汗吐下后，虚烦不得眠，苦剧者，必反复颠倒，心中懊恼，栀子豉汤主之。"

（3）《伤寒论》77条："发汗，若下之，而烦热，胸中窒者，栀子豉汤主之。"

栀子豉汤：

栀子、香豉各15克，甘草6克。

加水400毫升，先煎栀子、甘草，取200毫升，再纳香豉，煎取150毫升，去渣。每日1剂，分2次温服。

4.猪苓汤证

（1）心烦发热，小便淋痛，小便不利或尿血者，猪苓汤主之。

（2）《伤寒论》223条："若脉浮，发热，渴欲饮水，小便不利者，猪苓汤主之。"

猪苓汤：

猪苓、茯苓、泽泻、阿胶、滑石各 10 克。

加水 500 毫升，煎取 200 毫升，去渣，纳胶烊消。每日 1 剂，分 3 次温服。

5. 芍药甘草汤证

（1）脚挛急，或自汗出，或心烦，或微恶寒，或脉浮，或小便数者，芍药甘草汤主之。

（2）《伤寒论》29 条："伤寒，脉浮，自汗出，小便数，心烦，微恶寒，脚挛急。反与桂枝汤欲攻其表，此误也。得之便厥，咽干，烦躁吐逆者，作甘草干姜汤与之，以复其阳；若厥愈足温者，更作芍药甘草汤与之，其脚即伸；若胃气不和，谵语者，少与调胃承气汤；若重发汗，复加烧针者，四逆汤主之。"

芍药甘草汤：

白芍、甘草各 60 克。

上药加水 500 毫升，煎取 200 毫升，去渣。每日 1 剂，分 2 次温服。

按：本条叙述了一个芍药甘草汤证的临床表现与误治后的过程，层次清晰，论述得当，惜在《伤寒论》中，此种条文不多矣。

6. 小陷胸汤证

（1）胸中满而痛，微热，脉浮滑者，小陷胸汤主之。

（2）《伤寒论》138 条："小结胸病，正在心下，按之则痛，脉浮滑者，小陷胸汤主之。"

小陷胸汤：

黄连 10 克，半夏 15 克，瓜蒌 60 克。

上药加水 600 毫升，先煎瓜蒌，取 300 毫升，再纳诸药，煎取 200 毫升。每日 1 剂，分 3 次温服。

7. 栀子柏皮汤证

（1）心中热烦，身目黄者，栀子柏皮汤主之。

（2）《伤寒论》261 条："伤寒身黄，发热，栀子柏皮汤主之。"

栀子柏皮汤：

栀子、炙甘草各 10 克，柏皮 15 克。

加水 500 毫升，煎取 200 毫升，去渣。每日 1 剂，分 2 次温服。

8. 大黄黄连泻心汤证

（1）心中热烦，心下按之痛，咽干，小便黄赤，或吐血衄血者，大黄黄连泻心汤主之。

（2）《伤寒论》154 条："心下痞，按之濡，其脉关上浮者，大黄黄连泻心汤主之。"

大黄黄连泻心汤：

大黄 20 克，黄连、黄芩各 10 克。

上药以沸水 200 毫升，冲浸 10 分钟，每日 1 剂，分 2 次温服。

9. 黄芩甘草汤证

但心中热烦者，黄芩甘草汤主之。

黄芩甘草汤：

黄芩 15 克，甘草 10 克。

上药加水 300 毫升，煎取 150 毫升，去渣。每日 1 剂，分 2 次温服。

10. 柴胡甘草汤证

但胸满者，柴胡甘草汤主之。

柴胡甘草汤：

柴胡 10 克，甘草 10 克。

上药加水 300 毫升，煎取 150 毫升，去渣。每日 1 剂，分 2 次温服。

11. 半决渎汤证

但小便不利，水肿者，半决渎汤主之。

半决渎汤：

金银花、车前子各 30 克，丝瓜络 15 克。

加水 500 毫升，煎取 200 毫升。每日 1 剂，分 2 次温服。

12. 白虎汤证

（1）发热，脉滑，或自汗出，或神昏谵语，或出血者，白虎汤主之。

（2）《伤寒论》219条："三阳合病，腹满身重，口不仁，面垢，遗尿，发汗则谵语，下之则额上出汗，手足逆冷，若自汗出，白虎汤主之。"

（3）《伤寒论》350条："伤寒脉滑而厥，里有热，白虎汤主之。"

白虎汤：

石膏60克，知母20克，甘草10克，粳米30克。

上药加水1000毫升，煎取300毫升。每日1剂，分2次温服。

二、少阴病

1. 人参附子汤证

少阴病，心动悸，短气，背恶寒，或脉微细者，人参附子汤主之。

人参附子汤：

人参、附子各10克，茯苓、麦冬各30克，五味子15克。

上药加水500毫升，煎取200毫升，去渣。每日1剂，分3次温服。

2. 炙甘草汤证

（1）心中动悸，脉结代者，炙甘草汤主之。

（2）《伤寒论》177条："伤寒，脉结代，心动悸，炙甘草汤主之。"

炙甘草汤：

炙甘草12克，人参6克，生地黄50克，桂枝、生姜各10克，阿胶6克，麦冬、麻仁各15克，大枣10枚（破）。

上药加水500毫升，黄酒200毫升，除阿胶外，其余先煎取300毫升，去渣，纳胶烊尽。每日1剂，分3次温服。

3. 甘麦大枣汤证

《金匮要略·妇人杂病脉证并治》篇："妇人脏躁，喜悲伤，欲哭，象神灵所作，数欠伸，甘麦大枣汤主之。"

甘麦大枣汤：

甘草、小麦各30克，大枣30枚（破）。

加水1000毫升，煎取300毫升，去渣。每日1剂，分3次温服。

4. 团鱼丸证

诸虚劳不足，或身瘦，或易病，或身体恶寒，或身体无力者，宜服团鱼丸。

团鱼丸：

团鱼 2000 克（焙），马钱子 15（制），人参 60 克，蛤蚧 1 对（焙），鸡内金 120 克。

上药共为细末，炼蜜为丸，每丸重 5 克，每次服一丸，每天 2 次。病虚甚者，可每次服二丸。

5. 人参甘草汤证

心动悸，短气者，人参甘草汤主之。

人参甘草汤：

人参 10 克，甘草 5 克。

加水 300 毫升，煎取 100 毫升。每日 1 剂，分 2 次温服。

6. 附子甘草汤证

背恶寒，或身恶寒，无热者，附子甘草汤主之。

附子甘草汤：

附子、甘草各 10 克。

上药加水 300 毫升，煎取 100 毫升。每日 1 剂，分 2 次温服。

7. 生脉散证

心动悸，自汗出，脉微或脉大无力者，生脉散主之。

生脉散：

人参、麦冬各 15 克，五味子 10 克。

上药加水 300 毫升，煎取 100 毫升。每日 1 剂，分 3 次温服。不差，可日进 2 剂。

三、并病

小柴胡汤证

（1）往来寒热，心烦喜呕，胸胁苦满，口苦咽干，或呕而发热，小柴胡汤主之。

（2）《伤寒论》96 条："伤寒五六日中风，往来寒热，胸胁苦满，嘿嘿不欲饮食，心烦喜呕，或胸中烦而不呕，或渴，或腹中痛，或胁下痞硬，或心下悸，小便不利，或不渴，身有微热，或咳者，小柴胡汤主之。"

（3）《伤寒论》101 条："伤寒中风，有柴胡证，但见一证便是，不必悉具。凡柴胡汤证而下之，若柴胡汤证不罢者，复与柴胡汤，必蒸蒸而振，却发热汗出而解。"

（4）《伤寒论》379 条："呕而发热者，小柴胡汤主之。"

（5）《伤寒论》148 条："伤寒五六日，头汗出，微恶寒，手足冷，心下满，口不欲食，大便硬，脉细者，此为阳微结，必有表，复有里也，脉沉亦在里也，汗出为阳微，假令纯阴结，不得复有外证，悉入在里，此为半在里，半在外也，脉虽沉紧，不得为少阴病，所以然者，阴不得有汗，今头汗出，故知非少阴也，可与小柴胡汤。设不了了者，得屎而解。"

四、合病合证

1. 茵陈蒿汤证

（1）发热身目黄，小便赤，大便难者，此为少阳阳明合证，茵陈蒿汤主之。

（2）《伤寒论》236 条："阳明病，发热汗出者，此为热越，不能发黄也；但头汗出，身无汗，剂颈而还，小便不利，渴引水浆者，此为瘀热在里，身必发黄，茵陈蒿汤主之。"

茵陈蒿汤：

茵陈蒿 60 克，栀子 20 克，大黄 10 克。

加水 1200 毫升，先煎茵陈蒿至 600 毫升，再加入栀子、大黄，煎取 300 毫升。每日 1 剂，分 3 次温服。

2. 栀子干姜汤证

（1）心烦热，时腹自痛，或下利者，此为少阳太阴合证，栀子干姜汤主之。

（2）《伤寒论》80 条："伤寒，医以丸药大下之，身热不去，微烦者，栀子干姜汤主之。"

栀子干姜汤：

栀子 20 克，干姜 6 克。

加水 300 毫升，煎取 100 毫升，顿服。

3. 栀子厚朴汤证

（1）心烦热，腹胀者，此为少阳太阴合证，栀子厚朴汤主之。

（2）《伤寒论》79 条："伤寒下后，心烦腹满，卧起不安者，栀子厚朴汤主之。"

栀子厚朴汤：

栀子、枳实各 10 克，厚朴 12 克。

上药加水 300 毫升，煎取 100 毫升，去渣。每日 1 剂，分 2 次温服。

4. 柴胡桂枝干姜汤证

（1）胸胁满，心烦口渴，往来寒热，时腹自痛，大便溏者，此为少阳太阴合证，柴胡桂枝干姜汤主之。

（2）《伤寒论》147 条："伤寒五六日，已发汗复下之，胸胁满微结，小便不利，渴而不呕，但头汗出，往来寒热，心烦者，此为未解也，柴胡桂枝干姜汤主之。"

柴胡桂枝干姜汤：

柴胡 24 克，花粉 30 克，黄芩、桂枝各 10 克，干姜、牡蛎、炙甘草各 6 克。

上药加水 1200 毫升，煎取 600 毫升，去渣，再煎取 300 毫升。每日 1 剂，分 3 次温服。

5. 大柴胡汤证

《伤寒论》103 条："太阳病，过经十余日，反二三下之，后四五日，柴胡证仍在者，先与小柴胡汤；呕不止，心下急，郁郁微烦者，为未解也，与大柴胡汤下之则愈。"

大柴胡汤：

柴胡 24 克，黄芩、白芍各 10 克，半夏、生姜、枳实各 15 克，大枣 12 枚，大黄 6 克。

加水 1200 毫升，煎取 500 毫升，去渣，再煎取 300 毫升。每日 1

剂，分 3 次温服。

按：本条为少阳、太阴、阳明合证。

6. 柴胡加龙骨牡蛎汤证

（1）胸满烦惊，或身重，或谵语，或小便不利者，此为少阳少阴阳明合证。柴胡加龙骨牡蛎汤主之。

（2）《伤寒论》107 条："伤寒八九日，下之，胸满烦惊，小便不利，谵语，一身尽重，不可转侧者，柴胡加龙骨牡蛎汤主之。"

柴胡加龙骨牡蛎汤：

柴胡 30 克，牡蛎、龙骨、黄芩、茯苓、桂枝、大黄、人参、半夏、代赭石、生姜各 10 克，大枣 12 枚（破）。（此处以代赭石易铅丹，以防铅中毒）

加水 1000 毫升，煎取 400 毫升，纳大黄煎取 300 毫升，去渣。每日 1 剂，分 3 次温服。

7. 竹叶石膏汤证

（1）五心烦热，虚羸少气，或衄血，或呕血，或下血者，此为少阳与少阴合证，竹叶石膏汤主之。

（2）《伤寒论》397 条："伤寒解后，虚羸少气，气逆欲吐，竹叶石膏汤主之。"

竹叶石膏汤：

竹叶、半夏各 15 克，石膏 45 克，炙甘草 10 克，党参、麦冬、粳米各 30 克。

加水 1000 毫升，煎取 300 毫升，去渣。每日 1 剂，分 3 次温服。

8. 真武汤证

（1）背恶寒，心下悸，小便不利，或身重，或下利者，此为少阴太阴合证，真武汤主之。

（2）《伤寒论》82 条："太阳病发汗，汗出不解，其人仍发热，心下悸，头眩，身𥧄动，振振欲擗地者，真武汤主之。"

（3）《伤寒论》316 条："少阴病，二三日不已，至四五日，腹痛，小便不利，四肢沉重疼痛，自下利者，此为有水气。其人或咳，或小便利，或下利，或呕者，真武汤主之。"

真武汤:

附子15克,生姜、茯苓、白芍各10克,白术6克。

上药加水800毫升,煎取300毫升,去渣。每日1剂,分3次温服。

9. 阳和汤证

蚀骨寒肿,或诸疽无阳证者,属少阴太阴合证,阳和汤主之。

阳和汤:

熟地黄30克,官桂、炮姜、生甘草、白芥子各3克,麻黄2克,鹿角胶10克。

加水1000毫升,除鹿角胶外,煎取300毫升,去渣,纳胶烊尽。每日1剂,分3次温服。约150剂病愈。

五、兼证

1. 柴胡加大黄汤证

胸胁苦满,大便难者,柴胡加大黄汤主之。

柴胡加大黄汤:

柴胡、大黄各15克,党参10克,黄芩、炙甘草、半夏、生姜各5克,大枣4枚。

加水1000毫升,煎取300毫升,去渣。温服150毫升,取下为度。

2. 柴胡加芒硝汤证

(1)胸胁苦满,潮热,大便硬者,柴胡加芒硝汤主之。

(2)《伤寒论》104条:"伤寒十三日,不解,胸胁满而呕,日晡所发潮热,已而微利,此本柴胡证,下之以不得利,今反利者,知医以丸药下之,此非其治也。潮热者,实也。先宜服小柴胡汤以解外,后以柴胡加芒硝汤主之。"

柴胡加芒硝汤:

柴胡、党参各10克,黄芩、炙甘草、半夏、生姜各5克,芒硝20克,大枣4枚。

上药加水1000毫升,煎取300毫升,去渣,纳芒硝再煎沸,温服100毫升,取下为度,不下更服。

3. 附子泻心汤证

（1）心中热烦，心下痞，口燥咽干，小便黄赤，背恶寒者，附子泻心汤主之。

（2）《伤寒论》155 条："心下痞，而复恶寒汗出者，附子泻心汤主之。"

附子泻心汤：

附子、黄连、黄芩各 10 克，大黄 20 克。

加水 400 毫升，先煎附子，取 200 毫升，以沸水 200 毫升，冲泡余三味，浸 10 分钟后，两药相合。每日 1 剂，分 3 次温服。

4. 白虎加人参汤证

（1）《伤寒论》168 条："伤寒，若吐，若下后，七八日不解，热结在里，表里俱热，时时恶风，大渴，舌上干燥而烦，欲饮水数升者，白虎加人参汤主之。"

（2）《伤寒论》169 条："伤寒，无大热，口燥渴，心烦，背微恶寒者，白虎加人参汤主之。"

白虎加人参汤：

石膏 18 克，知母、粳米各 30 克，人参 10 克，炙甘草 6 克。

上药加水 500 毫升，煎取 200 毫升，去渣，顿服之。

六、局部病证

1. 调心汤证

凡心之为病，脉涩，疲乏无力，或心悸短气，或心区疼痛，或忐忑不安，或心电图异常，或血压异常，或血脂过高者，调心汤主之。

调心汤：

柴胡、黄芩、五味子、郁金各 15 克，苏子、党参、瓜蒌、牡蛎、丹参、百合各 30 克，乌药、川椒、甘草各 10 克，大枣 10 枚（破）。

加水 1500 毫升，煎取 500 毫升，再加水 500 毫升，再煎取 200 毫升，去渣，两煎相合，再煎取 500 毫升。每日 1 剂，分 3 次温服，空腹服为宜。

2. 调肾汤证

肾之为病，小便不利，或水肿，或尿痛，或尿少，或腰痛，或发热，或尿化验异常者，调肾汤主之。

调肾汤：

柴胡、黄芩、郁金、丝瓜络各15克，苏子、党参、黄芪、金银花、车前子、白茅根各30克，川椒、大黄、甘草各10克，大枣10枚（破）。

加水1500毫升，煎取500毫升，再加水500毫升，煎取200毫升，去渣，两煎合，再煎取500毫升。每日1剂，分3次温服，空腹为宜。

3. 解肌汤证

关节肿痛，或血沉快，或皮下小结，或皮肤紫斑，或心下悸短气，或为风湿性心脏病者，解肌汤主之。

解肌汤：

葛根60克，党参、黄芪、丹参、金银花、车前子各30克，郁金、丝瓜络各15克。

加水1000毫升，煎取300毫升，去渣。每日1剂，分3次温服，空腹为宜。

4. 降压汤证

高血压为病，头昏而闷，或尿异常而肿，或脑供血不足而眩，或心供血不足而痛，或眼供血不足而雾者，降压汤主之。

降压汤：

柴胡、黄芩、大黄、草决明各15克，苏子、党参、夏枯草、王不留行、牡蛎、白蒺藜、车前子、丹参、金银花、白芍各30克，石膏60克，川椒、甘草各10克，大枣10枚（破）。

上药加水2000毫升，煎取500毫升，再加水500毫升，煎取200毫升，去渣，两煎相合，再煎取500毫升。每日1剂，分3次温服，空腹为宜。

5. 调经汤证

凡月经不调，或多，或少，或淋沥不止，或逾期不至，或头痛，或小腹痛者，调经汤主之。

调经汤：

柴胡、黄芩、麦冬各15克，吴茱萸12克，苏子、党参各30克，当归、川芎、白芍、桂枝、阿胶、牡丹皮各6克，川椒、甘草、生姜各10克，大枣10枚（破）。

上药加水1500毫升，煎取300毫升，去渣，纳胶烊尽。每日1剂，分3次温服。

6. 调心安胎汤证

凡妇人胎动不安，或易流产，或脉涩不孕者，宜服用调心安胎汤。

调心安胎汤：

柴胡、黄芩、五味子各15克，苏子、党参、丹参、百合、瓜蒌、牡蛎各30克，乌药、郁金、杜仲、桑寄生、川椒、甘草各10克，大枣10枚（破）。

上药加水1500毫升，煎取500毫升，去渣，再煎取300毫升。每日1剂，分3次温服。

7. 攻坚汤证

凡肿瘤、囊肿、痈疽，瘰疬者，攻坚汤主之。

攻坚汤：

王不留行100克，夏枯草、苏子、牡蛎各30克。

上药加水1000毫升，煎取300毫升，再加水500毫升，煎取200毫升，去渣两煎相合。每日1剂，分3次温服。

8. 鸡甲散证

诸癥、瘕、积、聚、纳呆者，宜服鸡甲散。

鸡甲散：

鸡内金、炮甲珠、鳖甲各120克。

上药研细末，每服3克，饭后服，每日3次。

9. 医黄丸证

皮肤萎黄、消瘦，或贫血者，医黄丸主之。

医黄丸：

茵陈、陈皮、鸡内金、茯苓各60克，神曲120克，硫酸亚铁30克，大枣20枚。

上药焙干，研为细末，炼蜜为丸，每丸 10 克，每次服 1 丸，每日 2 次，饭后服。

10. 断白汤证

妇人带下，断白汤主之。

断白汤：

川断、车前子各 15 克，白果 30 克。

加水 1500 毫升，煎取 200 毫升，每日 1 剂，分 3 次温服。

11. 通乳汤证

产后乳少者，通乳汤主之。

通乳汤：

王不留行、黄芪、花粉、党参各 30 克，炮甲珠 10 克。

加水 500 毫升，煎取 300 毫升，去渣，每日 1 剂，分 3 次温服。

第三节　里部病

一、阳明病

1. 大黄芒硝汤证

阳明病，胃家实，发潮热，自汗出，大便难者，大黄芒硝汤主之。

大黄芒硝汤：

大黄 15 克，芒硝 10 克，厚朴、枳实、白芍各 30 克。

上药加水 1000 毫升，煎取 500 毫升，去渣纳大黄、芒硝，再煎取 300 毫升，每日 3 次，每次温服 100 毫升，取下为度，不下再服。

2. 大承气汤证

《金匮要略·呕吐哕下利脉证并治》篇："下利已差，至其年、月、日、时复发者，以病不尽故也，当下之，宜大承气汤。"

大承气汤：

大黄12克，厚朴24克，枳实15克，芒硝10克。

加水500毫升，先煎厚朴、枳实，取300毫升，纳大黄，煎取200毫升，去渣，纳芒硝，更上微火一二沸，分温再服，得下，余勿服。

3. 小承气汤证

（1）腹胀满，大便难者，小承气汤主之。

（2）《伤寒论》208条："……若腹大满不通者，可与小承气汤微和胃气，勿令大泄下。"

（3）《伤寒论》250条："太阳病，若吐，若下，若发汗后，微烦，小便数，大便因硬者，与小承气汤和之愈。"

小承气汤：

大黄12克，厚朴15克，枳实25克。

加水500毫升，煎取200毫升，分温再服。得下，止后服，不差，更服。

4. 调胃承气汤证

（1）潮热，自汗出，或大便硬者，调胃承气汤主之。

（2）《伤寒论》207条："阳明病，不吐不下，心烦者，可与调胃承气汤。"

（3）《伤寒论》248条："太阳病三日，发汗不解，蒸蒸发热者，属胃也，调胃承气汤主之。"

调胃承气汤：

大黄12克，芒硝10克，炙甘草6克。

上药加水300毫升，煎取100毫升，顿服，取下为度。

5. 十枣汤

（1）腹水，心下痞硬满，引胁下痛，小便少，身重，脉迟或脉平者，十枣汤主之。

（2）《伤寒论）152条："太阳中风，下利呕逆，表解者，乃可攻之。其人漐漐汗出，发作有时，头痛，心下痞硬满，引胁下痛，干呕短气，汗出不恶寒者，此表解里未和也，十枣汤主之。"

十枣汤：

肥大枣10枚（破），大戟、芫花、甘遂各10克。

上药除大枣外，余药研为散，加水200毫升，先煎大枣，取100毫升，去渣，再纳药末3克，顿服。隔日服，下利后，以粥养之，脉数涩者禁用。

6. 麻仁丸证

常大便硬而难排者，宜用麻仁丸。

麻仁丸：

麻仁、大黄各60克，白芍、枳实、厚朴、杏仁各30克。

上药研细末，炼蜜为丸，每丸重10克，每服2丸，以通为度。

7. 大陷胸丸证

（1）发热，口渴不欲饮，腹满，咳逆，喘鸣迫塞，苔腻有芒刺，脉滑者，大陷胸丸主之。

（2）癫狂初起，脉滑者，服大陷胸丸。

大陷胸丸：

大黄、葶苈子各30克，芒硝、杏仁各20克。

上药捣碎，合研如脂和散，取10克，加甘遂末1.5克、白蜜30克，加水200毫升，煎取100毫升，顿服，取下为度。

8. 瓜蒂散证

癫狂，脉平或滑者，可吐之，宜服瓜蒂散。

瓜蒂散：

瓜蒂10克（熬黄），赤小豆10克。

上药为细末，每服3克，得吐则止。

9. 大黄甘草汤证

但口燥，大便难者，大黄甘草汤主之。

大黄甘草汤：

大黄15克，甘草10克。

上药加水200毫升，煎取100毫升，顿服。

10. 芒硝甘草汤证

但大便燥结，脉平者，可服芒硝甘草汤。

芒硝甘草汤：

芒硝 10 克，甘草 6 克。

加水 300 毫升，煎取 100 毫升，去渣，顿服，取下为度。

二、太阴病

1. 苍术干姜汤证

太阴之为病，腹满，时腹冷痛，或吐，或利者，苍术干姜汤主之。

苍术干姜汤：

苍术 30 克，茯苓 15 克，干姜、甘草各 10 克。

上药加水 500 毫升，煎取 200 毫升，去渣。每日 1 剂，分 2 次温服。

2. 旋覆代赭汤证

（1）心下痞硬，噫气不除，或吐逆者，旋覆代赭汤主之。

（2）《伤寒论》161 条："伤寒发汗，若吐，若下，解后，心下痞硬，噫气不除者，旋覆代赭汤主之。"

旋覆代赭汤：

旋覆花、炙甘草、半夏各 10 克，党参、代赭石各 30 克，生姜 15 克，大枣 10 枚（破）。

上药加水 500 毫升，煎取 150 毫升，去渣，顿服。

3. 吴茱萸汤证

（1）食谷欲吐，或头痛，干呕吐涎沫，或吐利，烦躁欲死者，吴茱萸汤主之。

（2）《金匮要略·呕吐哕下利脉证并治》篇："呕而胸满者，吴茱萸汤主之。"

吴茱萸汤：

吴茱萸 15 克，党参、生姜各 30 克，大枣 12 枚（破）。

上药加水 700 毫升，煎取 200 毫升，去渣。每日 1 剂，分 2 次温服。

4. 五苓散汤证

（1）烦渴，渴欲饮水，水入则吐，小便不利或下利者，五苓散主之。

（2）《伤寒论》71条："太阳病，发汗后，大汗出，胃中干，烦躁不得眠，欲得饮水者，少少与饮之，令胃气和则愈。若脉浮，小便不利，身热消渴者，五苓散主之。"

五苓散汤：

猪苓、泽泻、茯苓、白术、桂枝各10克。

加水1000毫升，煎取300毫升，去渣。每日1剂，分3次温服。得小便利即止。

5. 桃花汤证

（1）下利频数，便脓血，口不渴，小便清者，桃花汤主之。

（2）《伤寒论》306条："少阴病，下利，便脓血者，桃花汤主之。"

桃花汤：

赤石脂45克，干姜10克，粳米30克。

上药加水1000毫升，煎取300毫升，去渣。每日1剂，分3次温服。

6. 大建中汤证

《金匮要略·腹满寒疝腹痛脉证并治》篇："心胸中大寒痛，呕不能饮食，腹中寒，上冲皮起，出见头足，上下痛而不能触近，大建中汤主之。"

大建中汤：

蜀椒20克，干姜12克，人参6克。

上药加水1000毫升，煎取200毫升，去渣，内胶饴100毫升，微火煎取150毫升，分温再服，隔2小时，可饮粥200毫升后再服，当一日食糜粥，温复之。

7. 半夏干姜散汤证

《金匮要略·呕吐哕下利脉证并治》篇："干呕，吐逆，吐涎沫，半夏干姜散汤主之。"

半夏干姜散汤：

半夏 50 克，干姜 50 克。

上药杵为散，每服 10 克，加水 150 毫升，煎取 100 毫升，顿服之。

8. 橘皮竹茹生姜汤证

妊娠呕吐者，宜服橘皮竹茹生姜汤。

橘皮竹茹生姜汤：

橘皮 10 克，竹茹、生姜各 5 克。

加水 500 毫升，煎取 150 毫升，每日 1 剂，分 3 次温服，空腹服。

9. 厚朴汤证

腹胀满，口不渴者，厚朴汤主之。

厚朴汤：

厚朴、生姜各 24 克，半夏 15 克，甘草 6 克，党参 30 克。

加水 1000 毫升，煎取 300 毫升，去渣。每日 1 剂，分 3 次温服。

10. 苍术甘草汤证

但腹满或下利者，苍术甘草汤主之。

苍术甘草汤：

苍术 30 克，甘草 10 克。

加水 300 毫升，煎取 100 毫升，顿服之。

11. 干姜甘草汤证

但时腹冷痛，干姜甘草汤主之。

干姜甘草汤：

干姜 10 克，甘草 10 克。

上药加水 300 毫升，煎取 100 毫升，去渣，顿服。

三、并病

大黄生姜泻心汤证

腹满而呕，心下痞硬，或腹中鸣，呕吐下利，或大便难者，大黄生姜泻心汤主之。

大黄生姜泻心汤：

大黄、半夏、黄芩各 15 克，黄连、干姜、生姜、甘草各 10 克，党参 30 克，大枣 10 枚（破）。

上药加水 100 毫升，煎取 600 毫升，去渣，再煎取 300 毫升。每日 1 剂，分 3 次温服。

四、合病合证

1. 大黄牡丹皮汤证

少腹肿痞，按之则痛，或发热，或呕吐，脉滑者，此属阳明少阳合病，大黄牡丹皮汤主之。

大黄牡丹皮汤：

大黄、牡丹皮各 15 克，芒硝 10 克，冬瓜仁、桃仁各 30 克。

加水 1000 毫升，煎取 300 毫升，去渣。每日 1 剂，分 3 次温服。

2. 桃核承气汤证

（1）面色郁紫暗，尺脉长弦，或肢体扭伤，或少腹急结、其人如狂，或脱发，或脱肛者，此属阳明厥阴合证，桃仁承气汤主之。

（2）《伤寒论》106 条："太阳病不解，热结膀胱，其人如狂，血自下，下者愈。其外不解者，尚未可攻，当先解其外，外解已，但少腹急结者，乃可攻之，宜桃核承气汤。"

桃核承气汤：

桃仁 20 克，大黄 10 克，桂枝、芒硝、炙甘草各 6 克。

加水 700 毫升，煎取 300 毫升，去渣。每日 1 剂，分 3 次温服。

3. 抵当汤证

（1）小腹硬满，脉微而沉，喜忘，舌质紫暗，或血脉栓塞者，此属阳明厥阴合证，抵当汤主之。

（2）《伤寒论》125 条："太阳病，身黄，脉沉结，少腹硬，小便不利者，为无血也；小便自利，其人如狂者，血证谛也，抵当汤主之。"

抵当汤：

水蛭、大黄各 10 克，虻虫 5 克，桃仁 12 克。

上药四味，加水 500 毫升，煎取 300 毫升，去渣，分温 3 次服，以下为度，不下更服。

4. 大黄附子汤证

（1）少腹胀满，尺脉长弦，大便难者，此为阳明太阴合证，大黄附子汤主之。

（2）《金匮要略·腹满寒疝宿食病脉证治》篇："胁下偏痛，发热，其脉沉紧，此寒也，以温药下之，宜大黄附子汤。"

大黄附子汤：

大黄 10 克，附子 15 克，细辛 6 克。

上药加水 500 毫升，煎取 20 毫升，分温再服，取下为度，不下，可 200 毫升一次服。

5. 三核二香汤证

小腹满而隐痛，口不渴，小便清，尺脉弦者，此为阳明太阴合证，三核二香汤主之。

三核二香汤：

川楝子、小茴香、荔枝核、橘核各 30 克，广木香 15 克，大黄 10 克。

上药加水 1000 毫升，煎取 300 毫升，去渣，分温再服。

6. 白桃汤证

下利便脓血，久治不愈者，此为阳明太阴合证，白桃汤主之。

白桃汤：

白头翁、黄柏各 15 克，赤石脂 45 克，粳米、川椒、秦皮、黄连、大黄各 10 克。

上药加水 1500 毫升，煎取 500 毫升。每日 1 剂，分 3 次温服。

7. 乌梅汤证

久利不止，或便血，或便虫，或手足寒者，此为厥阴太阴阳明合证，乌梅汤主之。

乌海汤：

乌梅、党参各 30 克，黄连 15 克，当归 5 克，细辛、附子各 6 克，川椒、干姜、桂枝、黄柏各10克。

上药加水1000毫升，煎取500毫升，去渣，每日1剂，分3次温服。

8. 杀虫汤证

吐虫，或腹痛者，此为太阴阳明合证，杀虫汤主之。

杀虫汤：

乌梅30克，花椒10克。

上药加水300毫升，煎取100毫升，去渣，顿服。

9. 桂枝人参汤证

腹满，利下不止，心下痞硬，肢节痹痛者，此为太阴厥阴合证，桂枝人参汤主之。

桂枝人参汤：

桂枝、炙甘草各12克，白术、干姜、人参各10克。

上药加水900毫升，煎取300毫升，去渣，每日1剂，分3次温服，昼二夜一服。

10. 干姜黄芩黄连人参汤证

吐逆烦热者，此为太阴少阳合证，干姜黄芩黄连人参汤主之。

干姜黄芩黄连人参汤：

干姜、黄芩、黄连、人参各10克。

加水600毫升，煎取200毫升，每日1剂，分2次温服。

11. 小建中汤证

（1）心中悸而烦，或阳脉涩，阴脉弦，腹中急痛者，此属太阴少阴合证，小建中汤主之。

（2）《伤寒论》100条："伤寒，阳脉涩，阴脉弦，法当腹中急痛，先与小建中汤，不差者小柴胡汤主之。"

（3）《伤寒论》102条："伤寒二三日，心中悸而烦者，小建中汤主之。"

小建中汤：

桂枝、甘草、生姜各10克，白芍20克，大枣6枚（破），饴糖

30 克。

上药加水 700 毫升，煎取 300 毫升，去渣，纳饴糖，微火消解，每日 1 剂，分 3 次温服。无饴糖，可以红糖代之。

12. 当归生姜羊肉汤证

《金匮要略·妇人产后病脉证治》篇："产后腹中绞痛者，当归生姜羊肉汤主之，兼疗腹中寒疝，虚劳不足。"

当归生姜羊肉汤：

当归 30 克，生姜 45 克，羊肉 200 克（切）。

上药加水 800 毫升，煎取 300 毫升，每日 1 剂，分 2 次温服。

按：此为太阴厥阴合证。

13. 黄连汤证

《伤寒论》173 条："伤寒，胸中有热，胃中有邪气，腹中痛，欲呕吐者，黄连汤主之。"

黄连汤：

黄连、甘草、干姜、桂枝各 10 克，党参、半夏各 15 克，大枣 4 枚（破）。

上药加水 1000 毫升，煎取 300 毫升，每日 1 剂，分 2 次温服。

按：此为太阴、少阳合证。

14. 藿香正气丸证

呕吐，或下利，或头痛者，此属太阴太阳合证，藿香正气丸主之。

藿香正气丸 2 丸，生姜 10 克。

加水 50 ～ 100 毫升，放入碗内炖丸消，顿服，不差更服。

15. 通脉四逆汤证

（1）下利清谷，脉微欲绝，手足逆冷者，此厥阴太阴合证，通脉四逆汤主之。

（2）《伤寒论》317 条："少阴病，下利清谷，里寒外热，手足厥冷，脉微欲绝，身反不恶寒，其人面色赤，或腹痛，或干呕，或咽痛，或利止，脉不出者，通脉四逆汤主之。"

（3）《伤寒论》370 条："下利清谷，里寒外热，汗出而厥者，通脉四逆汤主之。"

通脉四逆汤：

炙甘草 20 克，附子、干姜各 30 克。

上药加水 300 毫升，煎取 120 毫升，去渣，分温再服，其脉即出者愈。

五、兼证

1. 桂枝加大黄汤证

（1）腹满而痛，按之痛剧，大便难者，此为太阴阳明合证，桂枝加大黄汤主之。

（2）《伤寒论》279 条："本太阳病，医反下之。因尔腹满时痛者，属太阴也，桂枝加芍药汤主之；大实痛者，桂枝加大黄汤主之。"

桂枝加大黄汤：

桂枝、白芍、炙甘草、大黄、生姜各 10 克，大枣 4 枚（破）。

加水 500 毫升，煎取 200 毫升，顿服。

2. 白通加猪胆汁汤证

（1）下利不止，厥逆无脉，其人面少赤，身有微热，干呕而烦者，此为太阴厥阴合证，白通加猪胆汁汤主之。

（2）《伤寒论》315 条："少阴病，下利脉微者，与白通汤；利不止，厥逆无脉，干呕烦者，白通加猪胆汁汤主之。"

白通加猪胆汁汤：

葱白 60 克，干姜 10 克，附子 15 克，人尿 50 毫升，猪胆汁 20 毫升。

上药加水 300 毫升，煎取 100 毫升，去渣，纳猪胆汁与人尿，摇匀，每日 1 剂，分 2 次温服。

3. 四逆加人参汤证

《伤寒论》384 条："恶寒脉微而复利，利止亡血也，四逆加人参汤主之。"

四逆加人参汤：

炙甘草18克，炮附子30克，干姜15克，人参10克。

上药加水500毫升，煎取100毫升，去渣。每日1剂，分2次温服。

六、局部病证

1. 调胃汤证

脉聚，胃脘满或痛者，调胃汤主之。

调胃汤：

柴胡、黄芩各15克，苏子、党参、川楝子、陈皮、白芍各30克，五灵脂、川椒、甘草、大黄各10克，大枣10枚（破）。

上药加水1500毫升，煎取300毫升，再加水500毫升，煎取200毫升，去渣，两煎相合，再煎取300毫升，每日1剂，分2次温服，空腹服。

2. 调肠汤证

脉弦，腹胀满，或痛，或下利，或大便失常者，调肠汤主之。

调肠汤：

柴胡、黄芩各15克，苏子、党参、川楝子、白芍、陈皮、小茴香、败酱草各30克，五灵脂、川椒、大黄、甘草各10克，大枣10枚（破）。

上药加水1500毫升，煎取300毫升，再加水500毫升，煎取200毫升，去渣，两煎相合，煎取300毫升，每日1剂，分2次温服，空腹服。

3. 调肝汤证

肝之为病，或肝区疼痛，或纳呆，或身黄，或肝脾肿大或肝功能异常者，调肝汤主之。

调肝汤：

柴胡、黄芩、郁金各15克，苏子、车前子、陈皮、党参、车前子、丹参、陈皮各30克，茵陈60克，大黄、栀子、川椒、甘草各10克，大枣 10 枚（破）。

上药加水 1500 毫升，煎取 300 毫升，再加水 500 毫升，煎取 200 毫升，去渣，两煎相合，再煎取 300 毫升，每日 1 剂，分 3 次温服，空腹服。

4. 理消汤证

糖尿病，多饮、多食、多尿，而消瘦，或血糖高，或尿糖阳性者，理消汤主之。

理消汤：

柴胡、黄芩、花粉、郁金、五味子各 15 克，苏子、党参、熟地黄、茵陈、丹参、车前子、黄芩 120 克，石膏 60 克，猪胰脏半个（切），川椒、甘草各 10 克，大枣 10 枚（破）。

上药加水 2000 毫升，煎取 500 毫升，再加水 500 毫升，煎取 200 毫升，去渣，两煎相合，煎取 500 毫升，每日 1 剂，分 3 次温服，空腹服。

5. 排石汤证

结石为病，痛则难忍，或发热，或身黄，或尿血者，排石汤主之。

排石汤：

柴胡、黄芩、海金沙、郁金、丝瓜络各 15 克，苏子、金银花、车前子、党参、白芍、王不留行、滑石、陈皮各 30 克，金钱草 120 克，鸡内金、芒硝、川椒、甘草各 10 克，大枣 10 枚（破）。

上药加水 1500 毫升，煎取 500 毫升，再加水 500 毫升，煎取 200 毫升，去渣，两煎相合，煎取 500 毫升，每日 1 剂，分 3 次温服，空腹服。

6. 利肠汤证

大便常不通，他药无效者，利肠汤主之。

利肠汤：

威灵仙 10 克，芦荟 5 克，甘草、白芍各 30 克。

上药加水 500 毫升，煎取 200 毫升，去渣，每日 1 剂，分 2 次温服。

7. 调胃扫虫汤证

心下钻痛，时作时休，吐蛔者，调胃扫虫汤主之。

调胃扫虫汤：

柴胡、黄芩各 15 克，苏子、党参、陈皮、白芍、乌梅、榧子各 30 克，大黄、槟榔、使君子、花椒、甘草各 10 克，大枣 10 枚（破）。

上药加水 1500 毫升，煎取 500 毫升，再加水 300 毫升，煎取 200 毫升，去渣，两煎相合，煎取 300 毫升，温服 100 毫升，痛不止，再服。

8. 溃疡汤证

心下疼痛，或反酸，或吐血，或大便黑如柏油状，或检查有溃疡者，溃疡汤主之。

溃疡汤：

党参、黄芪、神曲、川楝子、陈皮、仙鹤草各 30 克，郁金 15 克，川椒、甘草、五灵脂、大黄各 10 克。

上药加水 1000 毫升，煎取 300 毫升，再加水 500 毫升，煎取 200 毫升，去渣，两煎相合，煎取 300 毫升，每日 1 剂，分 3 次温服，空腹服。

禁忌：辛、辣、酸、肉、蛋、奶、生、冷、硬、房事等，以蒸馍与粥为宜。

第四节 整体病

一、整体阳证——清热饮证

1. 发热恶寒，或往来寒热，或但热不恶寒，或大便难者，清热饮主之。

2. 凡病发热而诸药无效者，清热饮主之。

清热饮：

葛根、黄芩、石膏、青蒿各30克，大黄、麻黄、甘草各10克，柴胡15克。

加水500毫升，煎取300毫升，分温再服；不差，可日服2剂，每4小时1次。

二、整体阴证——急救汤证

脉微欲绝或无脉，下利清谷，手足逆冷，休克者，急救汤主之。

急救汤：

人参、附子、干姜、麦冬、五味子各10克，当归15克，甘草5克。

加水300毫升，煎取100毫升，分温再服，日二服；不差，可每4小时服1次。

三、整体体证——四脉汤证

脉溢、聚、弦、涩者，四脉汤主之。

四脉汤：

柴胡、黄芩、郁金、五味子各15克，苏子、党参、车前子、牡蛎、丹参、瓜蒌、陈皮、百合、小茴香、白芍、川楝子各30克，桂枝、大黄、乌药、川椒、甘草各10克，石膏60克，大枣10枚。

加水1500毫升，煎取500毫升，每日1剂，分3次温服，空腹服。